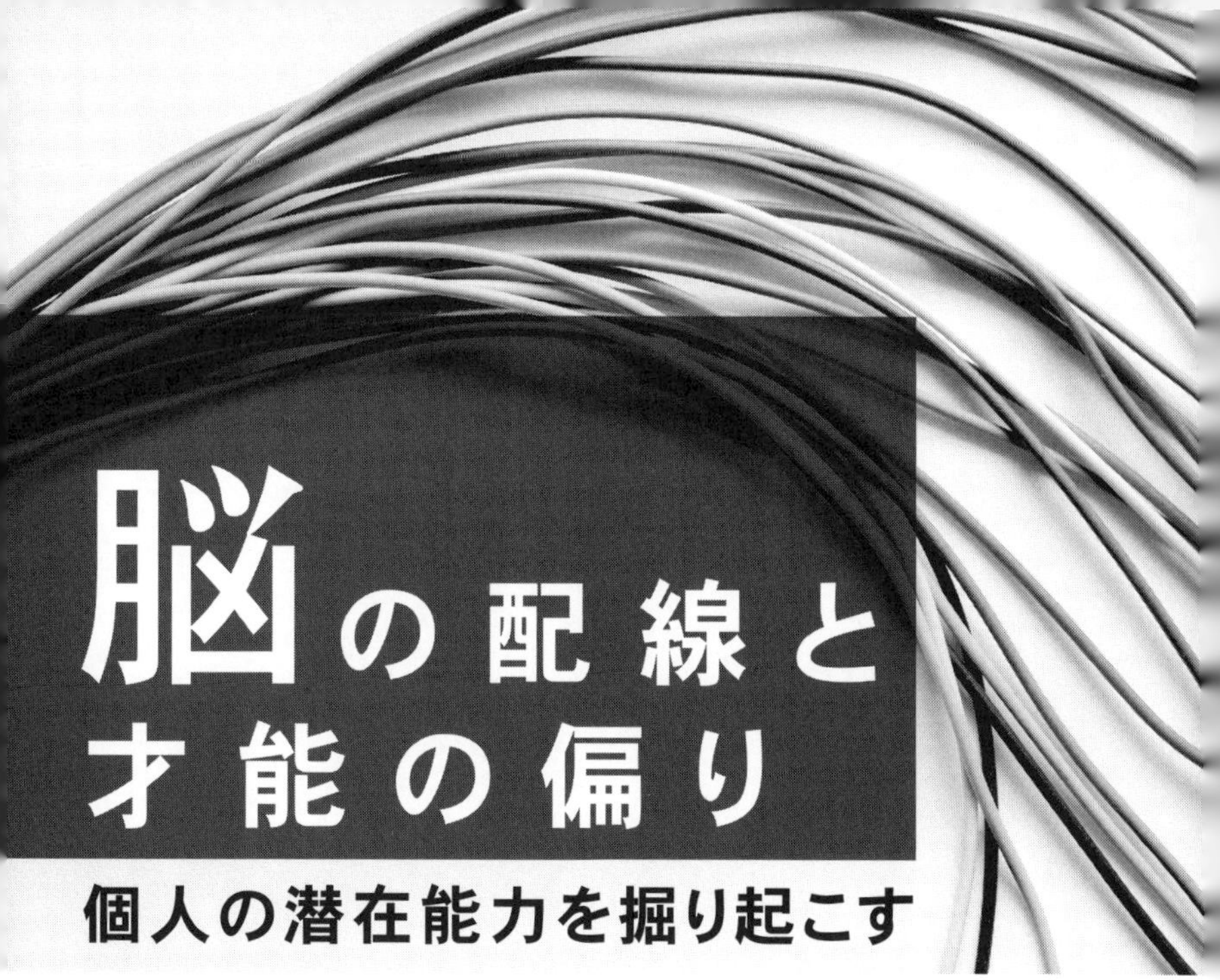

脳の配線と才能の偏り

個人の潜在能力を掘り起こす

ゲイル・サルツ
GAIL SALTZ

竹内要江 訳

THE POWER OF DIFFERENT

THE LINK BETWEEN DISORDER AND GENIUS

THE POWER OF DIFFERENT:
The Link Between Disorder and Genius

Published by arrangement with Flatiron Books
through Japan UNI Agency, Inc., Tokyo.

はじめに

「息子には成功してほしい、幸せになってほしいと、長年思い続けています」[1]

幼いころに注意欠陥障害（ＡＤＤ）とアスペルガー症候群だと診断された、16歳のイーサンの父親が私にこう言ったことがある。この言葉には、親であればだれしも子供に望むことが明確に表現されている。幸せになることと、成功すること。これらの目標は、簡単そうに聞こえても、達成するのはだれにとっても難しい。「脳の特異性」があると診断された子供や大人であれば、なおさらその道のりは危険に満ちていて、平坦なものではない。

イーサンが学校に入るとすぐに、行動面の問題が浮かび上がった。聡明な頭脳が、身体をコントロールする能力や、周囲の人たちとうまく接する能力と結びついていなかった。イーサン本人に言わせると、「教室じゅうを跳びまわっていました。しょっちゅう、かんしゃくを起こしたし。おとなしくしてなければいけないときがわからなかったんです。先生とうまくいかなかったのも、もともと僕の行動に問題があったからでした。先生たちは僕への対応に追いまくられ、僕のほうは机の下にもぐり込んで本を読み、先生たちを無視していました」[2]。父親のノアに言わせれば、イーサンには「衝動を濾過するフィルターが欠けていた」ことになる。

イーサンのように脳の働きと行動がつながっていないことが、知的能力は高いのに、行動面の問題を持つ子供を抱える親や教師を悩ませる。こうした子供には、「実行機能」と呼ばれるものが欠けていることが多い。これは、衝動的な感情と行動を制御する能力のことだ。特別支援教育を行う場であれば、人数の多い通常学級のように「標準」に合わせることで感じるストレスは取り除けるが、頭のよい子供は授業に退屈してしまう。イーサンの行動面での問題に対処するために、ノアは息子を特別支援学校に入れることにした。何といっても、静かに座って授業に集中しなければ、持って生まれた知的能力も発揮しようがない。

コミュニケーション能力の向上、イーサン本人の並外れた努力、ＡＤＤ治療のために入念に処方された「アデラル」（訳注：アメリカでＡＤＤの治療に使用されるアンフェタミン製剤。日本では覚せい剤取締法の規制対象となっており、使用されていない）などの相乗効果が次第に現れ、イーサンは特別支援学校という守られた環境を飛び出して、マンハッタンでも競争の激しい公立学校に転校し、もっと厳しい環境に身を置いても大丈夫だと思うようになった。

通っていた特別支援学校のほうは、この決断に反対した。教師たちは、一度特定の問題を抱えていると見なされた生徒は、その後もずっと手助けが必要だと考えており、そうした配慮のないところでは苦労するだけだと主張した。イーサンがよい生徒ではないと考えていたわけではなく、むしろその逆だった。それでも、自分たちがイーサンに貼ったラベルがいつまでも通用するわけではないことを知らなかった。別の場所でもやっているだけの忍耐力や能力、スキルを高めていたことに気づかなかったのだ。

ノアは、「あの子は好奇心が強く、知識欲も旺盛で、人なつっこく、独創性もある利発な子です。条件さえ揃えば勤勉にもなるし、寛大にもなれるのです。そうしたさまざまな側面を持っているから、自分がどういう人間なのか、さらに深く知ることができたのでしょう」と言っている。ニューヨーク市の専門高等学校（訳注：科学や言語、芸術など特定の分野に秀でた生徒を集め、特別な教育を行う市立のハイスクール）の受験勉強に専念することを、イーサンは自分の意志で決めた。ノアは言う。「数年間、夏のあいだは毎日電車でフラッシングまで通い、受験講座を受けていました。全部、あの子が自分で決めたことです」

かつて授業の邪魔になるので通常学級には入れられないと判断された子供が、これほどの自制心を身につけたのは驚くべきことである。普通のハイスクールに入学したいと思ったのは、「将来への不安と、もっと何かやってみたかった」からだと、イーサンは説明する。父親のノアは言う。「イーサンがあれほど集中できたのは、専門高等学校に入学するだけでなく、第一志望の学校に合格することで、周囲が間違っていたことを証明したいと思ったからです。アドバイスを求められることもありましたが、本当にあの子に必要なのはサポートだけだったので、私たちはそれに徹しました。あの子は、自分にはやり遂げられることを、成果を出せることを自分自身に証明したかったのです。私の役割は応援することだけでした」

ニューヨーク市の専門高等学校が求める学力レベルに達するのはどんな生徒にとっても容易ではないが、イーサンの家族が心配したのはそれだけではなく、彼が周囲にうまく溶け込めるかどうかだった。それもたやすいことではなかったが、彼はうまくやってのけた。

現在のイーサンは昔と違い、衝動を抑える術を身につけたので、ADDのプラス面がはっきりと現れ、独創性を存分に発揮している。テクノロジーに魅了されたイーサンは、それを活用した問題解決に並外れた才能を見せるようになった。

ADDの特徴のひとつに、特に興味を持ったことに没頭する「過集中」がある。イーサンの場合、とりわけ興味を抱いたのはプログラミングだった。特定の作業にじっくり向き合い、没頭できる彼の能力が、独創的な問題解決に大いに役立っている(この能力はADDに直接由来するもので、第2章で詳しく述べる)。自作パソコンに関心のあったイーサンは、16歳の誕生日のプレゼントにパーツをもらった。パソコンを組み立てたあと、彼はiPadにリモート接続を組み込み、どこにいても勉強に必要なものをすぐに見られるようにした。

ノアは言う。「きっと、そういうことをずっと続けていくでしょうね。テクノロジーにのめり込んで、問題解決に夢中になっていますよ」。イーサンは10歳のときに、MITメディアラボが開発した子供向けプログラミング言語「スクラッチ」でプログラミングを始めたが、すぐに飽き足らなくなり、自分でコードを書くようになった。ハイスクールでは、一癖も二癖もある、頭の切れる若者たちとうまく付き合えるようになっていた。「僕の学校は変な生徒ばかりいる。僕にはそれがとても大事なことだよ。だれも批判なんかしない。学校全体が、ほとんど変人の集まりなんだ」

イーサンの物語は、これ以上ない成功の一例だ。彼が、思春期の少年ならではの幸福に手が届くところにいるのは間違いない。そこまでの道のりは決して平坦ではなく、彼自身と、献身的な父親の大変な努力があって、やっと実現したものだ。とはいえイーサンの成功は、単に自分の弱点を克服したことで生まれたのではない。本人と父親がそれだけを目標にしていたら、彼は特別支援教育から抜け出せずに学校教育を終えることになったかもしれない。イーサンのケースもそうだが、「脳の特異性」を持つ多くの人に大切なことは、弱点に対処したうえで、強みをさらに拡大する機会を逃さないことだ。イーサンが抱えた問題の裏側には、才能のきらめきが隠れていた。それこそが人間の脳機能の謎であり、驚異でもある。私たちはまだ、その謎を解く端緒に立ったばかりだ。

天才とは、いったい何なのだろう。そうした非凡な才能がなぜ、私たちが精神的な欠陥とみなす「脳の特異性」と共存できるのだろう。さらに言えば、「脳の特異性」とははたして何なのか。まぎれもない天才と言えば、多くの人がアインシュタインを思い浮かべることだろう。知能テストなどやらなくても、彼がレオナルド・ダ・ヴィンチやアイザック・ニュートンと同じく、平均的知能の人間より数段上の天賦の才を持っていることは経験的にわかる。アインシュタインのような正真正銘の天才とまではいかなくても、私たちのなかには、あらゆる分野で平均以上のことをやってのける成績優秀者、ハイ・アチーバーが少なからずいる。私が本書でもっとも力を入れて取り組みたいのは、天才に匹敵すると言っていいほどの能力を発揮する、このハイ・アチーバーたちだ。

オックスフォード英語大辞典は、天才を「並外れた知的能力や創造力その他の天賦の才」と定義している[3]。この無駄のないシンプルな定義は、ハイ・アチーバーが才能と弱点をあわせ持つことを明確にするのに役立つ。何かひとつに秀でていると、別のところに極端に不得意な部分があることを、私たちは直感的に知っている。まわりが見えない教授とか、苦悩する芸術家といったステレオタイプには根拠があるのだ。本書では、多くのハイ・アチーバーに特有の脳の配線（場合によっては弱点にもなるが）が、その能力や業績に深く関連していることを探っていく。

脳の特異性にはさまざまな種類があり、診断を下すときや分類を行うとき、これまで臨床医や医療保険会社は、アメリカ精神医学会が出版した『精神障害の診断と統計マニュアル（ＤＳＭ）』を頼りにしてきた。「ＤＳＭ－５」として広く知られるこのマニュアルの最新版には、１５７にのぼる診断名が並んでいる［4］。それらの診断名は、「ディスレクシア（読み書き障害）」のようなさまざまな形態の「学び方の特異性」（訳注：著者は、従来の「学習障害［learning disability］」をあえて「学び方の特異性［leaning deference］」と言い換えている）から、「統合失調症」のようなさらに重篤な精神疾患にいたるまで多岐にわたる。

マニュアルはだれにでも面白い読み物ではないが、２０１３年5月にアメリカ精神医学会の年次総会で導入されて以来、激しい批判を招いている。診断マニュアルは必ずしも完璧なツールではない。症状の集合体を個別の精神疾患に単純に分類するのは無理があるし、人間の脳はそれほど明快に定義できるものではない。それでも医師や患者には必要悪とも言えるものだ。治療費を出す保険会社がそうした分類を要求するからだ。

ＤＳＭ－５批判の急先鋒に立つ人物のひとりに、旧版のＤＳＭ－Ⅳの作成委員長でもあった精神科医のアレン・フランシスがいる。彼はサイコロジー・トゥディ誌に掲載された論文のなかで、アメリカ精神医学会による新ガイドラインの承認は、自分の長い医師人生のなかで「もっとも嘆かわしい瞬間」だったとしている［5］。フランシスは、ＤＳＭ－５は診断名の数を増やして人間の行動の多くを病気にしてしまっており、そこに載っている診断ひとつひとつの正当性を立証する研究基準は存在しないと批判する。

２００２年から２０１５年までアメリカ国立精神衛生研究所（ＮＩＭＨ）の所長を務めたトーマス・インセルもまたＤＳＭ－５の診断基準の正当性を疑問視し、それぞれの疾患に個別の名称をつけるべきで、ひとまとめにするのは認めがたいと反対する。インセルは、「この分野では〝バイブル〞のように扱われるＤＳＭだが、しょせんは辞書のようなもので、見出しを並べてひとつひとつ定義しているにすぎない」[6]と書き、「精神疾患を患う人はもっとよい処遇を受けるべきだ」と締めくくっている。

まさにそのとおりで、疾患につけられた診断名が深刻な苦痛を引き起こす原因にもなっている。ＤＳＭ－５をめぐって加熱する議論は、呼称の問題は慎重のうえにも慎重に扱われなければならないことを示しており、それは医学や科学の世界の話だけにとどまらない。呼称は物事を分類するために必要なものだが、それが精神病を連想させるものである場合は、ぞっとするような結果を招きかねない。ＤＳＭ－５では、アスペルガー症候群が自閉症とひとくくりにされている。その比較的ソフトな名称を持つ症候群の子供を持つ親は、医学のエキスパートが我が子を、もっとずっと深刻な重い症状を持つ人々と同じカテゴリーに分類しているのを知って途方に暮れることもある。

医学の専門家や不安を抱く親たちが、脳の特異性を持つ人々を診断する際に使う言葉をめぐって議論を戦わせている一方で、そうした議論自体を無意味なものにしかねない、神経科学分野での新しい取り組みが始まっている。ＤＳＭ－５の登場とほぼ時を同じくして、バラク・オバマ大統領は人間の脳地図の作成を目指す、「ＢＲＡＩＮイニシアティブ」（最先端の革新的技術による脳研究構想）を発表した。これは単なる知的訓練にとどまらず、アルツハイマー病から統合失調症にいたる幅広い脳障害を扱い、その予防と完治を目指す新たな手段を見つける第一歩となるものだ。

私たちはそもそも目に見えない問題を解決することなどできないはずなのに、これまで医学界が「地図」のような基本的なものも持たずに脳の疾患や障害を治療しようとしてきたのは信じがたいことであり、ある意味、悲劇的ですらあった。精神病の治療といえば、心理療法と向精神薬が発見されるまでは何世紀にもわたって、刑務所のような施設で患者を鎖でつないだり、冷たい水に浸したり、インスリンショック療法や前頭葉白質切断術（ロボトミー）を行ったりすることを意味した。ありがたいことに、そんな恐怖は過去のものとなったが、医師たちは今なお手探りのような状態で診療を続けており、私たちそれぞれが自分に割り当てられた大きな謎の一部を解明しようと懸命になっている。

これを書いている時点で、オバマ大統領はＢＲＡＩＮイニシアティブに3億ドル以上の公的資金と民間資金の調達を約束している。この構想の指導的立場にあるトーマス・インセルが言うには、イニシアティブはＤＳＭの分類からは完全に距離を置くという。間違っている可能性のある根拠のない前提に、先進的な取り組みが縛られるべきではないからだ。これまで使われてきた診断名は脇に置き、ゼロからスタートすることを重視するのがインセルの考えで、ＢＲＡＩＮイニシアティブは今後その方針に沿って進められると予想される。

何もないところから始めるという発想はとても魅力的だ。新しく生まれる用語も、きっと役に立ってくれるだろう。脳科学が進歩し、精神医学において症状を個々に定義せず、自閉症スペクトラム障害など連続体として捉える考え方が理解されるにつれて、世間が精神疾患を見る目が大きく変化した。それでも、まだ日常的に使われている言葉から判断すると、恥や不名誉といった感覚を消し去るにはまだ時間がかかるだろう。精神障害と診断された人に対して、小ばかにしたような「気ちがい」という言葉がどれだけ多く使われていることか。「知恵遅れ」はようやく私たちの用語集から削除されたものの、精神障害者を「狂っている」と表現するのは今でもめずらしくない。精神疾患を持つ人が犯罪の加害者になるより、被害者になる場合のほうが圧倒的に多いのに、彼らの犯した数少ない犯罪があたかも精神疾患を持つ人すべての典型例であるかのようにセンセーショナルに取り上げられる[7]。

それだけに、ＢＲＡＩＮイニシアティブの導入にあたってオバマ大統領が、「私たちが愛する多くの人たちを蝕む病気について、議論したり、助けを求めたりすることが、恥ずべきことであってはならないのです」と発言したことには勇気づけられた。この発言のなかでは、「多くの」という部分が強調されるべきだ。アメリカ人の半分近くが、人生のどこかの時点で精神疾患を経験すると推定されている[8]。この統計から考えれば、私たちがまるで異常なことであるかのように「精神疾患」と呼ぶものは、じつは人類という種が持つ多様性の一部にすぎないのではないかという考え方もできる。また、脳についての理解が進めば、「普通の脳」など存在しないことに気づくはずだ。

ペンシルベニア大学ポジティブ心理学センター内にある想像力研究所で科学ディレクターを務めるスコット・バリー・カウフマンは、自分のブログ「サイエンティフィック・アメリカン」でこう書いている。「健康な人間でもだれひとり例外なく、精神病理学のスペクトラム（たとえば、統合失調症、自閉症、気分障害）のどこかに位置している。さらに言えば、日々、そして一生を通してその位置は大きく変動する」[9]

精神疾患はめずらしいものではないうえ、複数の疾患が重複する傾向にある。ひとつの診断名にすっきり収まることなどありえない。これまでは、ひとりひとりが単純な分類棚にひとまとめに放り込まれていた。この人は不安障害で、この人はうつ病。こちらは自閉症で、あちらはディスレクシア、といった具合に。だが、現在では脳の特異性とそれに伴う症状は一対一で対応しないことへの理解が進んでいる。かなり多くの人が、脳の特異性の複数のカテゴリーにあてはまる。アメリカの子供の4分の1が不安症だと診断されているが、不安そのものは、ＡＤＤやディスレクシア、うつ病など、さまざまな脳の特異性に由来する可能性がある[10]。私たちが貼ろうとしているレッテルは、よくいって単細胞的で、最悪の場合は誤診にもつながりかねない。

精神疾患の診断には、曖昧模糊とした否定的反応がつきまとう。脳の特異性やその原因はほとんど解明されていないので、理解できないものへの恐れが生まれるからだ。私たちは不名誉の烙印、偏見、敗北感、正常からの逸脱を心から恐れる。診断を聞いた親たちは、まるでそれが子供の将来の成功を妨げ、不幸を運命づける宣告であるかのように受けとめ、不安に駆られ、悲嘆に暮れている。多くの成人が、自分の脳は他人と同じように機能していないのではないかとくよくよ悩むことで自尊心を失い、人間関係に支障を生じさせている。子供が疾患と戦い始めるまで、親が自分の抱えている問題に気づかない場合もある。ＡＤＤの治療では、診断を受けた子供の父親が突然思いついて、「そういえば、僕も同じ症状みたいだ」と言いだすことがめずらしくない。

脳の特異性を否定的に捉えると、症状があっても気づかないふりをするか、なんとか治そうとするかの二者択一の対処しかないような気分になる。たしかに、深刻な精神疾患を持つ多くの人々にすれば、慎重な薬物の投与は真の救いとなる。だが、薬で症状を緩和することばかりに重きをおくと、その人ならではの能力や精神力、見識もまた、そうした症状を生みだす要素なのではないかという、同じくらい重要な文化的議論から目をそらされてしまう。

現在では、脳の特異性が単に、乗り越えなければならない難題をもたらすだけのものではないことを証明する臨床的証拠が十分に揃っている。本書はそうした研究のあらましをたどるとともに、人それぞれに持つ長所と苦難のあいだの絶妙なバランスが、その人の人生にどんな形で現れるかを探っていく。

天才と精神疾患というテーマは、科学の分野ではこれまで数十年にわたって議論され、考察されてきた。文化全体に視野を広げれば、精神障害と天才のあいだにつながりがあることは、哲学が誕生したときから思考の対象になっていた。プラトンは彼自身が「神的な狂気」と呼ぶものについて書き、アリストテレスは、創造力のある人間は憂鬱質的気質を持つことに気づいていた。アメリカ人でノーベル賞とピューリッツァー賞を受賞した作家には、かなり高い確率でアルコール依存症に苦しむ人がいることも偶然ではない[11]。ずば抜けて独創的な人物は、そうでない人よりも精神疾患になるリスクが高いということを私たちはあまり意識していないが、そう教えられても驚くことはないだろう[12]。

神経科学者であり精神神経科医でもある、アイオワ大学のナンシー・アンドリアセンは、名高いアイオワ大学創作ワークショップ［13］に参加した30名の作家を対象に、約10年におよぶ重要な研究を行った。このワークショップは、アン・パチェットやジョン・アーヴィングなど、高い創造性を備えた、才能ある作家を集めることで知られている。アンドリアセンはワークショップに参加した作家を、年齢とIQは近いが、創造的ではない分野で働く30名の対照群と比較した。その結果、なんらかの精神疾患にかかったことのある作家は80パーセントもいたのに、対照群では30パーセントにとどまった。アンドリアセンのこの発見はあくまで個々の事例研究に基づくものであり、科学的な厳密性については究極の判断基準とされる無作為化対照試験とは違うが、本書でも引用する数多くの研究者が、彼女の研究を臨床的にも理論的にも裏付けている。

世界には、脳の特異性があるのに成功したのではなく、それがあったからこそ成功した人が数多く存在する。ノースウェスタン大学心理学部の研究者、ダリア・L・ザベリナ、デビッド・コンドン、マーク・ビーマンらは、フロンティアズ・イン・サイコロジー誌で、現実社会における創造的な成果（病気と診断されていない健康な人たちによるもの）は、精神病傾向（特に衝動性と刺激欲求にかかわるもの）と、軽躁状態（高速の思考プロセスにつながる気分の高揚）を顕著に示した人ほど達成しやすいと報告した［14］。

それにしても、脳の特異性と天才との関連を知ることで、私たちは何を得るのだろうか。人が生きていくうえでの障害となりうるもの（たとえば、人間関係をうまく築けないことや、学び方の特異性、気分障害など）が、しばしばその人特有の才能や能力（芸術的才能、創造力、数字や名前を覚える才能、独特な方法でデータを視覚化する能力）をもたらしているとする証拠を前に、親として、教師として、自らも脳の特異性を診断されかねない者として、私たちは何をするべきなのか。診断や分類ではなく、脳の特異性がもたらすあらゆる可能性、もしくはその「きらめき」に目を向ければ、これまでにないやり方で家族や地域、さらには世界に貢献できる稀有な能力を発掘できるのだろうか。

本書の執筆にあたり、精神医学、教育、創造性、子供の発育など各分野の専門家だけでなく、脳の特異性と苦闘したことを明かしている、目覚ましい実績をあげた50人以上の人々にインタビューした。いくつかの学校に相談して、豊かな知的能力や芸術性を発揮していながら精神科の診断を受けたり、学び方の特異性に苦しんだりしている子供たちを紹介してもらった。そういう子供の親たちとも話し、脳の特異性を持つ子供の才能をどう伸ばしたか、共通点がないかを探ってみた。国立精神衛生研究所の現所長や、成人および児童の精神医学と神経科学の分野の未来を切り開く先導者たちにも話を聞いた。さらに、脳の特異性の症状と特定の長所との相関関係の理解に関する科学的文献や最新の研究成果を徹底的に調べた。

本書の目指すところは、天才と脳の特異性との相関関係を明らかにし、脳の特異性を持つ人と、その特異性あってこそのずば抜けた才能を育てサポートする家族や地域社会に助力することだ。脳の特異性があれば、だれでも本物の天才になる可能性があると言っているわけではない。強迫性障害の人がすべて、チャールズ・ダーウィンのように天地創造を覆せるわけではない。それでも、細かい部分に注意を研ぎ澄ますことのできる人がいれば、天才的なひらめきを発揮し、その人なりの高い成果を上げるように希望を与えることはできる。ＡＤＤの子供が全員、長じてアルバート・アインシュタインのような大変革をもたらす偉人になるわけではない。だが、ＡＤＤが旺盛な空想力やひらめきと深い関係にあるのは間違いなく、アインシュタインが空想にふけりがちで注意散漫な人物でなかったら、歴史に残る科学的偉業は成し遂げられなかったはずだ。

親たちは、失敗を運命づけられたような診断を下された子供の先行きを心配するよりも、その分のエネルギーを、子供の想像力が向かう先を見つけ出し、その子が強みを発揮できる分野に進む機会を作り出してやることに回すべきである。心理学者のスコット・バリー・カウフマンの言葉を借りれば、「(脳の特異性を持つ）すべての人がどの分野でも偉業を成し遂げる可能性があるとは思わないが、すべての人がどこかの分野で成功する可能性はある」[15]

もちろん、成功を収めるには、脳の特異性の他にも必要なものがある。それに重い症状があれば、創造性を発揮する障害ともなる。だが脳の特異性がなければ、平均以上の創造性が現れることはめったにないことも忘れてはならない。この現象は「逆Ｕ字曲線」と呼ばれ、本書で取り上げるさまざまな脳の特異性にも適用できるものだ。この現象が意味するのは、脳の特異性に伴う特別な長所や能力、才能のきらめきがもっとも表面に出やすい領域が存在することだ。そうした理想的な領域は、標準的な脳機能の境界から急性疾患までのあいだにある。そのため、軽度から中程度の双極性障害の人は、まったく障害のない人や、反対に症状の重い人よりも創造的生産性を持っていることになる[16]。それはまた、脳の特異性を持つ人の症状が適切な治療で管理されていれば、自分の「きらめき」を豊かに表現するのがずっと楽にできるようになることを意味する。

本書では、脳の特異性の神経学的側面だけでなく、脳の特異性を持つハイ・アチーバーと、特異性にうまく対処できない人とを分ける、その他の特別な性質についても探っていく。こうしたプラスの性質が、どんなふうに私たちの内部に生まれるのか、どんなふうに親や教育者によって育てられるのかについても述べる。支援のネットワーク、適切な治療、勇気と決断力など、成功を導く諸要素が複雑に絡みあうことで、脳の特異性を持つ人が独特のスキルや考え方をコントロールできるようになり、私たちの文化に大きな貢献をしてくれる。あらゆるタイプの脳の特異性を持つ人々の成功に影響を与えた個人、家族、教師の話を通して、不安や不幸に満ちた人生を運命づける診断と、独自の才能を活かしてチャンスにあふれた世界の扉を開く手助けをする診断とを分けるものは何なのかを考えていきたい。

私は23年間、精神科の開業医として、またコーネル大学医学部とニューヨーク・プレスビテリアン病院で診療を行いながら特に注目していたのは、成功者がどうやって自分の弱点を才能で補ってきたかという点だった。皮肉なことに、自分と大きな目標とのあいだに横たわる障害を必死に取り除こうとしているあいだも、じつは障害そのものからすばらしい力が引き出されていることが少なくない。患者たちが、器用に障害を利用している姿を何度となく見てきた。そう気づいたことで、ニューヨークを中心に行われるトークイベント「92番ストリートY」の、個人の成功に心理的特徴がどう影響するかを探る「心の力」シリーズと、有名な芸術家や作家、歴史的人物の精神疾患と才能の関係を調べる「サイコバイオグラフィー」シリーズが生まれた。

臨床精神科医として、私は脳の特異性を持つ患者が示す感情的知性（ＥＱ）と洞察力の源にじかに接してきた。正しい心理療法や投薬による適切な治療が行われれば、たとえばうつ病にもあるプラス面をそのまま引き出してやることが可能だった。『真昼の悪魔――うつの解剖学』（邦訳：堤理華訳、原書房、2003）で全米図書賞を受賞し、『木から遠く離れて――親と子供とアイデンティティの探求（*Far From the Tree: Parents, Children and the Search for Identity*）』（未邦訳）他の高く評価される著作が多数ある、アメリカを代表する知性のひとり、アンドリュー・ソロモンでさえ、自分の鋭い感性は何度か臨床的うつ病に苦しんだ経験から学びとった共感力から生まれたものだとしている。ともすれば否定的としか考えられない診断のプラス面に注目する彼の姿勢は、本書でインタビューを行った多くの専門家や優れた実績をあげた人々と共通している。

本書を書くにあたり、脳の特異性を持ちながらも成功を収めたきわめて創造力のある人々に数多くインタビューし、もし選択肢があったら脳の特異性を消し去りたいかどうかと質問してみた。そのたびに、脳の特異性のためにどれほど苦しんでも「そんなことはしたくない」というきっぱりとした答えが返ってきた。彼らにとっては、自分の長所と弱点を分けて考えることなどできないのだ。

科学もまた、そうした直感を裏づけている。医療専門家はかつて、脳を骨相学的に捉えていた。すなわち、脳はいくつかの部位に分けることができ、それぞれの部位がひとつの高度な機能を担うと考えていたのだ。だが、このような時代遅れの考えは、現在では誤りであることが証明されている。私たちの脳は書類整理棚ではない。役に立たないものを抜き出して処分したり、有益なものを特定したりすることはできない。むしろ脳はサンゴ礁のようなもので、一見独立しているように見える個体（脳の部位）も、しっかり周囲とつながっており、相互に影響を与え合っている。

脳の機能は決して整然としたものではない。各部位のあいだには干満する潮の流れがあり、ある部位の欠陥が他の部位の鋭敏さにつながっている。たとえばADDでは、「実行機能」として知られるものに機能異常が見られる。一般に考えられているのとは違い、ADDの人は注意を集中することができないのではなく、いつ、何に注意すればよいのか、自分でコントロールできないのだ。だが、まさにこの機能異常があるからこそ、思考による束縛が減って空想がうながされ、創造的発想が生み出される。

脳内の秩序と無秩序のあいだの緊張関係と相互作用が、天才を生む理想的な状態を作り出す。神経心理学者で脳画像の研究者であるレックス・ヤングによれば、脳内のふたつのネットワーク（認知制御ネットワークとデフォルト・ネットワーク）のあいだの動的な流れの性質が、天才の資質に直接かかわっている可能性があるという。認知制御ネットワークは、外界の問題解決を担当し（集中的思考とも呼ばれる）、デフォルト・ネットワークは脳内で生まれる思考を担当する（拡散的思考とも呼ばれる）。いわゆる健常者の定型発達した脳では、これらのネットワークは互いにバランスをとっており、目立った動きは見られない。一方、特異な脳には、急激で、抑制を受けにくい潮の流れがある[17]。

とはいえ、脳の特異性を持ちながらも優れた業績をあげる人の場合は、このふたつのネットワークが多少なりともバランスをとっている点を忘れてはならない。たとえば双極性障害を持つ人は、躁状態に入ると創造的思考が高まる場合がある。もっとも、薬による調整などの適切な治療が行われなければ、思考は混乱しすぎて何も生み出せなくなる。創造性はある程度までデフォルト・ネットワークから生まれるが、認知制御ネットワークの秩序ある影響が不可欠だ。

　この抑制と脱抑制の相互作用（脳の特定部位が他の部位を抑制することと、脳の特定部位の欠陥が他の部位での拡充を生み出すこと）は最近急速に解明されつつある領域だ。この相互作用の緻密さの一端を、私たちはようやく垣間見ることができるようになったばかりなのだ。たとえば、左の前頭眼窩野《ぜんとうがんかや》に灰白質《かいはくしつ》が少ないことが、すばらしい創造的成果と関連がある一方で、右の角回《かくかい》に灰白質が多いこともまた、創造的に優れたものを生み出すことにつながる。言い換えれば、脳のある部位での欠陥は、他の部位でのきわだった強みと同じくらい天才の資質にかかわっているということだ。これはじつに力強い、刺激的な発見である。弱点がなければ、強みは存在できないのだ[18]。

　しかし、この発見だけで満足してはならない。本書の目標は、この興味深い関係性を現実の人々の視点から探り、その関連が人生においてどのような意味を持つのかを調査することだ。この驚くべき相互関係の裏側にあるメカニズムを調べ、多かれ少なかれ精神疾患に悩まされながらも目標を目指して進み、偉業を成し遂げたすべての成人や子供の人生を深く探求していく。

　ＤＳＭ－５が導入されて大論争が巻き起こっても、私や同僚たちの反応は冷ややかだった。トーマス・インセルも指摘するように、ＤＳＭ－５は診断名のリストにすぎない。医者が疾患に診断名をつけて、保険会社がそれを分類し、患者の治療や処方箋にかかる費用がカバーされるという点では役に立つだろう。だが、私たちがメンタルヘルスの現場で患者を治療するときは、診断名はさほど重要ではない。治療の対象はあくまで症状であり、診断名ではないからだ。たとえば、憂うつな気分はいくつかの感情の集合であり、さまざまな疾患の一部となりうる。もし何年も不安を治療せず放置しておくと、うつ状態になる可能性が高い。個人の潜在能力を探るときは、診断名よりも脳の反応に注目することのほうが大切だ。

そうした理由から、本書の構成は疾患別ではなく、おもな症状別にまとめられている。診断や分類では収まりきらないもので、本書が投げかけ、答えを探る重要な問いは以下のものだ――学び方の特異性、注意散漫、不安、奇抜な考え、抑うつ、気分の浮き沈み、関係性の欠如などの特徴のうち、もっとも一般的な脳の特異性とかかわりが深いものは何か？　そうした特徴を伴うことが多い潜在的な才能や能力、傾向および才気や発想の独特のきらめきは何なのか？　脳の特異性を持つ人は、どうやって自分の才能のきらめきを利用して、人生のお荷物になりかねない特質を最大限に活用しているのか？　脳の特異性を持つ人が、自分にしかない可能性を活用できるよう手助けをするとき、個人、親、配偶者、家族、教師として私たちにできることは何なのか？

私が選んだのは、7つの特徴の集合体だ。この7つの特徴は、脳の特異性を持つ人々の大部分をカバーするものであり、創造性とのかかわりも深い。読者は、自分や自分が愛する人の姿にいくつかの章で出会うことだろう。ＡＤＤの子供を持つ親は、注意散漫の章に息子が出てくると思うかもしれないが、学び方の特異性の章でも似たような姿が見つかるかもしれない。同じく、うつ病を患ったことのある人は、自分の強迫観念の高ぶりが不安の章に書かれていることに気づくだろう。私たちが周囲の世界とかかわる方法、周囲の世界が私たちとかかわる方法に影響を及ぼすのは、あくまで症状なのであり、診断名ではない。

現在の科学知識が許す範囲で、私がこれから明らかにしようとしているのは、これらの関連性のメカニズムだけでなく、卓越した特異な脳を持つ生身の人間の忘れがたい物語の数々だ。そうした人々は、あなたや私、自分の子供、配偶者、親、同僚、友人たちとなんら変わることはなく、一見欠陥に思われるものとまぎれもない才能との絶妙な折り合いをつけている。賞をもらった科学者から、著名な芸術家やパフォーマー、それほど有名ではないが懸命に努力を続けている子供や大人まで、彼らがどうやって自分の並外れた頭脳を使いこなせるようになったかについて各章で述べていく。どうしたら私たちも同じようにできるのか、そのヒントを与えてくれることだろう。

目次

第1章　学び方の特異性

【一般的な診断名】ディスレクシア（読み書き障害）
「わたしの知識ではなくて、そのときどれだけうまくディスレクシアを抑えていられるかをテストされるんです」――スカイラー（16歳）

スカイラーはマンハッタンのハイスクールに通う、聡明で年齢以上に分別のある16歳だ。彼女が母親のエリカに「見えない」と訴えたのは、まだ2歳のころだった。ところが、エリカが娘を病院に連れていくと、医師たちは口を揃えて同じことを言った。スカイラーの視力に問題はない、と。ある医師などは、スカイラーは真ん中の子だから、まわりの注意を引きたがっているのだとして、にせのメガネを「魔法だよ」と言って渡すことまでした。スカイラーはだまされなかったし、注意を引きたいわけでもなかった。魔法のメガネはこわれていたと、母親に言った［1］。

幼稚園に入ってからは、スカイラーがそれまで感じていた「見る」能力の欠如は、読む能力の欠如へと変わった。利発なスカイラーは、この弱点を小学2年生まで隠し通した。直感を頼りに挿絵から類推して、ストーリーと意味はいつも理解できた。だが、内容が複雑になるにつれて、負担は重くなった。医師の診療室で、学校の全教科を苦痛の度合いを示す顔のマークで表すよう言われたスカイラーは、リーディング（本読み）以外の教科には残らず笑顔を描いた。リーディングだけは、しかめっ面をした泣き顔だった。彼女の担当教師はショックを受けた。スカイラーのことを、リーディングの授業ではもっとも優秀な生徒のひとりだと考えていたからだ。教師がそのことについて尋ねると、スカイラーは「秘密にしていたんです。わたし、読めないんです」と打ち明けた。

4年生になってやっと、スカイラーが読めない理由に名前がついた。「ディスレクシア」と呼ばれる、神経学的要因から生じる「学び方の特異性」であり、学齢期の子供の5～10パーセントに起こるものだ[2]。

ディスレクシアの症状は多岐にわたる。読むのは苦手だが、数字は問題なく理解できる人もいれば、数字のほうが苦手な人や、どちらも苦手な人もいる。抱える障害の性格もさまざまだ。ディスレクシアの人がふたりいれば、まったく違う体験を語るだろう。これは、個人の脳によって、視覚情報を処理する方法が若干異なるためだ。ディスレクシアの人で、文字が反転し、バラバラになっているように見えると言う人もいる。また、文字がページの上で揺れ動いていると言う人もいる。ひとつひとつの文字は正しく認識できるのに、単語内の文字のまとまり、つまり単語の構成要素（たとえば「garage」という単語は「gar」と「age」から成る）がわからない人もいる。このため、単語が記号の集まりにしか見えず、ひと目で単語として認識することができない。数字で同様の問題を抱えるケースもある。左右の感覚をつかみにくい子もいれば、不器用で、別々の動作をひとつにまとめるのが難しい子もいる。他にも、時間の感覚に問題があり、事前に計画を立てるのが苦手な子供もいる。

研究者によるこのプロセスの働きの解明は、まだ始まったばかりだ。ともあれ、症状に幅があるにもかかわらず、自分の知能にふさわしい速度で言葉や数字を理解できないことが、ひとくくりにディスレクシアとされている。ディスレクシアは学び方の特異性のなかでは、もっともよく見られるものであり、他の障害を診断されている子供がディスレクシアを併発していることも多い。

ディスレクシアと関連のある脳の特異性のなかで、いちばん多いのはADD（注意欠陥障害）だ。また、ディスレクシアの人のうち、25パーセントはディスカルキュリア（計算の学習や理解が困難なこと）であり、50パーセント近くが多少なりとも運動発達障害を持っている[3]。ディスレクシアと併存あるいは別に生じる学び方の特異性のうちで、より発生頻度の低いものには、ディスグラフィア（字を書くのが困難なこと）、ディスカルキュリア（数学的概念の理解が困難なこと）、ディスプラキシア（正しく発音するよう筋肉に指令を出す脳の領域の機能障害に起因する言語障害）などがある。また、聴力と視力が健全な人でも、聴覚や記憶、処理能力にかかわる障害によって言語を理解する能力が低下する場合もある。

スカイラーの経験からもわかるように、ディスレクシアはめずらしいものではないのに、はっきり診断されないことも多く、自分は読むのが得意ではないと思い込んで大人になったが、じつはディスレクシアだったという人が大勢いる（ディスレクシアはとてもありふれた脳の特異性なので、さほど「特異な」特性ではないという意見もある）。行儀のよい、聡明な女の子が学び方の特異性を持っていることを見すごされることが多いのは、何十年ものあいだ、ディスレクシアは男性によく見られるものと考えられてきたからだ。授業の流れを妨げず、なんとか頑張ってそこそこの成績をとっている女子生徒は（それに男子生徒も）、ごく平均的な生徒だと思われている。ところが平均的どころか、ディスレクシアの生徒は授業についていくだけでも、他の生徒の何倍もの努力をしている。

ディスレクシアの症状は軽度から重度まで幅があるが、スカイラーの症状はもっとも重いものだ。スカイラーにとって読むことは推理パズルのようなものである。「単語を飛ばして読んでから、あとで頭のなかで埋めていくんです」。幼いころ、スカイラーが音読していると母親に注意された。「その4つの単語は、このページにはないわ」と。だが、実際の単語とは別のものを推測していても、スカイラーは正確にその文章の意味を読み取っている。「自分でよく理解できるように、言葉を変換していたんです」。それどころか、スカイラーはよく、自分が文章をよりよくしていると感じていた。「わたしのやり方のほうがわかりやすい文章になったわ」[4]

スカイラーは教育制度に不満を抱いている。自分や、自分と同じような子供たちの能力に対応できているとは思えないからだ。特に、テストの形式には我慢ならない。「わたしの知識ではなくて、そのときにどれだけうまくディスレクシアを抑えていられるかをテストされる」と感じていた。まるで自分のサイズに合っていない輪のなかに飛び込んで、くぐり抜けなければならないときのような気持ちになり、不安をかきたてられるのだという。「一気に途中を飛ばして、将来就く職業に必要なことを学べたらいいのに」

学び方の特異性を持たない子供でさえ、学校側の期待と、その期待に沿えないのではないかという恐怖に押しつぶされそうになるが、スカイラーのような子供は、その10倍もの恐怖を感じている。スカイラーの母親は、学校から意気消沈して帰ってくる幼い娘の姿を覚えている。あるときスカイラーが読めないことを教師に打ち明けると、週3回リーディングの補習クラスに入れられた。「スカイラーの頭に（読むことを）叩き込もうとしたんです。娘は困惑しきって、『どうしてわたしが？どうしてなの？』と訴えてきました。そのクラスに置いてある籠のなかには、娘にも何か読めるものがあるようにと、教師が赤ちゃん向けの本を入れておいたのです。屈辱的でした」

子供が宿題に感じる不安をなだめたことのある親なら、ディスレクシアとの闘いがスカイラーの家庭生活にまで影響する様子を想像するのは難しくないだろう。エリカの言葉を借りると、スカイラーの場合はよく「問題を食べていた」そうで、その結果、彼女は体重の増加にも悩まされた。

ハイスクールでスカイラーは、特に融通のきかない教師の授業をとってしまった。スカイラーは自分の意見をはっきり主張できるようにはなっていたものの、それでもエリカが言うには、この教師のクラスでは「怯えていました。まるで拷問だった。泣いてばかりいました」。スカイラーがその教師に、自分は学び方の特異性を持っており、そのために情報を取り込む能力に支障があることを説明しても、教師は「きみはディスレクシアじゃない」と認めてくれなかった。エリカは学校側にかけ合い、なんとかクラス替えをしてもらった。

学び方の特異性を持つ子供の親は、子供の苦痛を軽減してやり、守ってやろうとするときに、本人が現実面でも感情面でも問題を抱えてしまうことがある。あらゆる面で膨大な時間を費やすこと、拒絶されたりストレスに苦しめられたりしてもへこたれない強靭な意志が必要になる。

エリカはスカイラーが単語を暗記しようとしたときのことをよく覚えている。「あの子は単語カードを作っても、自分でそれを読まないんです。わたしにカードを渡して、一緒にその単語について話し合おうというのです。1枚に10分もかけて。うちの他の子たちなら（同じ時間で30個も単語を覚えて）、『覚えた、覚えた』と大騒ぎするのに」。スカイラーは丸暗記ができないのだ。たとえば社会科なら、「小作人、農奴、封建制度、君主制などの意味を理解しなければなりません。あの子はひとつのテーマを2時間かけて書くことはできるのですが、30個の単語の意味を尋ねられても答えられないのです」

スカイラーは将来、学び方の特異性を持つ人々が生きる環境を改善する仕事がしたいと思っている。「母に八つ当たりして、ディスレクシアの子供のために学校教育を変えたいって訴えているわ。わたしの苦手なことが得意な子もいるし、その逆もある。それを一緒くたにして成績をつけるのはフェアじゃないと思う。ディスレクシアは能力であって、欠陥じゃないって、いつも言っているのよ。実社会に出たら、人の受け売りばかりしている女の子たちよりうまくやれる自信がある。今までだれも思いついたことのないアイデアをいくつも持っているから、世界の未来を変えることだってできると思っているわ」

スカイラーにはまるで高性能の内蔵ドライブが備わっているようだから、この先、彼女が困難に直面しても、それが大いに助けになってくれるだろう。それにしても、非常に多くの魅力的な知性の持ち主が、優秀な生徒とはどう見えるべきか、何をすべきかという点で、型にはまった考えを強いられているのはとても残念だ。全米図書賞を受賞した作家のジョン・アーヴィングはディスレクシアで、学校では教師に「なまけている」とか「頭が悪い」と見なされていた。これについて彼は「当時の社会通念を受け入れていた。勉強に苦労していたから『頭が悪い』というふうに」と語っている。レスリングへの情熱とコーチのサポートがなかったら、アーヴィングは学校を中退していたかもしれない[5]。

アメリカがさらに革新的になり、競争力を高めるにはどうすればよいかを国全体で議論している一方で、この国でも数少ない独創的な発想をする人々のなかには、厳しい学力的要求（標準テストの点数で測られる）と、全教科に秀でていなければならないとする教育システムの要求に応えられない人もいる。そういう独創的な思索家ほど高いディスレクシア傾向を示しているが、これは決して偶然ではない。

テストによって人生そのものや、自分の可能性まで評価されてしまうように感じることは少なからずある。とりわけ国内でも競争の激しい学区では、まだ幼いころからずっと外部の規範や基準で判断されている。私たちのなかには優秀な成績の者もいる。ところが私たちの大多数、特にディスレクシアの人はそうではない。いくら自分や自分の子供は「テストに向いていない」と考えたところで判定は下されるのだし、少なくとも暗にこう告げられる――テストの成績がよい子供のほうが、そうでない子供よりも頭がよい、と。そこで、単語の意味の理解に苦労している子供たちは、他の子供のように聡明ではないし、才能に恵まれてもいないというレッテルを貼られ、その子の能力に合うと考えられるクラスや学校へと追いやられる。

学び方の特異性を持つ生徒の多くが抱える問題としては、テストでよい点をとれないだけでなく、成績にムラがあることも挙げられる。私たちの教育システムは同質性を前提として作られており、特定の分野でずば抜けた才能を見せるが、他の分野には無関心で、明らかな欠陥を持つ「ムラのある考え方をする人」のことはまったく考慮されない。だが、偉業を成し遂げ、世の中に多大な貢献をした天才たちはほぼ例外なく、非常に「ムラのある」思考をしている。他人よりも明らかに秀でた部分がある一方で、特定の分野では欠陥としか言いようのない行動をとる人々のことである。これは、成績はほとんどAだが、ひとつかふたつBやCをとる生徒のことを言っているのではない。特定の（場合によってはほとんどの）科目で落第点をとる人々のことだ。彼らの脳は、そうした科目や教え方に合った形では機能しないのだ。

ひとくちに学び方の特異性と言っても、そこに含まれる人は文字どおり千差万別である。「障害」ではなく「特異性」という言葉を使ったのは意図的であり、重要な意味を持つ。「障害」という言葉は個々の学習者の知能の質を説明するものだが、「特異性」には価値判断や感情的内容が入る余地はなく、それに羞恥心とも縁がないことに注目すべきだ。この羞恥心のために、親が子供を連れて専門家に相談に来るまでに、学習困難の徴候が最初に現れてから平均2年という時間が無駄に過ぎてしまう。学習困難の否定的側面（障害の質的判定）ばかりを考えるあまり、診断が意味するものを恐れ、すべてを否定してしまうのだ。その結果、子供は時に何年も、自分は頭が悪いと思い込んで苦しみ、大人になって自分の特異性を埋め合わせる術を学んだあとも、羞恥心と自己嫌悪という重荷を背負い続けることになる。

もちろん、話はこれでおしまいではない。学び方の特異性を持つ多くの人が、持ち前の精神力や性格上の強み、だれかの教育的介入によって、過去のレッテルや分類棚を捨て去ることができた。他人の何倍も努力して学校教育をなんとかかいくぐり、やがて自分の好きなことを追いかける自由を手に入れた。そうして、真の目標に向かって歩みだすことができた。そういう人々のなかには、科学者や作家、芸術家、企業家もいる。彼らに多かれ少なかれ共通するのは、その才能は人とは違う考え方をする脳によって直接もたらされたものであることだ。勇気を与えてくれる、すばらしい話ではないか。

学び方の特異性とはどのようなものか

学び方の特異性には数多くの形態があり、その多くは複雑に入り組んでいるが、発生率が低いために本格的な研究は行われていないし、理解も進んでいない。だが、研究者たちの見積もりでは、学び方の特異性を持つ人のうち、ディスレクシアと考えられる人が占める割合は80パーセントを超えている。

学習障害と精神疾患を抱える子供を支援するアメリカの非営利団体、チャイルド・マインド・インスティテュートの学習・発達センターでシニア・ディレクターを務めるマシュー・クルーガーによれば、「特別支援教育のサービスを受けている子供のなかでは、学習障害に分類される集団がいちばん大きく、数の点では、自閉症の生徒や情緒障害の子供をはるかに引き離しています。（学習障害の子供は）特別支援サービスを受けている子供の人口の約45パーセントを占めています。そして、その大部分がディスレクシア」[6]なのだという。全員とは言わないまでも、学び方の特異性を持つ人のほとんどが、ディスレクシアと診断されるか、それに近いものなのだ[7]。

ディスレクシアはこれほどありふれたものなのに、それがどんなものなのか、教師ですらきちんと理解していない場合が多い。この障害の定義を尋ねてみると、たいていの人が、文字と数字がバラバラに見えるとか、かかった人は読むことが困難になるといった答えが返ってくる。ディスレクシアは反転した文字を見るという考え方が生まれたのは、1887年にドイツの眼科医、ルドルフ・バーリンが初めてディスレクシアと命名したときである[8]。1889年にはW・プリングル・モーガンが、聡明なのに文字を読めない患者が存在するという不可解な現象に関する論文をブリティッシュ・メディカル・ジャーナル誌で発表した[9]。

ディスレクシアが最初に発見されてから1世紀以上たっても、ほとんど何も変わっていない。神経画像検査が進歩したおかげで、1990年代にはディスレクシアの神経学上の原理が明らかになった。1998年には、ディスレクシア研究の第一人者、サリー・シェイウィッツが、イェール大学医学部小児科の同僚とともに、脳の活動時の画像をコンピュータで生成する機能的磁気共鳴画像(fMRI)を使って、ディスレクシアと、そうでない人のリーディングについての調査を行った。研究チームによれば、ディスレクシアの人が読んでいるとき、「文字を認識する能力と言語領域を関連づける脳の部位があまり活性化していない。とりわけ、視覚野および視覚連合野(角回)と、上側頭回(ウェルニッケ野)にある言語領域を関連づける脳の領域の広い範囲で活性低下が見られた」[10]という。

これは、ディスレクシアが言語習得の障害であって、視覚障害ではないことを示すものだが、ディスレクシアは視覚障害だとする考えは、今なお根強く残っている。過去には、ディスレクシアは神経学的現象ではなく機能障害だといわんばかりに、ディスレクシアの子供が眼球訓練を受けさせられることがあった。現在でも、ディスレクシアと診断された子供には、何時間もの追加のリーディング指導が必要だと考えられがちだ。機械的な訓練を重ねれば、最終的には書き言葉を理解して、正しく書くことができるようになるとでもいうように。

このような見当違いもわからないではない。というのも、ディスレクシアの脳が視覚情報を取り入れる方法は、ディスレクシアではない脳とは異なるからだ。さらにややこしいことに、ディスレクシアの症状はひとりひとり微妙に違っており、ディスレクシアの人ふたりに体験を語らせれば、重複する部分もあるだろうが、まったく同じになるとはかぎらない。たとえば、ディスレクシアでも計算が得意な人もいれば、そうでない人もいる。読むことは苦行だとずっと感じ続ける人もいれば、そのうちに読むことが好きになる人もいる。

とはいえ、いくつかの神経学上の共通する特徴があることも証明されている。シェイウィッツは、夫であるイェール大学ディスレクシア創造性センターのベネット・A・シェイウィッツとともに、何十年もディスレクシアの人の強みと弱みを研究してきた。彼女はこう書いている。「読解力が知性に代わるものと見なされている。賢くてやる気があり、教育を受けていれば、いつか読めるようになるはずだと多くの人が思い込む。知性と読解力の相関関係は当然のもののように思われているが、ディスレクシアではそうではない」[11]。2010年にサイコロジカル・サイエンス誌に発表された、シェイウィッツが同僚とともに行った研究では、ディスレクシアの場合、知能指数（ＩＱ）は高くても、読解力は低くなることがあると明らかにされている。ディスレクシアではない人の場合とは違い、知性と読解力は「無関係」なのだ[12]。

ディスレクシアは言語体系の障害である。シェイウィッツの言葉を借りれば、「より正確には、言語体系内の特定の構成要素である音韻処理の不全」だ[13]。簡単に言えば、電話番号を書き留めたり、学校での指示を書き写したりするときに使われる記憶システムのことだ。これがもととなって、ディスレクシアの人は鏡文字を書くという誤解が生じているらしい。実際には、ディスレクシアの人は自分には恣意的な記号にしか見えないものの細部まで覚えきれないのだ。だから、言葉の読み解きが必要な従来型の知能検査は、ディスレクシアの人の能力を測るには適当ではないと考える専門家は多い。

ディスレクシアの子供や成人が読む作業を行っているときには、左半球後部の神経系統に異常が認められることが脳機能画像によって明らかになった。これは実際は、言葉と、言葉を構成する音素（単語の構成要素となる個々の音のこと）が、ディスレクシアの脳にはランダムで恣意的な記号としてしか捉えられないということだ。ディスレクシアでない人は言葉を自動的に認識する。ディスレクシアの人はそうした記号を、（当人がそのことに気づいている、いないに関係なく）すべて暗記しなければならない。書かれた言語の意味を理解するのに、絶えず力を注がなければならない。ディスレクシアの人の読む速度が遅いのも無理からぬことだ。標準的な一日に読む量、ましてや学校での一日分の読む量をこなすために、ディスレクシアの人にはどれほどの忍耐力が必要か、そうでない人が理解するのはほぼ不可能に近い。

現在ではディスレクシアの診断にあたり、臨床医が子供の脳をスキャンすることはない。その代わりに、いくつかのテストを組み合わせた、最新式の検査が開発された。チャイルド・マインド・インスティテュートのマシュー・クルーガーは、「私たちがつねに重んじているのは、子供の音読に耳を傾けることです。人間が何かを読むときは、発音と単語の自動的な認識を可能にするために、脳の言語領域で配線のつなぎ直しが行われます。私たちが聞き取ろうとしているのは、ひとりひとりの子供が目にした言葉を読み上げ、目の前にある単語を即座に認識できているかどうかです。ゆっくりとした、とぎれとぎれで機械的な読み方は、この領域に問題があることを伝えている可能性があるのです」と言っている[14]。

クルーガーは、評価者が注意を向けるべき点を以下のように列挙する。「音韻認識（話し言葉の音を聞き取ったり発音したりすること）、すばやい用語検索（単語帳の見出しを即座に思い出せること）、単語の読みとスペリング（スペルと単語内の音素数をもとに単語を読み書きすること）、意味のない言葉の読み（次のような単語を読むこと。mib／quantric／millimengnalian）、読みの速さと流暢さ（子供の音読スピードと正確さを計測する）、読解力（短い文章について選択式の設問や自由回答形式の設問に答えること）」。評価者はその後、年齢や学年が同じグループの基準と照らし合わせて、その子がどれだけできているかを判定する。この検査の精度が高まったことで、ディスレクシアの子供について多くのことが測定できるようになった。

ディスレクシアには別にふたつの要素があり、それが読む能力と、読んだことを正確に思い出す能力に大きく影響している。ディスレクシアの人は、画像やページの中心より、視野の端にある文字のほうがはるかに認識しやすいということが、研究によって明らかになった[15]。ページの隅を読んでいるディスレクシアの人の脳を想像してみよう。それは、ジグソーパズルを外側から内側へ向かって完成させていくようなものだ。パズルではうまくいくかもしれないが、左から右、上から下へ目で追っていくリーディングでは機能しない。さらに、ディスレクシアの人は短期記憶（「ワーキングメモリ」とも呼ばれる）が弱いこともわかっている。これは電話番号を書き留めたり、学校からの指示を書き写したりするときに使われる記憶システムだ。これがもととなり、ディスレクシアの人は文字や数字を反転して見るという誤解が生まれたようだが、先ほども述べたように、自分には恣意的な記号としか見えないものの細部は覚えきれないということなのだ[16]。これらの脳の特異性（読解の困難、周辺への注目、弱い短期記憶）をすべて合わせれば、ディスレクシアの子供が従来型の教育環境で直面する困難が痛いほどわかるはずだ。

もうひとつはっきりしているのは、そうした難題がディスレクシアの人が持つ真の才能と知性を見えにくくしていることだ。ディスレクシアの人は、短期記憶には困難を抱えているものの、長期記憶のほうはまったく影響を受けておらず、かなり複雑な内容でも意味を読み取ることができるし、書かれたものでも会話でも深く理解する能力を持っている。スカイラーの場合、単語を覚えるのは苦労しても、その単語が表現する大きな概念（たとえば、学校で封建制度を学習するときなど）を正確に理解していることは、母親のエリカの観察でわかっている。ディスレクシアの人は意味を読み取るために視覚や認知だけでなく、聴覚も駆使している。１９８７年にニューイングランド・ジャーナル・オブ・メディシン誌に発表された論文によれば、ディスレクシアの人は周囲の空間により広く注意を向けることで、聴覚環境との情報のやりとりができるという。要するに、他の人間には聞こえない音や声のニュアンスを聞き取ることができるのだ[17]。

ウィスコンシン大学のある研究で、ディスレクシアと「不可能図形の認識速度」とのあいだに強い相関関係があることがわかった[18]。「不可能図形」は知能検査でよく使われるもので、たとえば複雑に入り組んだ階段の完成予想図のように、現実に存在しうるかどうかひと目で判定しにくいものだ。検査では、ディスレクシアの人はそうでない人より速く判断できる場合が多かった。ディスレクシアではない脳がそうした複雑な図を見るときは、論理的に理解できる部分を分けて取り出そうとするが、たいていはつじつまが合わなくなる。一方ディスレクシアの人は、強力な周辺視野を使って全体像を一度に取り込むことができるので、どの部分が可能で、どの部分が不可能なのかをすぐさま正確に判断できる。

この研究ではさらに、ディスレクシアの脳の左半球（言語理解の中心）にある欠陥は、右半球（空間認知の中心）に存在する強みと直接の関連があることが明らかにされた。鋭敏なパターン識別を持つことを考えると、芸術的創造性とディスレクシアとのあいだに強い相関関係があっても少しも不思議ではない。スウェーデンのイエテボリ大学の研究によって、トップレベルの芸術課程に在籍する学生のなかには、通常の人口比率とくらべて、はるかに高い割合でディスレクシアの人がいることが判明している[19]。

ディスレクシアその他の学び方の特異性を持つ人は、驚くほど多くの分野で成功（それも輝かしい成功）をすることができる。本書では、この主張を裏づける豊富な証拠を探っていくつもりだ。天才との関連を示す多くの神経学的証拠の他にも、学び方の特異性を持つ人が成功するのに欠かせないものとして、計測するのは難しいが、見逃せないものがある。それは気概と回復力だ。このふたつこそ、理解するために、また理解されるために、たゆまぬ努力を続ける必要のある人々がたっぷりと備えていなければならない資質と言える。

学び方の特異性とともに生きるということ

本書のためにインタビューしたディスレクシアの人たちは、年齢や興味に関係なく、数多くの共通した特徴や体験を持っていた。それは以下の4つに分類できる。1つ目は、それぞれが学校でトラウマにもなりかねない大変な困難を経験していること。2つ目は、意識的であれ無意識であれ、学校や社会でうまくやっていくためになんらかの「対応策」を見つけ出したこと。3つ目は、脳の特異性に直接由来する豊かな創造性や洞察力を持っていること。4つ目は、与えられた才能をなんとしてでも活用しようという、並々ならぬ意欲と決意を示していることだ。

学び方の特異性を抱えて生きることの難しさ

ハーバード大学臨床学部教授のベリル・ベナセラフは、胎児段階でのダウン症発症の重要な徴候を発見して世界的に名の知られた放射線医学の専門家である[20]。その後も、妊娠中の女性に対する検査のあり方を大きく変えた、超音波による遺伝学的検査法の確立などで数々の賞を受けているが、その彼女が重度のディスレクシアであることは決して偶然ではない。

彼女は学校時代の経験を思い出すと「とても恥ずかしい」と言い、長いあいだ苦しんだことをよく覚えている。大変知的で優秀な両親（父親のバルフ・ベナセラフはノーベル生理学・医学賞を受賞している）を持ったことも、その恥ずかしさの一因だった。両親と教師たちは当初、ベリルが読むことに困難を抱えているのは、マルチリンガル（多言語話者）だからだと思っていた。

両親がベネズエラからアメリカに移住したとき、ベリルは8歳で英語を話すクラスに入れられた。だが読む力はいっこうに伸びず、両親は、娘はただなまけているだけで、注意散漫なのだと考えるようになった。医学大学院に入るまでずっと、彼女はそう言われ続けた。ベリルは自分の欠陥を責められているように感じて、そのために自尊心をひどく傷つけられた。標準テストでは見込みがなかったので、彼女は医学大学院進学適性試験（ＭＣＡＴ）を受験する必要のない医学校に進んだ。その後、父親が娘のために何本か電話をかけてくれたおかげで、２年次にハーバード大学医学大学院に転入できた（聞いたこともない裏技だ）。コネを使ったことで、ベリルはますます恥辱を感じた。医学大学院には入ったものの、自分はできそこないだと感じていた。裏口からこっそり入ったから、本当はそこにいる資格はないのだと。

キャロル・グライダーはジョンズ・ホプキンス大学の分子生物学と遺伝学の教授であり、２００９年のノーベル生理学・医学賞の受賞者だが、10代後半で自分がディスレクシアであると気づいた[21]。ベリル・ベナセラフと同じく標準テストにはうまく対応できなかったので、学校ではよい成績をとるために懸命に努力したにもかかわらず、大学進学適性試験（ＳＡＴ）と大学院進学適性試験（ＧＲＥ）はふるわなかった。

彼女は小学校で、特別支援の先生にクラスから連れ出されるときに、気まずい思いをしたことを覚えている。当時の学校での勉強の様子を振り返れば、今なら重度のディスレクシアだったのだとわかるのだが、在学中はずっと、彼女の言葉を借りれば「頭の悪い子」だと思い込み、苦しんでいた。「わたしは支援を受ける必要があったのに、友達はみんなもっと上のクラスにいた。みんな、わたしより頭がよいのだと思っていました。だから、必死に頑張ってよい成績をとろうとしました」。今でこそ、彼女の卓越した才能はだれの目にも明らかだが、７年生のときの数学の成績は惨憺たるもので、数学の教師は彼女が代数のクラスに進むことに難色を示した。ともかく上のレベルのクラスに入れてやってくれと、父親が強く進言してくれた。

期待に応えられないとか頭が悪いと思い込んだり、それが高じて自尊心を失ったりすることは、ディスレクシアの成人には当たり前のように起きているが、それを引き起こすおもな原因は、誤診かディスレクシアへの無理解である。若い世代に対しては、今は診断と個別の教育プランがかなり普及しているので、自尊心への打撃はやわらげられている。だがそれも、親や教師がいかにディスレクシアへの理解を深め、この障害を持つ子供を適切に支援できるかどうかにかかっている。さらに、当然のことながら学び方の特異性のあるなしにかかわらず、思春期というのは一筋縄ではいかないストレスの多い時期だ。そのために、脳の特異性の影響と、それ以外の環境的・発達的影響を区別するのは困難だ。

シドニーは感性豊かで、芸術的才能に富む16歳の少女だ。彼女はこれまでの人生で9回引っ越しを経験している[22]。現在では、「そこに戻ったときに、変わらないものがあるとわかるとほっとするんです」と話している。彼女の父親もディスレクシアだったので、幼いシドニーが本を読むのではなく、丸暗記していることに気づいた母親がすぐさま手を打ち、シドニーに診断を受けさせた。彼女の聡明さはきわだっていたが、3年生のときの読解力は2年生以下だった。母親は娘を、学び方の特異性を持つ子供たちのための学校に転校させた。その後、8年生で競争がとても激しい普通のハイスクールに転校したときには、彼女の読解力は12年生のレベルになっていた。

学校ではうまくやっていたのに、彼女は何年にもわたって、大きな不安に苦しめられていた。学び方の特異性を持つ子供にはめずらしくないことだ[23]。ただついていくだけでも、周囲の者の何倍も努力しなければならないという重圧は並大抵のものではない。「読んでいると、言葉がごちゃまぜになるんです。脳が認識しても、目はまだ単語5つ分遅れて文章をたどっている。ひとつの単語が別の単語になったり、ぼやけたりします」。注意力に問題があるとは診断されていないが、整理整頓が苦手であることは自覚している。「そこらじゅう、散らかり放題です。もし休みがあれば、1週間かけて身のまわりの整理整頓をします」

さらに彼女は、時間管理がうまくできない。これはおもに読むのに時間がかかりすぎるためなのだが、1時間分の宿題の量が決まっている学校では、さらなるストレス要因となる。シドニーが宿題に取り組むうちにイライラしだしたり、途方に暮れたりすると、母親は少し散歩してくるようアドバイスしている。

スカイラーも同じく、成績が重視される大学出願手続きが不安をかきたてていることを指摘する。「友達のあいだでハーバード大学のことがよく話題になるけど、みんな、大学が有名であればあるほど、そこに入った学生は優秀なんだと思っているみたいね。学校と学生を重ね合わせて考えているわけ。わたしはそんなふうには考えないようにしているけど、社会のプレッシャーを感じることもあるわ。大学側が見るのはあくまで成績のデータであって、その人の人となりではない。その生徒がどれだけ授業で頑張っているかなんて、わかりっこない。どんな生徒でも、作文を人に書いてもらったり、指導を受けたりすることはできるけど、テストを受けている最中にだれかに自分の手や鉛筆を動かしてもらうことはできないから」

暗記が得意な（そして試験で高得点をとった数日後には覚えたことをすっかり忘れている）ディスレクシアではない子供が、実際には内容を深く理解していないのに自分より成績がよいことが、スカイラーにはこのうえなく不公平に思える。

スカイラーはマンハッタンの有名私立校に通っているが、教師たちの理解のなさにも悩まされている。「生物の先生が、『授業ではよく発言しているなと評価していたけど、最初のテストの結果を見てびっくりした』って言ったんです」。あなたにはこの授業は難しいようだから、もっと努力しなければ駄目だと、スカイラーはその教師に言われた。「それは、わたしが概念を理解していないからではなく、先生のテストの作り方のせいだって言いたかった。でも、そんなこと、目上の人には言えません。『いいえ、それはあなたのせいであって、わたしのせいではない』と言っているようなもので、侮辱することになるから」

ディスレクシアの子供たちは、具体的思考（訳注：具体的な個々の事実にもとづいて考える思考力）をする惑星に降り立った、抽象的思考（訳注：物事を広い視点でとらえ、対象物の本質をとらえるような思考力）をする宇宙人のような気分を味わっている。

学び方の特異性への「対応策」を準備する

ディスレクシアの子供が大人になって成功するケースは数え切れないほどある。ベリル・ベナセラフやキャロル・グライダーのように、目覚ましい活躍をする人々がそのよい例だ。脳の特異性を持つ人が成功するための秘訣のうち、もっとも重要なもののひとつに、「対応策」を準備しておくことがある。これは社会のシステムをあざむくためのものではなく、厳格に管理された社会に、異質な個性を溶け込ませるための方策である。ベナセラフは読むのが相変わらず苦手だったので、英語の授業をひとつとるだけでいい大学に進んだ。言葉の数が少ない詩の授業を確実にとるようにした。医学大学院に進学すると、教科書の文章を一言一句読まなくてもいいことに気づいた。それどころか、（文章よりも）図表で表現される情報を覚えるほうがずっと楽だったし、教材に載っている図やグラフ、表、キャプションだけで知っておくべきことをすべてカバーできた。

超音波診断を行うクリニックを開業している今でも、ベナセラフは読み書きの弱点を見せないように戦略を活用している。書くときはほとんど口述筆記で、スタッフが彼女のサインが入った文章を校正してくれる。キャロル・グライダーのように、ディスレクシアの人のなかにはスペルチェックのプログラムの助けを借りる人もいるが、ベナセラフは重度のディスレクシアなので、プログラムが彼女の言おうとしていることを理解できず、とんでもない単語を出してくるので、結局、何度も一からタイプし直さなければならなくなる。彼女は単語をよく取り違えることがあり、exacerbate（悪化させる）とexasperate（怒らせる）、circumscribe（制限する）とcircumcise（割礼を施す）など、似たような単語を見分けるのにいつも苦労するので、できるだけそういう単語は使わないようにしている。「何か言いかけても、どんな言葉が飛び出してくるかわからないことがあります。ディスレクシアの人それぞれに、話すときには使えない苦手な単語があるのです」

視覚に頼る傾向の強いシドニーは、自ら「マインド・マップ」と呼ぶ面白い対応策を編み出している。きっかけは落書きだった。母親に、落書きすると注意を集中できるようになる人がいるらしいと聞いて、やってみたのだ。今では落書きも複雑なものになり、彼女の思考プロセスと切り離せなくなっている。「描くことで、頭から考えを引き出しているような気がします。言葉やアイデアを思いつくまで、脳をストレッチするんです。テストで単語やスペリングがわからないときにはとても役立ちます。もし単語が思い出せなかったら、文字をひとつひとつ描き、それを組み立てていけばいいんです。数学でも役立つんですよ」

彼女には音楽を聴くことも効果がある。授業中、イヤホンでクラシック音楽を聴いていると、教師の話にずっと集中しやすくなると感じている。母親が学校にかけ合って、授業中にイヤホンで音楽を聴くことを許可してもらった。

スカイラーもまた、必要なことを覚えるときは、視覚に頼る方法を活用している。たとえば生物の試験勉強をするときは、情報を図の形で理解する。細胞の各部分の名称を思い出す代わりに、心のなかでその細胞を「ラベル」と一緒に思い浮かべる。「ラベル」とは言葉ではなく、絵に近い言葉のイメージだ。この視覚的思考法の欠点をひとつ挙げると、考えやイメージが「頭のなかで重なり合い、ぶつかる」ことがある点だ。また、このプロセスは考えに形を与えることを含め、論理的には説明しがたいものになる。「目を閉じて、自分でコントロールできるジェットコースターやひだ付きシートを思い浮かべて、そこから形を作りあげるんです」

英語の授業では、深く理解するために、登場人物を具体的な物に変えてしまうこともある。人物の性格や物のタイプによって、彼女はさまざまな印象を受ける。「仮面の形をした家は、登場人物の自己嫌悪を表して」いたり、「本棚が並んだ一画。その一画は荒れ果てて、本棚が家になって」いたりする。スカイラーはこうしたプロセスを意識しておらず、また意図して行ってもいない。「ただそうやって、(アイデアや言葉が)わたしの前に現れるんです」

シドニーは自分の強みと弱みを両方熟知しているが、これが対処法を準備するうえでは大切になる。「何かをやり始めると、いつも時間が足りなくて最後までできないんじゃないかと思います。だから、課題にとりかかるときは早目に始めるんです。何にせよ、手早くすませることはできないけど、懸命に努力することはできます」。シドニーは最近、小さなかばんしか持たないようにすれば、無理なく整頓された状態を維持できることに気づいた。スペースが少なければ、ぐちゃぐちゃにしようもないからだ。

幸いシドニーとスカイラーは、子供に合った学校やプログラムを意欲的に探し、なんらかの措置が必要なときは物申すこともいとわない献身的な親に育てられた。それでも、ある程度の年齢になれば、子供が自分を主張できるようになる必要もある。スカイラーは教師のテストの作り方に対して、面と向かって批判できないもどかしさを感じたが、教師たちに自分のことを伝える術は身につけてきた。書いたものには彼女の知性が反映されないので、「授業のあと、英語の先生に話しかけるようにしています。物理のクラスでも、まだ習っていないテーマについて先生に話すこともあります。授業中は恥ずかしがらずに、何度も手を挙げるようにしています。そうすることで、わたしには理解できていることを先生に伝えられるから」

シティ大学ロンドンのキャス・ビジネススクールで、起業家精神について教えるジュリー・ローガンは、こうした対処法（系統立ったシステム、視覚化、自己主張、粘り強さのような際立った気質、その他の無数の個人別テクニック）を「代償的スキル」と呼んでいる[24]。ローガンはアメリカの事業主139人を対象に調査を行い、そのうちの35パーセントが自分をディスレクシアだと考えていることを発見した。この発見についてとりあげたニューヨーク・タイムズ紙の記事で、彼女はこう述べている。「成功したディスレクシアの人は、それまでの人生でじつに多くの難関を切り抜けていることがわかった……もし友人や知人に、起業を考えていると打ち明ければ、そのたびに『そんなのうまくいかない。できるはずがない』と言われるだろう。ところが、ディスレクシアの人は並外れた創造性を発揮して、数々の問題をうまく回避するのだ」

ディスレクシア的思考とは相いれない世界で成功を収めるために、そうした方策や手段が欠かせない。それがうまくいけば、目をみはるような結果がもたらされるのだ。

ディスレクシアの脳がもたらす才能

ハーバード大学医学大学院に入る際に父親に助けてもらったベリル・ベナセラフは、自分は落ちこぼれだと思っていたが、学究生活における障害をひとつひとつ苦労して克服していくうちに、やがて自分の持つ稀有な才能に気づくようになった。ベナセラフはそれ以前に、教科書の図表をじっくり見たほうが、文章を読むよりも効率的に内容を覚えられることがわかっていた。ところが、研修医になって放射線医学の研修期間も終わりに近づいたころ、教授に声をかけられた。「画像診断とパターン認識で、君ほどの才能を示した人は今までいなかった。放射線医学の道に進むことを真剣に考えてみるべきだよ」

特定の分野に真の才能があると気づいたことが、ベナセラフの人生を変えた。それでも、自分にそうした才能があると信じられるようになるまでには時間がかかった。「画像を見ると、異常な部分がまるでネオンサインみたいに目に飛び込んでくるんです。新しい世界が開けた気がしました。すばらしい体験だった。それでも、自分が特別な存在であるとは気づかなかった。いずれ他の学生に追いつかれると思っていた。運がよかっただけじゃないと気づくのに、10年かかりましたね」

それは幸運などではなく、ベナセラフのきわめて鋭敏な周辺視野がもたらしたものであり、まず間違いなくディスレクシアならではの才能だ。「画像を見るとき、細部は見ません。全体を一度にパターンとして認識します」。言い換えれば、彼女が文章を読むのに困難を抱える原因となった神経学的プロセスのおかげで、スキャンした画像の異常をいともたやすく見分けられたわけだ。自分は視覚的な思考をするので、アイデアや結論をすばやく思い浮かべられるのだと彼女は考えている。「言葉で自分に語りかけるよりも、イメージしたほうが速いんです。イメージがあまりにも速く浮かぶので、思考の流れを見失ってしまうことさえあります」

視覚優位のベナセラフの脳は、ビジネスにも活かされている。彼女は複数の部門を持つ、大規模な超音波画像診断クリニックを開業しているが、その経営にも自信を見せる。「困ることなどありません。わたしが全体を把握して、細かいことは全部、他の人にまかせています。この業界では、だれも思いつかないようなアイデアを出せば、経営者としての役割を十分に果たしていることになります」

ベナセラフは、長年頭が悪いと思い込んでいたことで傷ついた自尊心が、才能を発見したことである程度は癒されたと感じている。当初、「わたしは胎児のダウン症を見つけてしまう頭のおかしな女でした。自分が正しいのはわかっていたので、あとは証明できるかどうかの問題でした」。今の彼女には「絶対の自信」がある。家族の一員に重大な画像検査が必要なときは自ら検査にあたり、自分の能力を発揮できることに喜びを感じている。

キャロル・グライダーは早くもハイスクールの最終学年のときに、生物学を専攻したいと考えていた。名称や分類、膨大な数の専門用語に気後れするディスレクシアの人もいるが、グライダーはディスレクシアの人によく見られる方法で、読めないことを強みに変えてしまった。子供のころ、彼女は「発音してもらっても、まったく単語を書けなかったので、丸暗記するようになった」という。そうやって身につけた「補償作用」のおかげで、「最終学年の生物の授業で解剖を学ぶころには、専門用語を覚えるのはとても楽になっていました」

大学院進学後、現在のような優れた科学者になるために中心的役割を果たした、もうひとつの傑出した能力も、彼女は自覚するようになった。「わたしには、難解な論文を10本読んで、そこからテーマに直接関連する部分をすべて抽出し、研究のカギとなる論点を導き出すことができます。これは科学の研究を前進させるためには、とても大切なことです。たぶんわたしは他の人より、今後関心を集めることになる問題を早く見つけ出すことができるはずです」。競争の激しい科学の分野では、多くの研究者が同じ発見を目標に先陣争いを繰り広げている。無数の可能性のなかからもっとも注目すべき方向性を見極め、そこへ向かって進むことについては、グライダーは自分が有利な立場にいると考えている。

シドニーとスカイラーもまた、ベナセラフとグライダーが語る分析能力に比肩する力の持ち主だ。さらに興味深いのは、両人とも同じような言い回しで、抽象概念を愛する気持ちを語っていることだ。スカイラーは言う。「考えが抽象的であればあるほど、すんなり頭に入ってくるんです」。グライダーとは違って、スカイラーは生物の専門用語を覚えるのに苦労している。彼女には恣意的としか思えない言葉を分類し、思い出さなければならないからだ。だが、その言葉の裏側にある概念は、問題なく理解できる。細胞の各部分の名称はすぐに出てこなくても、それがどんなもので、どういう役割を果たし、どんな働き方をするかという点については基本的に理解している。また彼女は、抽象的作業のほうが集中できるので楽だと感じている。「もしそれがどんな名称で呼ばれているかと聞かれても、わたしはそんなことを気にしてないから答えられません」

今、スカイラーが好きな科目は英語だが、ディスレクシアの人の多くが読み書きに困難を抱えていることを思えば、何と皮肉な話ではないか。「みんなのようには速くは読めないし、作文も同じようには書けません。でも、読みながら、会話文から何か思いついたり、作品全体のテーマを見つけたりするのが好きなんです。出てくる人物をひと言で決めつけることなどできないし、ストーリーだっていくつかの側面を持っています。そういうところがおもしろいんです」

彼女は、自分に人並み以上の分析能力があるのかどうかは知らないが、他の生徒（速く読めて、テストでよい点をとるタイプ）がみんな授業中に同じ考え方ばかりしていることが気になるという。「わたしなら、ある考え方に注目したら、それを掘り下げて、新しい議論や考えにつなげられるのに」。これが、彼女がディベートで傑出した才能を示す一因になっている（ケンブリッジ大学サマー・ディベート講座に参加したスカイラーは、主要な賞を総ナメにした）。対立する意見のよい点・悪い点がすべて、瞬時にわかると彼女は言う。普通の人は自分の立場からしか議論を捉えられないので、相手側の戦略を読めずに行き詰ってしまうが、スカイラーには双方の視点から考えることができるのだ。

シドニーもまた、似たようなことを言っている。「膨大な知識が必要な堅実な議論より、抽象的な概念や考え方のほうが得意なんです」。スカイラー同様、シドニーもディベートを大いに楽しんでいる。「言葉は新しいアイデアや考えを組み立てる手段です。わたしは他の人のアイデアを組み立て直していくのが好きなんです」と彼女は語る。
シドニーは芸術的才能と手先の器用さをあわせ持っている。絵を描き、色を塗ることに優れた才能を示し、あるときなどはだれにも教わらずに、型紙なしのフリーハンドで大きな布からドレスを作り上げた。家庭で生じるこまごました問題を工夫して解決するのも楽しみのひとつで、額縁に掛け金や留め具をつけたりもする。一方でスカイラーは、ベナセラフの話にも出てきた、俯瞰的とも言える組織能力を発揮している。舞台監督として辣腕を振るうスカイラーには、セットや小道具などの実務面から適切な配役に至るまで、上演に必要なことを全体的に把握するずば抜けた能力が備わっている。

それぞれの弱みや強みが少しずつ違っていても、ディスレクシアの人の多くに共通する点が他にもある。それは共感力だ。その感性がどの程度、学習障害に苦しんだ経験から生まれたものか、どの程度、自由な発想でアイデアをふくらませる拡散的思考から生まれたものかを判断するのは難しい。だがどちらにしても、シドニーもスカイラーも同じ苦しみを抱える人に対しては、あふれんばかりの共感を示す。個人の臨床経験が豊富なサリー・シェイウィッツは、「並外れた共感力とあたたかさ、それに他人への思いやり」はディスレクシアの人の特徴だと考えている[25]。

シドニーは、将来は博物館の展示デザインを仕事にしたいと考えているが、子供たちとともに働き、学ぶ楽しみを伝えることがどれだけやりがいがあるか熱心に語っている。「わたしの人生の目標は、進歩し続けることです。成長には、改善や変化が不可欠です」

スカイラーには、小説に出てくる悪役が悪い人にはどうしても思えないという。「もし、心に傷を残すような出来事が起きていなかったらどうなっていたか、わたしにはわかるんです。その人たちに別の道を歩ませたら、もっと違う選択をして、人生も変わっていたかもしれない」。スカイラーはまた、そうした小説が呼び起こすさまざまな感情をよく覚えているが、そこにディスレクシアの人の短期記憶と長期記憶の特性の一端を垣間見ることができる。自分はディスレクシアではない同級生より、作品を思い出す力や、自分を作品のなかに置いて考える力が勝っていると、彼女は感じている。さらに、彼女に言わせると、「わたしはいつもよい友人でいられます。相手の身になって考えられるから、そうなるんでしょう。子供のころ、わたしはよく気まずい思いをしていました。きっと、みんな多かれ少なかれ同じなんでしょうけど。変な座り方をしたり、握手のとき間違った手を出したりしたときはとても恥ずかしかった。だから、わたしのまわりでは気まずい思いをする人がいないようにしようと、どんなことをしても大丈夫だと思ってもらえるようにしようとしています」

　ディスレクシアの人が森のなかから一本の木を見つけだすのは難しいかもしれないが、複雑な地形のパターンや相互関係を把握することには、ほぼ間違いなく秀でている。ベリル・ベナセラフの場合は、全体像のなかのわずかな差異や異常を見逃さない能力が、他の者には超音波で見つけられないものを捉える力につながった。ディスレクシアの科学者、エンジニア、天文学者は、この能力のおかげでパターンから外れる点を拾い出したり認識したりすることができ、各自の分野で優位に立てることがわかっている。ディスレクシアの起業家のあいだでは、同じ力が少し変形した形で機能している。起業家たちに言わせると、全体像を創造的かつ系統的に理解する能力がビジネスにおける強みにつながっているという[26]。

自分の子供が苦労する姿は見たくないものだが、つらい体験と、困難な環境に適応する必要から生まれる強い性格の価値は無視できないだろう。ジュリー・ローガンが研究対象とした失敗を肯定的に捉えるディスレクシアの起業家たちと同様、高く評価されるベストセラー作家、ジョン・アーヴィングも自分が出会った障害に大いに助けられたと語っている。

「私は執念深い人間です。執念深くて頑固です。なんであれ、最後までやりぬくことを課題にしている。人の2倍の努力をしなければならないので、なまけてなどいられない。それが問題を解決するのです。というのも、考えをまとめたり、別の選択肢を見つけたりするには、信じられないほど何度も繰り返し頭を働かせて、ようやくよいものをひとつ思いつくのです。それは写真を撮るのと似ています。写真を撮るときのようなもので、1000枚撮っても、よいものはせいぜい10枚程度でしょう。そんなふうに思うんです。いろんな角度からやれるだけやっておけば、そのうちひとつぐらいは役に立つ。それが私の強みです。私が小説をゆっくり書いても困る人はいません。小説家が何度推敲しても、だれも傷つけないのです。それをするのがどれだけ困難でも、私には何度でも繰り返すだけのスタミナがあります。4度でも5度でも8度でも繰り返せます。子供のころに、打ち勝たなければならない困難があったからこそ、そうなったのでしょう」[27]

エバンはマンハッタンでも競争の激しい公立のハイスクールに通う17歳だ。自信にあふれ、ハンサムで、快活な少年だが、冷静沈着な性格がすぐに感じ取れる。覚えているかぎり、リーディングの授業で初めて同級生に遅れをとったのは2年生のときだった[28]。子供たちが読書用に選ぶ本は、難易度別にAからZまで分かれていた。ふたりのクラスメートにはさまれて座っていたエバンは、右側の子は0の本を、左側の子はXの本を読んでいるのに気づいた。エバンが読んでいた本はFだった。その本を読み終えると、先生の指示で、レベルに合った本を見つけるために1年生の教室に行かされた。そのとき、自分はクラスメートほど頭がよくないし、速くも読めないのだと思って、エバンは深く傷ついた。ディスレクシアと告げられたわけではないが、自分とクラスメートの違いが彼にはさっぱり理解できなかった。

8年生になるまで、エバンの読み方は流暢にはほど遠かった。それが今では、「厳しさ」では定評のある大学レベルの英語の授業に出席している。彼には書字障害（ディスグラフィア。頭に浮かんだ考えを文字に置き換える能力の障害で、書いた字の判読が難しかったり、まったく読めなかったりすることが多い）があった。本人は、ノートを取れればもっとうまくやれると考えているようだが、そんなことをしてもまったく意味がない。なにしろ、自分の書いた字を読むこともできないのだから。その代わり、彼はよく話に耳を傾ける。また、まったく共通点のない事実を結びつけて理解し記憶して、その本質まで分析することに驚くほどの能力を示す。彼はドイツ語の授業にも出ているが、あまり楽しんではいない。途中でやめることもできたのだが、あくまで続けている。「大学は難題に取り組んでいるかどうかを評価しますから」

彼の口ぶりからすると、学校の授業には情熱を注げないらしい。いくらか好きな科目がないわけでもないようだが、スカイラーやシドニーとは違い、学ぶ喜びを味わったことがないのだ。彼にとっての学校は、さっさと終わらせるべき面倒な仕事であり、ディビジョン1の大学サッカーチームでプレーして、ゆくゆくはプロ選手になるために必要な手段でしかない。

　学校には否定的だが、エバンは優秀な生徒であり、ひたむきに努力している。エバンは何事であれ、全力で取り組まずにはいられない性格らしい。クラスメートとの理解力の違いについては、本人ははっきりしたことを言わないが、どうやら平均以上の対処はできていると自覚しているようだ。エンジニアリングの授業で、AとBとCをするロボットを作るよう指示されたとき、他の生徒ならきっちり言われたとおりのことをする。ところがエバンのロボットは、ABCを全部こなしたうえに、「ついでにDもできる。他の連中は、先生のお望みどおりの道を安易に選択しただけなんだ」と話す。エバンには大好きな科目は特にないようだが、抽象的な普遍法則と言えそうなものを学べる物理だけは熱心に取り組んでいる。「物の落下の仕方なんていう、他の人が気にしないようなことをよく考えていましたね。今になれば、引力が働いていることがわかりますが」と言ってから、彼はすぐに言い添えた。「物理の成績には満足してないけど、そのうち成績も上がるでしょう」

　エバンはためらうことなく、ただひとつの目標に向かって突き進んでいる。「僕は野心家で、負けず嫌いなんです。いつもそうです。ディスレクシアでも、うまくやっていけることを証明したいんだ」。この屈することを知らない反骨精神が、エバンらしさだ。彼は学び方の特異性を持つ子供向けの学校に通っていたが、そこでは物足りなくなった。ハイスクールを選択するとき、あまり競争の激しくない学校を選ぶようにというアドバイスには従わずに、マンハッタンでもトップレベルの専門高等学校を受験することにした。ディスクレシアの生徒でなくても取るのが難しいほどの高得点を要求される学校だった。レベルの高い学校を選んだ理由について、彼はこう言っている。「他のみんなができることなのに僕にはできないと、だれにも言わせたくなかった。僕はやってみせるぞって、心に決めたんです」

当初、彼は医者になることを考えていた。科学に関心があるからではなく、その職業的名声に魅かれたのだ。まるで自分の力を証明するためだけに、いちばん難しい分野を選んだかのようだ。今では、ビジネスの世界に進もうと考えている。医者になるためにはあと14年も学校に通わなければならないことが気に入らないのだ。いずれにせよ、ジョン・アーヴィングとも通じることを彼は語っている。「僕は自分がディスレクシアであることを変えたくありません。自分がどれだけ良くできるか、わかっているから」。加えて、成功することがエバンの至上命題になっている。「何をするにしても、僕はうまくこなしてみせます」

ディスレクシアの人が活躍するために

マンハッタンにあるロバート・ルイス・スティーブンソン・スクールの校長で、学習障害や注意力の問題を抱える子供を持つ親のための情報サイト「Understood.org」でアドバイザーを務めるロバート・カニンガムは、学び方の特異性を持ちながらも優れた実績を残す人と、そうでない人とのあいだに違いが生じるのは、教育関係者の対応のせいだと確信している[29]。「その（成功している）人の周囲の理解や対応が違いを生んだのです。もしそれがさらに多くの子供にまで広がれば、並外れた成功例は増えるはずです」。さらに彼は、「すべての子供に対して、あらゆることができるようになるのを期待すること」を戒めている。

子供たちはあらゆる分野で優秀であるべきだという考え方が、脳の特異性を持つ子供の足かせになる。それに、抽象的概念を理解できるようになるまでは、治療教育を受けなければならないとすれば、ディスレクシアの子供のやる気は鈍ってしまう。カニンガムは次のように強調する。「技能の習得や進歩はうまく教えられないのに、XができなければYに進めないと頑なに信じ込まれている。これは多くの場合、誤った考え方です。難解な概念をたやすく理解できる知性の持ち主は、順を追ってそこに至ったわけではない。足し算がそれほどできなくても、微積分を理解することは可能です。概念は理解しなければならないが、計算は必ずしも必要ではないのです」

同様に、「読み方のスキルが伸び悩めば言語の理解がとどこおる場合もあるが、つねにそうなるわけではない。読む力を伸ばすことだけに専念していたら、基礎レベルで時間切れになり、登場人物を分析したり、複雑なプロットの要点や伏線を読み取ったりするところまで進めません。子供が嫌がることばかりしていては、生涯にわたって持ち続ける向学心など育つわけがない。どこかの時点で、教師か親がきっぱり（治療的な）技能習得は必要ないと言うべきです」

そうした頑なな期待を寄せられて苦労している子供たちにも希望はある。ハイスクールや大学では学習や読書の量は増えるものの、専門的な勉強ができる機会が増えるからだ。これは、思考にムラのある人には欠かせないことだ。興味をかきたてる対象に集中して取り組むチャンスなのだ。そうなれば、親は子供の意思を代弁したり、教師と話し合いの場を持ったり、学び方の特異性を持つ子供が才能を発揮する手段を探ったりして、サポートすることができる。

カニンガムの指摘する問題は、ほとんどの学校で中間層を優先する教育が行われており、個人よりも集団が重視されることである。学び方の特異性を持った子供が得意なことを見つけられるようにするには、もっと個人に注目する必要がある。カニンガムはたびたび教師に伝えている。「『ディスレクシア』という言葉が意味するのは、じつは子供の脳の働き方のパターンであり、それはさらに大きな背景の一部なのです。一歩離れて、そのパターンを他のパターンと並べてみれば、その子が何を理解し、何に才能を発揮するかが見えてくるはずです。全体の背景次第で、同じ特徴が強みにもなれば、難問にもなるのです」

サリー・シェイウィッツは次のように言っている。「学校が創造性と想像力を、スペリングや文法と一緒くたに考えている点が心配です。ディスレクシアがスペリングや文法に悪影響を及ぼしても、もっと程度の高い思考や推論には影響しません。九九の暗記には苦戦するけれど、高度な数学は大丈夫、という具合に。数字も文字と同じように記憶しなければならないので、ディスレクシアの子供は掛け算や割り算を覚えるのに大変苦労します。わたしは（故人の）診断はしませんが、アインシュタインもディスレクシアだったのではないかと考えています。ディスレクシア特有の問題をいくつも抱えていましたから」

言うまでもなく、アインシュタインは途方もない創造性を発揮した。アインシュタインはじめ、ベナセラフやアーヴィング、グライダーらの存在は、シェイウィッツが子供に対してディスレクシアの診断を初めて下すときに、よく例として引き合いに出す。「診断を下すときにもっとも大切なのは、両親や子供の前でベル形曲線を描いてみせることです」。ディスレクシアの悪影響を受ける分野では、「平均か、わずかに平均以下」となるのに対して、それ以外の概念の領域ではディスレクシアの子供は上位10パーセント以内に位置している。「この事実を、偏見のない第三者が伝えることが非常に大切だと考えています」

ディスレクシアや他の学習障害を持つ人のための特別措置や特別学校に関しては、意見が割れている。シェイウィッツは、自分の知性が正当に評価されない環境では、生徒は孤立し、自尊心も傷つくと指摘する。それとは逆に、外の世界は脳の特異性を考慮してくれないから、それに適応する術も身につけなくてはならない。

それでも、やり方によっては学校でもよい結果が出せるし、教育的見地から言っても必ずしも悪いことばかりではない。マンハッタンにあるウィンストン私立高校の校長、ウィリアム・デヘイブンは、彼の学校ではディスレクシアの生徒に対してテストの際に優遇措置を取ることはないと話す。テストそのものが、ディスレクシアの生徒のことを念頭に置いて作られているからだ[30]。

ロバート・カニンガムもまた、テストを多様化することには疑問を抱いている。学び方の特異性を持つ生徒に対して、学校がテスト時間の延長を認めるのは、「そうするのが楽だからです。問題の数を減らすほうがやっかいなのです。子供に何度同じことを繰り返させたら、私たち教師は子供の学力に確信が持てるでしょうか。4問でなく46問やらせれば、確信が深まるでしょうか。いいえ、違います。大切なのは、子供がそれをできるか、できないかだけなのです」

彼はさらに続ける。「世の中にはまだ、『学習障害』とは怠惰とか愚かとかを耳ざわりよく言い換えただけの言葉だと考える人が少なくありません」。それが教師の生徒への声かけに反映されている。「言語能力を試すために、生徒にできるだけ多く話しかければいいと考える教師がたくさんいます」。ところがそれは、「外国語しかできない人に大声でまくしたてている」ようなものなのだ。実際には、診断されてまだ日の浅い低学年の生徒ほど、「短くまとめる。間合いを十分にとる。視覚情報を使う」といった話し方で情報を伝えることが大切になる。

ディスレクシアの人のほとんどは読むのに大変な時間を要するので、読むことが必要になるテストのときは、学習障害を持つ生徒に時間延長を認める特別措置を取ることは大切だ。だが、それでテストにまつわる問題がすべて解消されるわけではない。スカイラーに言わせれば、テストの時間が延びても必ずしも助けにはならないという。注意力に問題のあるクラスメートとくらべられたとき、ディスレクシアの子供たちはこう言っている。

「わたしはその子たちとは違います。注意力に問題はありません。全体像のほうを考えるので、小さな部分には目が行き届かないのです。大きな概念であればあるほど、わたしたちの世界に入ってきやすいので、関心も持てます。本の細部よりも、本全体を貫くもののほうに興味があるのです。どんなに小さな考えでも、それだけで存在することはできません。必ず他の考えと関連しています。わたしは世界のことや、すべてのものが他のすべてのものとどうつながっているかを理解したいのです。都市から始まり、国、大陸、世界へとつながっていくように」

生徒への過剰な特別措置のせいで、時間的制約があると結果を出せず、それが望まれる分野に適応できない世代を育てているのではないかと、親や教師、それに経営者も心配になることがある。しかしシェイウィッツは、それは杞憂だという。ディスレクシアの人が抱える問題は、「考えることや知ることではありません。読むことです。もし『ディスレクシアの医者がいる緊急救命室には運び込まれたくない』と言う人がいれば、わたしはこう答えます。心臓発作を起こして呼吸停止の状態で運び込まれても、医者が症状を調べるために文献を読んでいたら、患者は死んでしまいますよ、と。医者が何をすればいいか心得ていて、すぐに処置をすれば助かるのに」。彼女の同僚の小児科医は、「私は速くは読めないけど、すばやく考えることができる」と言っている。

ディスレクシアでは、読むことと考えることは区別されなければならない。イェール大学のディスレクシア創造性センターで、シェイウィッツは同僚とともに、卒業して5年かそれ以上経過したイェール大学の卒業生（そのうちの半分はディスレクシア）を対象にして調査を行った。「わたしたちは在学中の経験と、現在の職場での経験について質問しました。卒業生はみな、とてもよくやっています。ディスレクシアの卒業生の多くが、ディスレクシアのおかげで物事を注意深く見るようになり、忍耐力もついたと回答しています」

膨大な量を読まなければならない仕事に就きながらも、優れた実績を残したディスレクシアの人の例を、シェイウィッツはいくつか挙げている。大変優秀なある弁護士は彼女にこう語った。「私は読むのは遅いのですが、そこから非常に多くのことを理解できるので、速く読めても理解力で劣る人たちの先を行くことができます」。シェイウィッツが話を聞いた法律事務所のパートナーを務めるもうひとりの弁護士は、読むことにかかる余分な時間の報酬は請求していないという。シェイウィッツによれば、ふたりとも「頭脳明晰なので、ひっぱりだこです。わたしはつねづねディスレクシアの人にできないことなどほとんどないと言っていますが、もしかしたら優秀な文書整理係にはなれないかもしれませんね」

各分野で名高い医師や学者が、面会の予約を取ってイェール大学のシェイウィッツのオフィスを訪れることもめずらしくない。「いつも同じ展開になります。予約日時が決まると、秘書がティッシュの箱を用意します」。到着してものの数分で、訪問者の告白が始まる。「たぶんお聞きになっていないと思いますが、私はうまく読めないのです」

あるときシェイウィッツは、慈善家としても知られる名高い実業家からの電話を受けた。きっと孫かだれかのことで相談に来るのだろうと思っていたが、蓋を開けてみると、実業家本人のことだという。その女性実業家は大変重い責任のある地位に就くところで、自分のディスレクシアが足かせになることを恐れていた。恥ずかしい思いをするのではないかとひどく心配していた。シェイウィッツと同僚が標準的な測定方法で彼女の評価を行ったところ、優れた知的能力と、高いディスレクシア的傾向をあわせ持っていることが判明した。シェイウィッツが彼女を安心させようと、その仕事をこなすには申し分ない知性を備えていることを伝えたところ、彼女は最初、安心した様子は見せなかった。彼女はこう言った。「今わたしが受けた子供だましのような検査は、わたしたちが採用候補者のなかから有能な人間を選ぶときに使っているものです」。自分と同じ才能を持った候補者を、そうとは知らずに除外していたとは皮肉ですね、とシェイウィッツは返したそうだ。

学習障害を診断された人が自信を喪失し、自己嫌悪に陥ることはよくあるだけに、そういう体験をした人のなかに、ディスレクシアの特性を失いたくないと考える人が相当数いるのは注目に値する。スカイラーは言う。「読めないことが将来、わたしの妨げになることはないとわかっています」。

それればかりか、ディスレクシアがもたらす才能は、困難を補って余りあるほどすばらしいものだと感じている。「ディスレクシアであることは単なる一要素ではなく、わたしのなかで大きな部分を占めています。そこだけ切り離すことはできません。周囲との関係はすべてわたしの心に根ざしたものですから、自分の一部を奪われたら、わたしは少しずつ消えてしまうことになるでしょう」

自分の才能に気づくまで、羞恥心にひどく苦しめられていたベリル・ベナセラフではあるが、彼女もまた、ディスレクシアを手放すことはできないと話す。「もしわたしがディスレクシアでなかったら、他の分野に進んで何か重要なことができたかどうかはわかりません。わたしは配られた手札を使って、ベストを尽くしたのです」。さらに、他のディスレクシアの人やその親、教師にこうアドバイスする。「心がどんなふうに働くかを理解してほしい。失敗して当然のことをしたり、できないことをやろうとしたり、自分に合わないことを無理にしたりするのは不可能であることを」

ベナセラフやグライダーはもちろん、シドニーやスカイラー、エバンらにとっても、ディスレクシアと共生し、成功するための方策は、速く読むことでも、うまく周囲に溶け込むことでもない。自分が進む道を、自分の優れた部分を示すことができる道を見つけ出すことだ。私たちにもそれぞれのやり方でそれができる。そして、子供たちが自分のムラのある脳は可能性に満ちたすばらしいものであることに気づくよう、手を貸してやることもできるのだ。

第2章　注意力散漫

【一般的な診断名】ＡＤＤ（注意欠陥障害）、ＡＤＨＤ（注意欠陥・多動性障害）

「箱って何のことですか？」――スティーブン・スタンレー（古生物学者）

スティーブン・スタンレーは子供のころ、「頭はかなりいい」が、飛び抜けた才能はないと見なされていた[1]。スタンレーは注意力を保つのに苦労していた。授業中は時計を見ては、「授業の20パーセントは終わったぞ……やっと40パーセントになった……ベルが鳴るのが待ちきれないな……集中できないよ」などと考えていた。空想にふける子供にありがちな態度にも思えるが、大学生になっても問題は解決しなかった。「じっと座ったまま、講義に耳を傾けたり、ノートを取ったりするだけでへとへとになりました」

生まれつき向上心の強いスタンレーは、よい成績を取ることに並々ならぬ意欲を持っていたが、そのためには策を練らなければならなかった。ハイスクール時代に彼が取った方策は、他の生徒よりも長い時間をかけて宿題に取り組むことだった。毎晩5時間勉強して、なんとかB＋の成績を維持したが、周囲の（自分より賢いと思っていた）クラスメートは、いともたやすくAばかりの成績をとっているように思えた。「みじめでしたよ……他の連中が自分より努力していないのはわかっていましたから」。大学では、「優先順位をつけました。ある授業でAをとるために、別の授業ではCの成績で我慢しなければならなかった」。そのために、彼は極度の不安にさいなまれ、うつになりかけた。プリンストン大学には入学できたものの、まぐれで合格したと思い、ついていけないのではないかとすぐに心配になった。「大学の売店に行って、1学期分の教科書を揃えたときは、これを全部こなすのはとうてい無理だと思って、気が滅入りました。いつも心配ばかりしていました」

ようやく40代後半になって、スタンレーが子供のころから向き合ってきたさまざまな困難に名前がついた。当時彼はすでに受賞歴を持つ古生物学者になっており、その抜群に明晰な頭脳と、学問分野への貢献によって国際的に認められていた。それでも、あいかわらず集中するのは難しく、他の人には簡単なことも苦痛なほど困難に感じられることに悩まされていた。特に、勉強をなまけているうえに、反抗的だと見なされていた昔を思い出すと、あまりにも屈辱的で、怒りさえ湧いてくるほどだった。

「注意欠陥障害（ADD）」と診断されたことで、スタンレーの人生は一変した。ADDの人が集中するのを助ける薬剤「リタリン」が処方され、すぐに効果が出た。さらに効果的だったのは、専門家が彼の経験してきたことに理解を示したことだった。スタンレーを診察した医師は症状の深刻さに気づき、彼の数々の専門上の功績を引き合いに出して、「なぜこんなことを成し遂げられたのか、私にはわかりません」と言った。スタンレーが子供のころからずっと望んでいたことを言ってくれる人がついに現れたのだ。他の者より頭が悪いわけでも、できそこないでもないことを。それまでどれほどの成功を収めても、彼はそのことに対する不安を払いのけることができなかった。自分には間違いなく高い知性があり、特異な脳を持っているだけにすぎないことを知らされたとき、彼は泣き出しそうになった。

アメリカ疾病予防管理センターによると、２０１２年に、３歳から17歳までの子供のうち、注意欠陥障害（ＡＤＤ）の診断を受けた者は８パーセントにのぼるという。特に男子は11パーセントを超えている。この数字を見ると、ＡＤＤはアメリカの就学期の子供にもっとも多い障害と言ってもいいかもしれない[2]。診断名自体がまぎらわしい。かつてＡＤＤと注意欠陥・多動性障害（ＡＤＨＤ）は同じ意味で使われていたが、ＡＤＤの人には身体的な多動性はない。本書では、より一般的な表記であるＡＤＤを使い、そこにＡＤＤとＡＤＨＤの診断を受けた人をすべて含むことにする。

これほどありふれた障害であるにもかかわらず、注意欠陥障害の症状や、診断名が長期的に意味することについては、いまだに多くの誤解が存在する。この障害にもっともよく見られる特徴で、成人期まで長く尾を引くものとしては、衝動性と注意力散漫がある。前者は行動を自制できないという形で現れる。子供で言えば、一瞬の衝動に駆られて授業中に勝手に話しだしたり、暴れたりすることを意味する。叱られれば、そんなことをしてはいけないと理解できるのだが、その瞬間は自分を抑えることができない。注意力に問題を抱える子供は、典型的な空想家だと思われがちである。勉強に集中できず、話しかけても聞いていないように見えて、教師や親に注意されるタイプの子供だ。

ＡＤＤの子供については、多くの人がかなり明確なイメージを持っているが、そのほとんどは肯定的なものではない。「落ち着きがない」とか、「注意散漫」という言葉が即座に思い浮かぶはずだ。特に診断も治療も受けていない場合、ＡＤＤの子供に対して否定的な言葉が絶えずぶつけられることになる。特に教室内ではその傾向が強い。ＡＤＤの子供は秩序を乱す。しゃべってはいけないときにしゃべりだし、落ち着きがなく、授業の流れを妨げ、他の生徒を混乱させる。普通、子供たちの集団を勉強に集中させなければならない教師の苛立ちのほうに同情が集まりがちだ。だが、子供がそうした否定的な声を浴び続ければ、自尊心が傷つき、向学心を抑え込まれるといった憂慮すべき影響が出てくる。子供たちのほうは、つねにこう言われ続けているように感じてしまう。「ダメだ。お前のすることも、考えることも、感じていることも全部間違っている。やめろ、座れ、落ち着け、静かにしろ」

スティーブン・スタンレーが１９４１年ではなく、２０１５年に生まれていたら、もっと苦しまずにすんだだろう。現代の教師は行動面での問題を抱えた子供に対して、専門家の評価を受けるよう積極的にうながすようになっており、勉強に集中する力をうまくコントロールできない子供たちを罰したりはしない。にもかかわらず、ＡＤＤの症状は神経学的特異性によるものであり、素行の悪さではないということが信じられない人もまだ大勢いる。この診断に懐疑的な人のなかには、注意散漫や、じっと座っていられないのは、子供なら多かれ少なかれ持っている特徴だと主張する者もいる。この主張の裏には、ＡＤＤに対する重大な誤解が潜んでいる。注意欠陥障害があっても、ある程度は注意力のコントロールができるとか、大人になれば障害はなくなるといった考え方だ。

私たちはだれしも、時には大事なこと（考え事をしたり、プロジェクトを仕上げたり、鍵の置き場所や宿題の中身を忘れないでいたりすること）に注意を持続するのが難しい場合がある。だが、ＡＤＤの子供や成人は生理的に、そうでない人と同じようには集中力をコントロールできない。臨床的にも、ベル形曲線の中央に位置する平均的な人にくらべると、注意散漫で、衝動的だと診断される。「人の言うことをよく聞け」と注意しても、ＡＤＤの人にはどうしようもない。ＡＤＤ研究の第一人者で、精神科医で作家でもあるエドワード・Ｍ・ハロウェルは、自著『へんてこな贈り物――誤解されやすいあなたに―注意欠陥・多動性障害とのつきあい方』（邦訳：司馬理英子訳、インターメディカル、１９９８）の最新版でこう述べている。「ＡＤＤの人に『もっと努力したら』と言うのは、近視の人に『もっと目をこらして』と言うのと同じぐらい無益なことだ。生物学的な論点を理解していない」［3］

別の意味で、ＡＤＤの子供や成人に正確な診断を下す妨げとなるもののひとつに、ＡＤＤの人は当然集中などできるはずがないとする、よく見られる思い込みがある。そのせいで、（波はあるにしても）場合によってはすばらしい集中力を発揮する人や、そういう子供を持つ親は、まさかＡＤＤと診断されるとは思っていない場合が多い。ところがＡＤＤの人でも、心から興味を持ったことにはびっくりするほどの集中力を発揮する。もしＡＤＤの人に、まったく興味のない人物の分厚い伝記を同じくらい集中して読むように命じれば、その人の注意は野放しになってさまよい始めるだろう。だからといって、それをＡＤＤの人がわがままで自制心に欠ける証拠と見なすことはできない。

チャイルド・マインド・インスティテュートの上級科学研究員であるマイケル・P・ミルハムによれば、それは彼らが生理的に衝動を抑制できないために起きることであり、彼が「遅延嫌悪」と呼ぶものの特徴が顕著に表れた例だという[4]。だれでも請求書の支払いや勉強といった単調で退屈なことより、楽しいことに時間を使うほうを好むものだが、ADDの人はもともと退屈なことに集中するのが不得意である。神経画像検査が明らかにしたのは、「報酬」を得るのがずっと先になると、ADDの人の脳内の報酬系回路への刺激が小さくなることだ[5]。そのために、ADDの子供でも、科学のテスト勉強をすれば数か月後には通知表によい成績がつくことが頭ではわかっていても、とびきり楽しいビデオゲームとすぐに得られる報酬が目の前にあれば、その誘惑を退けるのは難しい。行動療法やマンツーマンのコーチングなど、しっかりした訓練と介入がなければ、ADDの子供はもともと魅力的なものに飛びつく衝動を抑えることができないのだ。

臨床医のあいだでは、ADDを「実行機能障害」に改称しようという動きがある。ADDを、「手に負えない」子供の主観的観察ではなく、生物学的観点から捉えるのであれば、この名称変更はきわめて理にかなっている。ADD、もしくは実行機能障害の人の脳は、課題や目標を実行する部位と、特に定まった目標も持たずにアイデアをじっくり考えたり、自分の心のなかを観察したりする部位とのあいだの情報伝達が標準から外れている。スティーブン・スタンレーが学校時代に苦しんだように、ある瞬間、人の話に耳を傾けたり、勉強を続けたりするのが困難になる原因は、まさにその伝達の不具合にある。

複数の仕事をこなしているときのADDの人とそうでない人の違いは、機能的磁気共鳴画像（f

ＭＲＩ）と、脳波検査（ＥＥＧ）で調べることができる［6］。実行機能を、電流（集中力）の流れをコントロールする脳内のスイッチだと考えるとわかりやすい。いわゆる普通の脳を持つ人のスイッチがしっかりしており、すぐに反応する。おおむねその人が意図した場所へと電流は向かい、指示があればスイッチは切れる。だが、ＡＤＤの人のスイッチはゆるく、ぐらついており、あちこち予期せぬ方向に電気が流れだす［7］。

このぐらつきこそ、ＡＤＤの人が感じる大きな苦痛の元凶なのだ。スティーブン・スタンレーが経験したような不安と自尊心の問題とＡＤＤとのあいだには、強い相関関係が見られる［8］。ＡＤＤの男性の40パーセント以上、女性の50パーセント以上がさまざまな不安障害を抱えている。不安障害はＡＤＤの子供の約３分の１にも見られる。こうした不安が、集中力をコントロールできないことで、自分では気づかないうちに生じる非常に大きなストレスと深く関係しているのは容易に想像できるが、ＡＤＤと不安には直接の因果関係があるのではなく、ＡＤＤの脳の機能が不安を生み出しているとする見方もある。ＡＤＤの脳をアンテナに見立てれば、非常に敏感ではあるが、どこを向くか予測したりコントロールしたりすることがつねにできるとはかぎらない機器ということになる。不快感やストレス要因の電波が送られてきても、スイッチをオフにして締め出すことができなければ、どんなことが起きるか想像してみてほしい。

とはいえ、他の種類の脳の特異性と同じく、ＡＤＤの物語は全編困難な出来事ばかり起きるわけでない。それはまた、傑出した能力（スティーブン・スタンレーが自分のフィールドで革命的な発見をするのを可能にした能力）についての物語でもある。今、胸が躍るほど多くの研究によって、制御の利かない注意の揺れ（それとともに湧いてくる自由な発想）が、ＡＤＤの人の多くが示す非凡な斬新さと、創造性の鍵にもなっていることが明らかにされつつある。ＡＤＤの脳の機能異常がなかったら、数えきれないほどの人類の偉業を生み出した空想の飛躍もなかったのだ。

ＡＤＤとはどのようなものか

子供の多動性という言葉が初めて医療文献に登場したのは19世紀のことだ[9]。20世紀になると、医師たちは多動性の症状に対して、薬物治療を試みるようになった。１９３７年に内科医のチャールズ・ブラッドリーが中枢神経刺激剤を投与することで、現代であればＡＤＤと診断される子供たちの行動、注意力、学業成績が改善することを偶然発見した。

１９８０年にアメリカ精神医学会のＤＳＭ－Ⅲによって、初めて「注意欠陥障害」と命名された。しかし、エドワード・ハロウェルが『へんてこな贈り物』で述べているように、同書が最初に出版された１９９４年でさえ、「ＡＤＤという言葉を聞いたことのある人はほとんどいなかった……ＡＤＤのことを知っているごくわずかの人でさえ、その意味するところをきちんと理解していない。教室の秩序を乱し、家庭生活を滅茶苦茶にする活発な男の子という、ステレオタイプのイメージしかなかった。そうした症状は子供だけのもので、ほとんどは男の子に現れると考えられていた。成長するに従い、子供はＡＤＤを『卒業する』ので、大人に症状は見られないとされた。ＡＤＤの症状は大人になっても残る場合があり、男の子だけでなく女の子もＡＤＤになることを知っているのは、ごく一部の医師だけだった」[10]

現在では、ＡＤＤの脳には神経学的特異性があり、それは視覚的に確認できるものだと知られている。一部の医師のあいだでは意見が分かれるものの、２０１３年には、ＡＤＤの診断材料に脳波検査を使うことをアメリカ食品医薬品局（ＦＤＡ）が認可した[11]。コロンビア大学の研究チームは、ＡＤＤの子供とそうでない子供の脳のＭＲＩ画像の比較研究を行い、ＡＤＤの子供の脳では意思決定にかかわる部位（前頭前皮質）と、衝動を抑制する部位（尾状核）とのあいだの連携が弱いことが明らかになった[12]。

意思決定と衝動の抑制をつかさどる脳の部位間の緊張と調節不全がＡＤＤの中心的問題で、ＡＤＤの人の経験に大きくかかわってくる。ミルハムは、ＡＤＤの子供の脳内ネットワークの相互作用についての研究を精力的に行っている。過去数十年にわたり、神経画像研究では背側および腹側注意ネットワーク（目標を意識する脳の部位）が注目を集めてきたが、近年、あまり目立たないもうひとつの「デフォルト・ネットワーク」の解明が進んでいる。これは、脳のなかでも安静時に活発化する部位で、ＡＤＤに特徴的な行為に直接かかわるものだ。その行為とは空想癖であり、ミルハム博士はこれを「自発的認知」と呼んでいる。博士らの研究によって、ＡＤＤの発症がこれらふたつのネットワークの調節異常の結果であり、そのメカニズムが少しずつわかってきた。

実用的観点から見ると、刺激を求めるＡＤＤの特性にも有意義な点が認められる。ノースウェスタン大学のダリア・Ｌ・ザベリナ、デビッド・コンドン、マーク・ビーマンらは、フロンティアズ・イン・サイコロジー誌に発表した論文のなかで、衝動性には創造性につながる利点が間違いなくあることを報告している[13]。さらにこの研究によれば、衝動制御の弱い人は、考えているだけでは我慢できず、創作意欲のままに行動する傾向が強いという。チャイルド・ニューロサイコロジー誌に掲載された、ドイツのルール大学の研究では、ＡＤＤの子供は「抑制作用」の克服に高い能力を発揮することがわかった[14]。これは言い方を変えれば「型にはまらない」思考を指すものであり、なぜＡＤＤの人が驚くほどの独創性を示すことが多いのかを説明している。

１９９５年の「ＡＤＨＤと創造性の共存」という研究では、ジョージア大学のボニー・クラモンドが、創造的と評価されるＡＤＤやＡＤＨＤの人々の科学的データを比較している[15]。この研究によって、外へ向かう気質とともに、脳の構造内の強い相関関係も発見した。ＡＤＤの人もＡＤＨＤの人も、反復作業をひどく退屈で不快なものに感じ、新しい作業に興味を持つ度合いが平均以上に高かった。また、決められたルールに従うより、自分のやり方でできることに強く反応した。

のちのＡＤＤと創造性の研究の多くがこの発見を裏づけている。メンフィス大学の研究者、ホリー・ホワイトは、ＡＤＤの大人とそうでない人の創造性のテストを行い、ＡＤＤの人には高度な創造的思考が見られたのに対して、ＡＤＤではない人は「問題の解明とアイデア開発」に優れていることを発見した[16]。チームとしての取り組みが評価される学校や職場においては、ＡＤＤの人はそうでない人とうまく協調することができ、両者が力を合わせれば、どちらか一方だけの場合よりはるかによい結果が得られることになる。

ＡＤＤとともに生きるということ

ひと口にＡＤＤと診断された子供や成人と言っても症状は多種多様だが、そこにはひとつ共通するものがある。実行機能の不規則性だ。これはＡＤＤと診断された人の経験を知れば、すぐに思いあたるおなじみのものである。チャイルド・マインド・インスティテュートの神経心理学者、マイケル・ローゼンタールはこう言っている。「この障害の特徴のひとつは、注意力を加減するのが難しい点です。それがよいか悪いかという話ではなく、ただそうなっており、よいことにも、悪いことにも使えるのです。脳の一部、つまり前頭葉がうまく働かないことで、ＡＤＨＤの人の報酬系回路がほんの少しおかしくなっています。そのために、何かに興味を持って、それが十分な報酬を与えてくれる場合は、他のことに目が行かなくなるのです」[17]

チャイルド・マインド・インスティテュートの別の神経心理学者、ドミニク・オチェロはＡＤＤの不安定な注意力を懐中電灯にたとえる。「光が強くもなり、弱くもなる。幅広く照らすこともあれば、狭いところしか照らさないこともある。こちらに当たれば、次にはあちらへ、といった具合です」[18]。ＡＤＤでない人は「自分の手で懐中電灯（＝実行機能）を操作して、そうしたことを全部、調節します」。ＡＤＤの人がそれをやると、実行機能である手が操作を誤り、光が当たるべき場所に当たらないのだ。特に規則で縛られ、スケジュール管理された通常学級では、教室の人数も多くなり、こうした注意力の不規則性を抑えることがさらに難しくなる。

ADDを抱えて生きることの難しさ

アインシュタインのよく知られた言葉に次のようなものがある。「相対性理論の正しさが証明されれば、ドイツは私をドイツ人だと主張し、フランスは『世界市民』と呼ぶだろう。もし理論に誤りがあることがわかれば、フランスは私をドイツ人だといい、ドイツはユダヤ人だと申し立てるだろう」[19]

はたして相対性理論は成功を収め、数多くの集団（そのなかにはADDを抱える人と、その治療に当たる医師たちも含まれる）が、彼を自分たちの仲間だと主張している。それを聞いても、きっとアインシュタインは驚かないだろうが。アインシュタインの超一流の知性については具体的証拠が揃っているが、彼がADDであったことをうかがわせるものは、事例証拠と本人が語ったことしかない。そのため、彼の気の短さと、細かいことに気がまわらない気質が、これまでADDの子供や成人の脳に見てきた調節不全に由来するものかどうかは、科学的には立証できない。だが、彼の伝記には注意力の問題（特に学校という厳しい環境で生じた問題）とその才能との関連を示す数々のエピソードが紹介されている。

子供のころにトランプで14階建ての家を作ってみせたアインシュタインは、12歳になるころには心底数学に打ち込んでいた。ある年の夏休みいっぱいを費やして、全学年の数学のカリキュラムにこつこつ取り組み、また哲学にも没頭した。彼はのちに、このむさぼるような読書体験を「常軌を逸した自由思考」だったと述べている。ADDの人であれば（もしくはADDの人を知っていたり、治療したり、教えたりする人ならだれでも）おなじみのことだが、アインシュタインは何かに興味を持つと完璧な没入状態になるが、関心がないものにはどうしても集中できなかった。ミュンヘンにあるルイトポルト・ギムナジウムのギリシャ語教師は、アインシュタインはたいした人物にはなれないだろうとクラス全員の前で宣言した。のちにアインシュタインの妹は、兄は子供のころ、知能の遅れを疑われていたと回想している。

学校を毛ぎらいしていたアインシュタインだが、暗記中心のドイツの教育方式には我慢ならなかった。彼は丸暗記など無意味だと思っており、後年自宅の電話番号すら覚えようとしなかった（彼に言わせれば、調べればすむものを暗記するのはまったく意味がないそうだ）。アインシュタインは嫌悪感を胸に秘めておけなかったので、学校当局に疎んじられ、17歳で退学を言い渡される。彼は喜々としてそれに従った。父親の仕事の関係でスイスにいた家族のもとに戻り、その地で一流とは言い難い大学の入学試験を受けた。数学と科学こそ抜群の成績だったが、それ以外のほぼすべての科目はまったくふるわず、彼は中等教育をやり直すことになった。それでもドイツの教師にくらべてスイスの教師たちは寛容で、なかには彼の自由な発想を評価する者もいた。ある教師は地質学の実地見学でアインシュタインにこう問いかけた。「さてアインシュタイン。地層はここからどちらに向かっているかね。下から上か、あるいはその逆か」。アインシュタインの答えは、こうだった。「私にはどちらも同じことです」[20]

大学に入るためには、全教科で優れた成績を収めることを要求される現代の私たちからすると、つまらないと思う科目にはまったくやる気を示さなかったアインシュタインの態度には驚くほかない。彼は実用的で世俗的な科目には興味を示さず、見向きもしなかった。父親は彼に工学を修めることを望んでいたが、アインシュタインはそれに従わず、論理物理学という抽象的な学問を選んだ。彼は建物に照明を取り付けることには心躍らせなかったが、電磁気学の本質的特性には魅了された。「はじめに」でも述べたように、言うまでもなくアインシュタインは正真正銘の天才であり、当然ながら例外的な存在だ。それでも、彼の伝記のいくつかの部分は、同じような注意力の不規則性と浮き沈みの激しい学業成績に悪戦苦闘する多くの子供とその親には大いに参考になるはずだ。読むことが、とりわけＡＤＤの子供には苦痛の種になることが多い。勉強のために膨大な量のリーディングをこなそうと、１文、１段落、１ページと読んだところで、目は言葉を追っていても、脳がまったくついてきていないことに気づく。

研究者によっては、ＡＤＤの子供の40パーセントにはディスレクシアの症状が見られると指摘する者もいるが、そうなると事態はさらに困難なものになる[21]。退屈で興味を持てない教科のリーディングがどんなものかを語るＡＤＤの生徒の話には、ディスレクシアの場合と共通する部分が少なくない。たいていは、関心のないことについて読んでいると、いつのまにか心がさまよいだし、言葉がページの上で泳ぎだすのだと訴える。しかし、ディスレクシアではないＡＤＤの人の問題は言語の処理ではなく、ただ単に集中ができないところにある。文章の内容に惹かれれば、集中するのは容易になり、注意力はレーザー光線並みに変わるのだ。

幼いころＡＤＤと診断された、ハンサムで思慮深い16歳のイーサンは、マンハッタンでいちばん競争の激しい公立のハイスクールに通っている[22]。並々ならぬ意欲と決意に満ちあふれる彼でも、

「宿題に時間を取られています。だれだってだらけてしまうことはあるけど、僕の場合はそんな程度ではすまない。特に数学には時間がかかる。計算していると、脳が固まっちゃうんです。まるで（頭の一部が）機能してないみたいに」。そんなときは、自分の心が知らず知らず、さまよいだしているとイーサンは感じる。多くの場合、「何か別のことを解決しようとしているんです。頭はそのことでいっぱいなんだけど、僕にはそれが何なのかわからないんだ」

集中力の問題と関連するものとして、計画を立てることに伴う困難がある。ADDの人のほとんどは、脳の前頭前皮質にあってプランニングを担当する実行機能に問題を抱えている。実行機能が弱いために、作業の完了までに要する時間や手順を予測したり、並行していくつかのことをこなしたりするのが困難になる。ADDの人をばかにする表現には事欠かない。気が散る、忘れっぽい、ボーっとしている、等々。イーサンは、「いつも何かにつけ、予定に遅れているような気がしてならないんです」と話す。注意力と立案の問題は、ADDの人の経験に付き物と言っていい。それを軽減することはできても、その人の神経学的構造の一部であることはつね変わらない。

ADDの人が直面する困難は、学習にまつわるものだけではない。むしろいちばん苦労するのは、感情面の問題である。10代の後半になるまで、子供には学校での体験が大きな意味を持つので、たとえば勉強量をこなせるかどうかといった学習面の問題と、ADDや他の脳の特異性を持つ子供によく見られる感情的ストレスを区分けするのは容易ではない。ADDの子供や成人が不安を抱えやすいのは、脳の特異性のためにADDと不安が同時に生まれるからなのか、それともADDのせいで遅れをとっていると感じて不安になるからなのか、簡単には判定できない。不安が原因で注意散漫になることがあるのは、子供の頭が心配事で満たされてしまうからだ。とはいえ、不安をなくす治療を受けても、注意散漫の傾向がなくなることはない。不安とＡＤＤが共存している子供は、ＡＤＤだけの子供とくらべると注意散漫なことが多いが、衝動性は低い。あえてリスクを取る傾向のあるＡＤＤと、衝動を抑制できないことのあいだには強い関連性があるのだ。そう考えれば、前に述べたように、ＡＤＤを実行機能障害として捉える見方に納得がいくはずだ。

ＡＤＤの人の脳を教室に置き換えてイメージしてみてほしい。教室には、できれば子供たちの日を一身に集める教師がいるべきだ。ところがＡＤＤの人の脳のなかでは、そういう権威ある人物の力が弱く、また一貫していないために、子供たちは好き放題やっている。ＡＤＤの子供は授業に集中することだけでなく、じっと座っていることや、よく考えてからしゃべることができない場合がある。どんな教室にいても、始終やかましく騒がないではいられない。知的な刺激を求めてはいても、何か夢中になるものがないと落ち着きをなくし、無茶なこともする。アインシュタインは幼いころ、気性の激しさでよく知られていた。アインシュタインが怒ると顔は黄変し、鼻先から血の気が失せたと、妹のマヤが書き残している。あるときなど、彼は妹にボーリングのボールを投げつけた。くわで殴ったこともある[23]。標的となったのは妹だけではない。家庭教師に椅子を投げつけたこともあったという[24]。

ＡＤＤの子供全員が身体的・行動的な衝動抑制に問題を抱えているわけではないが、決してめずらしいことでもない。イーサンは年齢の割に背が高く、16歳という実年齢より大人びて見える。彼の実年齢を見誤って、もっと分別があってしかるべきだと思う教師や大人が、彼に対して苛立ちを暮らせることも少なくない。イーサンが10歳のとき、すでに見かけは14歳ぐらいだったが、父親に言わせると、彼の内面は「実年齢以下でした。彼には衝動を濾過するフィルターが欠けていたのです」。対人関係では、子供と大人のどちらに対しても、不適切な態度を取ることがたびたびあった[25]。たとえば、よく子供らしからぬ態度で、知らない大人と会話をしていた。大人たちはイーサンの頭のよさに感心したものの、彼の無遠慮さと自制心の欠如にたじろぐことも多かった、と父親は言う。そんなときも、彼はイーサンを制止せずに、そばで「観察」していた。

学校では、イーサンは遠慮会釈なく感情をあらわにした。机の下にもぐったり、かんしゃくを起こしたりしては、授業の邪魔をした。イーサンを専門家に診せると、アスペルガー症候群とADDを併発していると診断された。そこで父親のノアは、息子を行動面で問題を抱える子供のための特別学校に入れることにした。ひどいストレスには悩まされたものの、イーサンはその学校で受けた集中的サポートに助けられた。

8年生になるころには、イーサンは勉強の面で物足りなさを感じるようになった。分別が実年齢に追いつくと、彼はもっと学習レベルの高い、通常のハイスクールに転校してもやっていける自信を持った。彼は徐々に、「自分のことがよくわかるようになって、以前より静かにしていられるようにもなった」と自覚するまでになった。父親が見ても、子供には似つかわしくないと思えたことが、今は違和感がなくなっていた。たとえば、幼いころのこましゃくれた物言いが、流暢な話しぶりに進化したことなどである。治療とコーチングの相乗効果があれば、社会的不適応と衝動抑制の欠陥に悩んでいたADDの子供も、年齢と成長の鎮静効果のおかげで、そうした特徴が表面化する機会が時とともに自然に減っていくことに気づくのだ。そのうえ、自分の成長とともに周囲の子供たちもまた成長するので、友達の完璧なクローンでいる必要はないばかりか、それが決して望ましいことではないと知って、大いに安心することにもなる。

成長による鎮静効果があったとしても、言葉と行動の抑制が利かないという特徴や傾向が消えてしまうわけではない。それはいつまでも、その人の気質の構造の一部として残っている。イーサンは、同じ年ごろの若者とあまりうまく付き合えないのだが、これは脳の特異性を持つ子供にはよくあることだ。イーサンのような子供は、大人とのほうがうまくいきやすい。大人なら、奇行や型破りの考え方に対して、表向き寛容になれるからだ。

スティーブン・スタンレーは、言葉のフィルターが欠けていることにずっと苦労してきた。子供のころよく無神経なことを口走っては、母親に叱られていた。15歳になっても、無遠慮な発言を母親に注意された。「スティーブ、これはずっと前にふたりで話し合って解決したことじゃない。口を開くまえに、よく考えなさい」と何度、母親が彼に言ったことか。大人になった彼はまえより人の話に耳を傾けるよう心がけているが、思ったことをすぐに言ってしまうくせは自分を形作る一要素であり、活発で衝動的な心の産物でもあると思っている。「考えがすぐに飛び出してしまうんです。相手がしゃべっているときは邪魔しないことを学ぶ必要がありました。仕事を通じて、自分を抑えることを学びました。何か言いかけても、だれかがまだしゃべっていることに気づくと、発言は控えます」

自らもディスレクシアとＡＤＤと診断された、『へんてこな贈り物』の著者、エドワード・ハロウェルは、ADDとは要するに、衝動や感情を抑えきれない「脱抑制」の障害なのだと指摘する。簡単に言えば、ADDの脳は束縛されていないということだ。社会的交流など一定のルールがある場面でも、この「締まりのなさ」がADDの人に影響を与えている。ハロウェルは、かつては深く考えずに言葉を口にする自分のくせを、「変だと思っていました。それから、気づいたのです。そうだ、たしかに変わっているかもしれないけど、何も悪いことじゃない。つねにお行儀よくしてないからといって、悪い人間であるとは言えないじゃないかと」

ハロウェルは、妻のスーと訪れたあるパーティーで、スーの友人の女性芸術家に会ったときのことをよく覚えている。「その芸術家はとても魅力的な女性でした。彼女が、『あの奥にいる青いドレスの女性がわたしの妹です』と言ったので、そちらを見た途端、私は口をすべらせました。『あなたはこんなに美しいのに、妹さんは不器量ですね』と。ぴんと緊張が張り詰めて、妻は私をにらみつけ、芸術家は黙り込んだ。でもやがて、笑い声が弾けました。『ずいぶん正直な方ですね。気に入りましたわ』と芸術家が言った。『ありがとうございます。でも、そんなつもりで言ったんじゃないんです』と私が答えると、彼女は、『もちろんそうでしょうね。でも、そう言われたのは初めてじゃないのよ。いつも妹と笑い話にしているんです』。穴があったら入りたいと思った。彼女の妹を侮辱するつもりはなかったから。これが脱抑制の難しいところです。そのつもりがなくても、他人の感情を害してしまうんだ」。さらに、彼はこんな例も付け加えた。「これまで、何人の女性に初めてのデートで結婚を申し込んだかわかりません。幸い、相手は私より節度がありましたがね」〔26〕

ハロウェルはつねに他人を傷つけないよう努めているが、それでも傷つけてしまったときは恥ずかしくて、きまりの悪い思いをすると教えてくれた。これは、彼の言うところの、「レーシングカーの脳と、自転車のブレーキ」を持つことの代償と言える。ADDと共生し、同時に潜在能力を最大限引き出せるようになるためには、脳の能力をフル稼働させるだけでなく、自制心を高めていく必要がある。

ADDへの「対応策」を準備する

ADDはじめ脳の特異性を持つ人ならだれでも、特異な神経学的構造から生じる困難を軽減しながら、持ち前のすばらしい創造的才能を発揮する方法を習得できる。ハロウェルは、ADDの特性をめぐる議論全体をもう一度構築し直すことを目指しており、「我々はすべてを病理学の領域に押し込めてしまっている」と説明する。そうする代わりに、彼は強みに目を注ぐ考え方を提唱している。「ADDは、包みを開けるのにとても苦労する贈り物のようなものなのです。もっとはっきりと言えば、それは才能なんです」。レーシングカーのたとえをさらに進化させて、彼は次のように述べる。「ブレーキのないフェラーリは危険ですが、ブレーキさえあればレースで優勝できます。ブレーキを強化すれば、可能性は無限大に広がるのです」。ADDの人にも、自分の力を制御することは可能なのだ。「ナイアガラの滝のようなものです。水力発電所ができるまでは、すさまじい轟音と水しぶきだけのものでした。発電所を作れば、ニューヨーク州に灯りをともすことができるのです」

脳の特異性を持つ人に共通する、もっとも効果的な対応策のひとつは、自分をよく知ることである。自分の弱点と強みを把握すれば、自分の身を助けるよい選択をしやすくなるだけでなく、苦手な分野を補ってくれる人の協力を得やすくなる。子供がＡＤＤである場合は、周囲の大人が責任を持ってその役割を引き受ける必要がある。学校の問題では、子供の気持ちを進んで代弁する親が不可欠だ。大人なら、職場や私生活で助けてくれる人を自分で積極的に探すことができるからだ。

子供であれ大人であれ、当人の年齢に合ったやり方で行えば、戦略的パートナーシップは有効である。学校では、創造的だがじっとしていられないＡＤＤの子供と、落ち着いた性格の子供をペアにすることも考えられる。職場では、ＡＤＤ傾向のある人の強みと、その人に欠けている強みを持った人とを組み合わせることで、大きな可能性が生まれる、とハロウェルは指摘する。生まれつき衝動的な人は、「仕事でミスをしがちです。だから、きちょうめんな性格で、あらゆる可能性を考慮できる人と一緒に仕事をすべきです。相手を好きになれないこともあるかもしれないが、そうすることが必要なのです。多幸症の人が、アイデアを広げる手段を提供してくれる人と組めば、文句なしのペアになるでしょう」

ゲートウェイ・スクールズの前校長で、現在はロバート・ルイス・スティーブンソン・スクールの校長を務め、「Understood.org」の創始者でもあるロバート・カニンガムは、脳の特異性を持つ子供たちの教育については、長年にわたってすばらしい実績をあげている[27]。彼がとりわけ強調するのは、献身的な親は子供の弱みだけでなく、強みも十分に把握しているという点だ。

「優れた親は子供の身に起きていることを理解しており、子供の障害以外の部分にも注目すべきだとわかっています。そこからもう少し踏み込んで、じっくりとその子の強みを探り、それをうまく教師に伝えられれば、そこに対話が生まれます。そうなれば、教師たちも学校の学習計画のなかで、その子が輝ける場を探そうとするはずです。学習面での問題を抱えていたり、脳に特異性があったりする子供たちがすべて特別学校に通っているわけではないし、そんな必要もありません。通常学校に通っている場合でも、『子供の適性を特定することを使命とする』親は、子供たちが才能を開花する場を切り開く教師の手助けができます」

そのためには、親が家庭と学校の両方で尽力することが不可欠だ。親の目はどうしても子供ができないことのほうに注がれがちだが、カニンガムに言わせれば、子供が何を得意にしているか見極めるために、親は「子供と一緒に、子供がいちばん苦手にしていること以外のことをする時間」を持つべきだという。彼は同じことを教師にも勧めている。「始終、先生たちには言っています。嫌いなことばかりやらされていても、子供の心に生涯続く向学心が芽生えるだろうか、と」。カニンガムが同じアドバイスを親たちにしているのは、学校とはそもそも、少数より多数のニーズを優先するようになっているからだ。中間層からも落ちこぼれる成績の子供が、彼らにしかない特別な才能や能力を見つけるように励まされる環境を作るためには親の支援が必要だ。

イーサンには非常に有利な点がふたつある。彼自身がやる気にあふれていることと、きわめて献身的な父親にサポートされていることだ。イーサンは、彼にとって意味のある科目に打ち込むことに慰めを見いだし、そういう科目であれば、苦もなく没頭できた。その一方で、退屈としか思えない科目では、意識して興味を持てそうな面を探したり、自分が関心を持っている分野との関係から、その科目を眺めたりするようにしている。イーサンの父親はこう語る。「テクノロジーでも、映画制作でも、絵画や創作でも何でも、好きなように自分を表現するよう息子にアドバイスしています。私は同時に、外部からのサポートをできるだけかき集めてくることで、彼を後押ししています」

よい面に目を注げ、というカニンガムの教えを、イーサンの父親は見事に実践している。それに加え、イーサンのために適切な追加支援を探し出そうとする父親の決意が、大きな変化を生み出している。ハロウェルはこう指摘する。「じつはＡＤＤの本当の障害は、羞恥心と不安と、自分は無力だという思い込みなのです。この3つが人を無力にしてしまうのです。そうしたもの（欠陥）を転じてすばらしい資質に変えてしまう人も少なくないのですが、できないと信じ込んでいるあいだは、いつまでたってもできません。手遅れにならないよう、私はまず子供のすべてを認め、ＡＤＤであることに肯定的な気持ちを抱かせるようにして、ブレーキを手に入れるためには、コーチや指導者を受け入れることを、苦手なことをするときには彼らが手助けをしてくれることを教えています」

支援者を見つけ出すこと、その支援を受け入れること、そして自分の強みと弱みを利用すること。この3つの組み合わせが、ＡＤＤと共生していくために必要な対応策を考案するうえで重要となる。ハロウェルはこれを、詩を作るときの韻律の制約にたとえる。「まずは作品の構造を見つけて、それを味方につけるのです。その構造を自分のものにすれば、美を作り出すことができます」

ハロウェルはまた、学校に通う以上、苦手なことにも取り組まなければならないという現実を受ければならない（苦手な科目を）避けて通ることを許さないのが肝心です。苦手なことを敬遠していると、将来の選択肢が限定されてしまうからです」。どこまで歯をくいしばってやれるかが、のちに成功できるかどうかを左右する重要な要因になる。ハロウェルは次のように述べる。「苦労にも、よい苦労と悪い苦労があります。よい苦労とは、何かに真剣に取り組むことであり、悪い苦労とは、屈辱、気分の落ち込み、孤立です。一般には、優れた成果は苦労と正比例すると考えられています。ですが、優れた成果はよい苦労に正比例するのであって、悪い苦労には反比例するのです」

ハロウェルと表現こそ違うが、イーサンは懸命に努力するなかで、確実に「よい苦労」のスキルを身につけている。学び方の特異性を持つ生徒を集めた特別学校に数年間在籍したあと、彼は通常のハイスクールに進学することを決意した。わずか13歳で、しかもまったく自分ひとりで勉強し、ニューヨーク市の専門高等学校を受験した彼は、高い点数を取って市内でもトップクラスの学校に入ることができた。そこまで猛勉強できたのも、持ち前の向上心のおかげだった。行動面の問題について大いに助けてくれた特別学校には感謝しつつも、イーサンはこう言う。「大学側に『きみは特別学校なのか。それはいいね。さようなら』って言われるんじゃないかと心配だった。それに、学習内容にも満足していなかった。（特別学校では）どちらかというと行動面が重視されるからです。それで、受験の準備が不足するんじゃないかと心配していました。将来への不安と、もっと何かやってみたいという気持ちから、特別学校を飛び出すことを決意したんです」

イーサンは競争の激しいハイスクールに入学したあと、あえて一番苦手な科目だった数学を専攻することにした。自分自身を成長させたかったのだ。自分にとって意味のある科目に打ち込むことを心のよりどころにしているのだ、と彼は言う。父親の話では、イーサンは興味を持てない科目でもおもしろい切り口を見つけ出せるのだそうだ。「イーサンは大変難しいこともやってのけます。コンピュータを作りたいと言ったので、私はそれはいいと言ってやりました。あの子の16歳の誕生日に、みんなでお金を出しあって、パーツをプレゼントしました。彼はそれを使ってコンピュータを組み立て、自分のｉＰａｄにリモート接続を組み込んだんです。これで（どんな宿題が出ても）なくすことがなくなりました。（彼に水を向ければ）そのことについてひたすらしゃべり続けますよ。テクノロジーと問題解決に夢中なんです」

「弱点を強みに変える」という発想は特に目新しいものではないが、イーサンはその一歩先を行っているようだ。自分の強み（彼の場合はコンピュータに関する抜群の能力とこだわり）を利用して、彼の抱える最大の問題のひとつを解決する方法を思いついたのだ。父親も言うように、「息子は自分のこだわりをねばり強さへ変換したのです」

ねばり強さや決意といった目に見えない性格や、親、教師、指導者、同僚からのサポート以外にも、ＡＤＤの症状に対する具体的な手だてはある。まず挙げられるのは、学校の標準テストの時間延長を認めることだ。第1章でも述べたように、これについては教師や医師のあいだで賛否両論がある。実社会ではそんな余分な時間は与えられないのだから、時間を延長してもその場しのぎの措置でしかないと考える者もいる。ロバート・カニンガムは、問題はＡＤＤの人に時間延長を認めるべきかどうかではなく、なぜ私たち全員が必要なだけの時間を与えられないのかという点だと主張する。「時間制限について教育上の議論をしても意味がないと思うのです。ＡＤＤの外科医は大勢います。書類仕事はうまくできないかもしれないが、手術室ではずば抜けた集中力を発揮しています」

「速いか遅いかが過大に評価されているように思えます。本当に知りたいのは、どれだけ知識を身につけているかということなのに。時間制限を人為的に設けることは、管理上の都合にすぎません」。さらに、それによって測られるのは「『速くこなす』という限られた能力です。だが普通、スピードが上がると、そのぶん『深み』が失われる。スピードを求める私たちの文化は、『深み』を大量に犠牲にしているのです」

さらに意見が分かれるのが、ADDの子供や成人に投薬治療を行うべきかどうかだ。行動療法だけで治療可能な軽度のADDの子供に、アデラルやリタリンなどの強い薬が過剰投与される心配もあるから、賛否両論があるのはいたしかたない。一方、コーチングには短期効果があるだけでなく、ADDの子供や大人の行動を長期的に変化させる力がある。薬の効果はいずれ消えるが、コーチングによってプランを立てたり、タイマーをセットしたりといった有用なスキルが身につくし、不安や短気、フラストレーションに対処する伝統的な対話療法も併用すれば、薬を使わなくても一部のADDの症状は軽減できる。行動療法特有の利点としては、脳の優れた可塑性にも助けられ、新しく覚えた行動が永続的なスキルとして定着することが挙げられる。

薬を処方するかどうかは、医師と相談しながら慎重に決めるべきであるが、投薬治療が必要な状況になって、薬の助けを借りているからといって、恥ずかしく思う必要などない。多動性が顕著な子供に対しては、身体を鎮静化させ、集中力を高めて学習に取り組めるようになるので、薬物治療はとても効果的だ。それでも薬の処方と並行して、他の療法やADD用のコーチングも受けたほうがいい。どんな薬でも、それだけでは人より頭が悪いと思い込んで何年も苦しんだ末、ボロボロになったADDの子供や大人の自尊心をケアすることはできない。またADDの子供が成長して、社会や職場でうまくやっていくためにどう振る舞えばよいかを、薬は教えてくれない。

イーサンはリタリンを服用しているが、自分に薬が必要になる時期と理由について、興味深いことを発見した。夏のインターンシップで、多忙なプロジェクトに配属されたイーサンは、自分が朝9時から夕方5時までほとんど休みなしに働くことができ、薬を飲まなくても大丈夫であることに気づいた。ところが、「学校で薬を飲まなかったら、僕はダメ人間になってしまう」。学校では飲んだときと飲まないときの違いが際立つので、教師に気づかれてしまうのだという。ではなぜ、インターンシップのあいだは薬が必要なくなったのだろう。イーサンの考えで、学校では「自分のやりたいようにできない」が、インターンシップでは、アプリのコードをコンピュータで書く仕事を与えられた。夏の初めは勉強することがたくさんあり、仕事も難しかったが、彼は夢中になり、だれかに監督されることもほとんどなかった。皮肉なことに、自分を縛るものが少なければ少ないほど、イーサンは自分をうまく律することができるようになるのだ。

リタリンを服用していることについて、イーサンは複雑な思いを持っている。たしかに、学校に行く日は薬が必要になるとわかっている。その一方で、「薬に頼っていることを認めたくないんです。学校では何かに頼らないと、集中して勉強できないなんて情けないじゃないですか。まるで何もできない子供みたいだ。ADDでも、自分を自分でコントロールできるようになりたいんです。それが、僕という人間だから。自分をコントロールするのに、薬に頼るべきじゃないと思う」

こうした気持ちの揺れを感じるのは、イーサンだけではない。だが、多動性と注意の不規則性が学習の妨げとなって、その人の本当の聡明さが発揮できないような状況であれば、薬の助けを借りるのは恥ずかしいことではないし、恥ずかしがる必要もないことを、今一度、強調しておきたい。スティーブン・スタンレーは、リタリンを飲むことから多大な恩恵を受けており、薬の効果が薄れるとすぐにわかると言っている。正しく処方されれば、ＡＤＤ治療薬も他の薬と変わらず効果を発揮する。

ＡＤＤの脳がもたらす才能

幅広い分野に精通した万能型の教養人を意味する「ルネサンス的教養人」という表現は濫用されて手垢がついた感じもあるが、マリオ・リヴィオほどこの表現にふさわしい人物はない[28]。リヴィオは宇宙物理学者だが、自然科学から芸術まで多種多様な本の著者でもある。熱心なクラシック音楽愛好家であり、ボルティモア交響楽団の科学顧問を務め、作曲家の力を借りて、ハッブル宇宙望遠鏡の画像にインスピレーションを受けた現代クラシック音楽を2曲作った。多彩な才能があることに加え、その人生は波乱に満ちていた。生い立ちは壮絶なもので、両親が政治亡命を余儀なくされた国家体制のもとで、祖父母によって育てられた。その後、イスラエル軍の看護兵となり、3度にわたってトラウマになってもおかしくない軍事行動に参加した。さらに、子供のころにきちんと診断を受けたわけではないが、リヴィオは天才的な才能を開花させたＡＤＤの人の典型と言える。

頭がよかったので、学校の勉強には苦労しなかったリヴィオだが、ずっと勉強は「退屈でしかたがない」と思っていた。あまりにも学校がつまらなかったので、宿題をやっていかないこともよくあった。幼いころからやんちゃで、教室でじっと座っていられなかった。あまりにあちこち動きまわるために、４歳のころの大腿骨骨折をはじめ、「身体じゅうのほぼすべての骨を折った」ことがある。身体的な衝動性と注意散漫は大人になっても残り、つい先日も車のドアに指を２本挟んでしまったという。子供時代を過ごしたルーマニアは当時、社会主義国で、厳格な教育体制が敷かれていた。幼稚園入園初日、リヴィオは机から立ち上がると、突然ルーマニアの民族舞踊を踊りだした。あとで、なぜそんなことをしたのか聞かれると、「涙が出るぐらい退屈だったから」と答えている。ところが、他のＡＤＤの人の例でも見てきたように、ひとたび内容に興味を持てば、彼の注意は文字どおりそこに釘づけになる。学校でおとなしく座っていることができなくても、家では自ら進んで本をむさぼり読んだ。

リヴィオの科学分野における専門は「（理論）素粒子物理学」だ。リヴィオによると、この言葉の意味するところは、「私は自分で観測を行いません。望遠鏡のどちら側からのぞいたらよいかもよくわからないんですからね。私は（他の科学者による）観測結果を調べて、そこで起きたことを説明する理論モデルを構築するのです」。根っからの理論好きは、抽象概念を受け入れる脳から必然的にもたらされたものであり、ＡＤＤの人たちにはごく普通に見られる創造性の特徴である。頭のなかで創造的な思考がどう生まれるかについて語る彼の言葉から、「創造的フロー」と呼ばれるものよりさらに無意識的な脳の活動の一端を垣間見ることができる。「ぼんやりしているときだけでなく、眠っているあいだにアイデアを思いつくこともあるのです。夜中に目を覚まして、『ああ、そうすればよかったんだ』と思うことが。そう頻繁にあるわけではないが、難問にぶつかったときに、たまに起こります」。日中ある問題について考え続けていると、「眠りからさめた瞬間にこう言うんです。『ああ、きっとそうすればいいんだ』って」

キャリアを重ねるうちに、リヴィオは自分の活発な精神ができるだけ気を散らさないようにして、集中を切らさない仕事のスタイルとリズムを確立した。おそらく、音楽を深く愛しているためだろう、音楽を聴きながら仕事をすることができないとわかった。また、同僚たちは何時間も机に座っていられるのに、自分は休憩をとって歩きまわり、抑圧された肉体のエネルギーを解放してやる必要があることにも気づいた。「同僚のなかには、朝8時から夕方5時まで画面の前に座りっぱなしで、めったに立ち上がらなくても平気な者がいます。私も30分なら机で集中して問題を考えられますが、その後は立ち上がって廊下を歩きます。椅子に座っていなくても、きっとまだ問題を考え続けているのでしょうが」

加齢のせいもあるのか、子供のときに示した多動性の問題は影をひそめている。子供のころなら間違いなくADHDと診断されただろうが、今はどうかわからない、と彼は言う。「私は落ち着きのない人間です。そう、心がじっとしていられないのです。でも、だからといって集中できないわけではない。集中することはできるので」。本業に忙殺されること（彼が専門分野で発表した論文はおびただしい数にのぼる）と、宇宙物理学以外の興味に没頭することが、リヴィオが落ち着かない心を満足させる方法のひとつになっている。ボルティモア交響楽団との共同作業も、この一環である。さらに、彼の著作（最新作は、天才科学者たちが発見に至るまでに犯した間違いについて書いた『偉大なる失敗――天才科学者たちはどう間違えたか』〈邦訳：千葉敏生訳、早川書房、2015〉）は多岐のテーマにわたっているので、科学だけでなく、関心を持ったあらゆる分野を好奇心のままに探求していくことができる。この意識的戦略は、「私の場合、長年うまく機能している」そうだ。

マリオ・リヴィオの話を聞いていると、エドワード・ハロウェルが「よい方向に向かった衝動性」と呼んでいるものが思い浮かぶ。ハロウェルによれば、「あえて創造的思考をしようと思わなくていい。いくらかでも『脱抑制』の状態になっていないかぎり、創造的にはなれませんから」。ハロウェルは自分自身についても、「創造的な活動を行うときは、つねに旺盛なエネルギーと大きな出力が重要な働きをしており、このふたつはADDの人の持つ特質なのです」と説明している。マリオ・リヴィオやエドワード・ハロウェルのような非常に創造的な人の頭には、膨大な量の考えが浮かんでくるが、これはと思うものに行き当たるまでに、そのほとんどが捨て去られる。ハロウェルは、「『妹さんは不器量ですね』発言を1000回すれば、1回ぐらいはよいことも言えるでしょう。そして、思うのです。『ああ、いいことを言ったな』と。でも、『いいこと』よりも、愚にもつかぬ、気まずいだけの言葉のほうがつねに多いのです」と話す。彼はこれを「呪われた祝福」と呼んでいる。

ハロウェルには特別な才能がある。彼はそれをADDとディスレクシアに直接かかわるものと考えている。「第六感と、人を見抜く力です。相手との関係が気まずくなるほど、人の心が読めるのです。嘘をついていれば、1マイル先からでもわかりますし、下心があれば見逃しません」。この直感はきわめて鋭く、同じ診断を受けた人々にも似たような力があるという。「(ADDとディスレクシアを抱える)私たちには当然のようにわかることも、この障害を持たない人にはわかりません。その反面、他の人には楽にできることに、私たちは手こずります。きちんとした行動を取ったり、本を速く読んだりすることに。落ち着いて行動すればいいじゃないか、と人は言います。でも、それが簡単ではないのです」

古生物学者のスティーブン・スタンレーもまた、他の人には理解できない関連性を見つける鋭敏な感覚についてこう述べている。「何かあったとき、私はそれが他のこととどう関係するのかをすぐに考えるくせがあります。すると、意識せずとも答えが見つかるのです。まったく別の分野のものでも共通点や相似点が見つかります。私には類似性が見えるのです。それに、(思いついたことは)すぐに行動に移します。私は本来、創造的な人間で、問題解決を望んでおり、ためらったりはしません。何がそういう関連性の発見の後押しをしているのか、自分でもわかりません。自然に向こうからやってくるのです」

スタンレーが語るのは、脱抑制の創造的思考の典型例だ。ありがちな論理と先入観の制約から自由になると、ADDの脳は無意識に、他の人は思いつかないし、関連があるとは思いもしない考えと考えを結びつける。最初に自分をADDだと診断した医師が言ったことは、スタンレーを心底驚かせた。「子供のころ、あなたが間違った答えをしたのは、質問のほうが間違っていたからですよ」。スタンレーの脳は、他人が考える限界を一瞬のうちに飛び越してしまうが、だからといって頭の上で電球がぱっとつくイメージを思い浮かべてはほしくないと彼は思っている。スタンレーに言わせれば、彼の型破りな発想は訳のわからないフラッシュなどではなく、純粋に論理的なものだ。「論理に従って解答を出しているのです。自分が考えている問題に対する論理的解決法なのです」。この能力のおかげで、スタンレーは「研究においても、まったく別のことを関連づける」ことができる。同僚には直線的思考をする者が多いが、それに対して、スタンレーの心は「あちこちを飛びまわる」。スタンレーの思考は「箱に納まっていない」と言えるかもしれない。そう言ったら、きっとスタンレーは「箱って何のことですか?」と答えるだろう。

イーサンはスティーブン・スタンレーより数世代若いが、たぐいまれな才能を持ちながら苦労を重ねているもうひとりのADDの典型例だ。ADDではあるが、持ち前のゆるぎない強靭な意志とやる気のおかげで、彼は競争の激しい環境でもうまくやっている。その一方で、創造的で、もともと強迫観念的傾向があり、過度に集中する脳を持つことで、コンピュータ科学に対する情熱と才能を、一般的なティーンエイジャーの理解できない領域まで追求することができた。

5年生のときに、MITメディアラボが開発したプログラミング言語「スクラッチ」でプログラミングを始めた彼は、数年のうちに自分でコードを書くまでになった。ニューヨーク公立学校建設局での夏のインターンシップでは、建設局のウェブサイトのモバイル版を試作する仕事を任された。イーサンはモバイルの開発やプログラミングの経験はまったくなかったので、任されたプログラムを進めるために、最初の2週間は複数のコンピュータ言語を学ぶことに没頭した。これほど根を詰めて難解なことを勉強していれば、そのうちうんざりしそうなものだが、難易度の高い仕事だったにもかかわらず、イーサンはのめり込んだ。「問題なく集中できました。もしある箇所に飽きたら、別のところに進めますから。自分で自分の仕事を管理できれば、一日じゅう長時間でも集中していられることがわかったんです。昼食の時間にも働いていました。難しかったですが、楽しかったですね。愚痴もたくさんこぼしたけど、難題に取り組むのは好きなので。僕はコンピュータが何より好きだし、上司も僕の働きぶりには感心していましたよ」

自分は将来プログラミングの仕事をするのだろう、とイーサンは確信している。プログラミングに発揮される、自分の独特の創造性はＡＤＤとは切っても切り離せないものだとイーサンは感じている。他にも、とても風変わりだが、じつに見事なグラフィック・アートをコンピュータで描くのを楽しんでいる。ＡＤＤを魔法のように消してしまいたいかと尋ねると、彼はきっぱりと答えた。「いいえ。どんなに大変でも、僕の独創的な作品はそこから生まれるんですから」

ＡＤＤの子供を夢中にさせる分野や領域を見つけることが、将来の成功を確実なものにするためにはもっとも重要な手段かもしれない。学習障害の子供向けの私立のハイスクールに通う、思慮深く、カリスマ性のあるドムが情熱を注ぐ分野は音楽だ[29]。ドムは厳しい経済状況のなか、いつも自分のいちばんのファンでいてくれるシングルマザーの母親に育てられた。初めて音楽に出会ったのは3歳で習ったバイオリンだが、これはすぐにやめてしまった。しかし10歳のとき、彼の落ち着きのなさとやる気のなさをなんとかしようとして入った少年クラブでドラムと出会った。ドムは自分でも言っているように「簡単に何でも受け入れるタイプ」ではなく、少年クラブで手軽にできる水泳その他のスポーツ、ビリヤードには長いあいだ見向きもしなかった。ところが、たまたま音楽科に迷い込んで、ドラムの先生に出会ったときは「どんぴしゃり。まさにこれがやりたかったんだ」と思った。

思うようにドラムが上達せず、苛立つことも多いが、音楽への情熱と向上心が彼の原動力になっている。初めて聴いた曲に魅了されたときは、それを楽しむだけでなく、自分のものにしたいと思った。13歳にして、「わかったんです。これが僕のやっていくことだって。ジャズ・フュージョン。これだ。テンポが速くて、きれいだ」。特定の音楽やミュージシャンがドムに、「自分は何がしたいのか、だれと演奏したいのか、どんな曲を作りたいのかを教えてくれる」。彼がADDであることを考えると、目標を達成するための自制心と集中力は特筆に値する。この種の意志の強さは、注意力に問題のある、落ち着きのない子供というステレオタイプの対極に位置するものだ。

ADDに加えて、ドムにはディスレクシアがある。学ぶことは好きで、生まれつき好奇心旺盛だが、「学校のことはそんなに好きじゃありません。（ディスレクシアのせいで）読むのがすごく苦手なんです。数学の能力も影響が出ているし。とても困っています」。だが、困難があるからといって、彼はめげたりしない。「これは今の僕の一部でしかない。克服できる弱点なんです。そのうち、もうこれいらないって、ゴミ箱に捨ててしまえるでしょう」。ADDとディスレクシアのせいで、ドムは楽譜を読むのにも苦労する。それでも彼は困難を克服し、目標を達成するために、できることは何でもするつもりだ。

脳のスイッチをうまく切れないドムには、音楽は芸術としてだけでなく、感情面でも慰めになっている。音楽を聴いていると、気持ちが落ち着いてくる。「人が話していても、頭のなかでは別のいろんなことを考えているんです。人の言っていることは無視して。自分と、自分の考えていることしかないいんです。何でも分析してしまいます。考えすぎを止めてくれる唯一のものが、音楽なんです」。ドムの脳は音楽に人とは違う反応を示し、音楽を生み出すときも普通とは違っている。ドムは音符を書かずに、頭のなかだけで作曲できる。長いあいだ、彼はそれが特別なことだとは思っていなかった。「そういうものだと思い込んでいたんです。僕は自分の思考の奥深くへ入っていくことができます。いろいろなことを鮮明に思い浮かべることができます。考えることって、夢を見るようなものだって思っています」

さらにドムは、たぐいまれな「共感覚」の才能を示す。感覚が越境する神経学的現象であり、何かを聞くと色として認識されたり、まれなケースでは味を感じたりする。ドムにはその両方の感覚がある。「すごく素敵な音を聞くと、色が見えたり、特定の食べ物や果物の味を感じます。まるで匂いのするキャンバスみたいに、特定の色が見えたり、質感がわかったりするんです」。先日も、ドラムの先生がインド音楽の影響を受けたフュージョンの曲を演奏してくれたときは、「レモンの味がして、黄色っぽい色が見えた」。これは目を閉じて想像したのではなく、実際に見たものだ。

これはドムにはじつに心地よい体験で、瞑想に似ているかもしれない。ドムの脳はいつも落ち着きなく働き続けているが、こんなときは雑音をシャットアウトして、考えに集中できる。「何もないことを望む」という表現は、彼にとっては決して意気消沈ではなく、気が散るものがないことを意味するという。ボストンのバークレー音楽大学でひと夏を過ごしたときなど、彼はときどき練習室にこもると、窓を楽譜でふさいだ。「何も考えないようにします。何ひとつ。とてもいい感じです。

気持ちがとても落ち着きます。時間がたっぷりあるときしか、そうはなりませんが」。自宅に帰れば、同じような平安を感じることはきわめて難しい。勉強のプレッシャーがあるし、やらなければならないことがたくさんある。それでも、音楽だけにかかわっていられるときは、あの静寂の場所に戻ることができる。

エドワード・ハロウェルは、ＡＤＤの大人や子供を語るうえで、「障害と呼ぶのは大変な誤りだ」と主張する。「我々はメンタルヘルスの専門家として、才能のある分野をもっとじっくり探らなければなりません。受診する人のほとんどは自分を過小評価しており、才能があるとは思ってもいない。才能がある分野さえわかれば、やる気は湧いてくるものです」

ＡＤＤの人が活躍するために

異論はあるだろうが、アインシュタインの天才を形作る要素としていちばん重要なのは、その並外れた空想癖であろう。ある日、授業が退屈でしかたがなかったアインシュタインは、光に乗って宇宙の果てまで行ったらどうなるか想像をめぐらせた。これがのちの相対性理論の端緒とされている。ひとつの考えはもうひとつの考えにつながり、無限に展開する。アインシュタインは頻繁に空想にふける一方で、何かに心とらわれたときに過剰なほどの集中力を発揮するたぐいまれな能力を持ち合わせていた。１９０５年の1年間だけで、私たちの宇宙の概念を覆す論文を４本も書いている。全部、スイス特許庁でフルタイム勤務しながら書いたものだ。

こうした空想癖と創造的生産の組み合わせは、天才のみならず、あらゆる人に大きな意味を持っている。カリフォルニア大学サンタバーバラ校の研究チームによって、空想癖と複雑な問題解決とのあいだの直接的な関連性が理論化された[30]。この研究の被験者は3つのグループに分けられ、全員が難しい知的作業を与えられた。最初の作業が終了すると、ひとつのグループには完全な休憩が、もうひとつのグループにはもっと簡単で頭を使わずにすむ作業が、残りのグループは前回と同じ難しい作業が割り当てられた。頭を使わずにすむ作業を与えられた2番目のグループは、他のグループに比べ、空想にふける割合が飛び抜けて高かった。最初の難しい作業をもう一度するよう指示されると、空想にふける人の多かった2番目のグループの成績は他よりも40パーセント高かった。

19世紀後半の心理学者で哲学者のウィリアム・ジェームズは、「意識の流れ」という概念を最初に提唱した人物だが、あるとき「うわの空（アブセント・マインディッド）」だと注意されたことがある。彼はこれに対し、「プレゼント・マインディッド」、すなわち自分の思考のなかにいた（プレゼント）のだと反論している[31]。注意散漫といっても、おそらく見る者次第なのだろう。目の前の課題に集中していないと教師が思っても、じつはしっかり集中していて、光に乗って宇宙の果てまで行っていることだってある。スティーブン・スタンレーの主治医が指摘したように、答えは正しいのに、質問が間違っているということなのだ。

アインシュタイン、スティーブン・スタンレー、マリオ・リヴィオのような遊び心にあふれた天才たちが存在することや、自由にさまざまなことができる創造的時間がイーサンやドムのような子供や若者に利点をもたらしていることがはっきりしていることを考えると、子供の日常生活（授業のある日もそうでない日も）から、自由に遊べる機会が奪われている現状は嘆かわしいと言えよう。空想にふけり、自由に考えることから、これほど多くの発見が生まれていることを示す数々の証拠をつきつけられれば、数値で測れる結果ばかりを競い合うことで失うものがどれほどあるか考えざるをえない。

空想にふけることと創造性との関係は、目新しい発見ではない。ジェローム・Ｌ・シンガーがその直接的な関係についての重要な研究成果を初めて発表したのは、半世紀以上も前のことだ。ここ何十年かで発表された新たな研究はさらに踏み込んで、無意識的思考を無理にコントロールしようとすれば、意識的思考が阻害されることを力説している。空想にふけることの効果は、創造性が高まるだけにはとどまらない。その神経学的効果が広範囲に及ぶものであることが、最近出された数々の証拠によって明らかになっている[32]。多くの最高経営責任者（ＣＥＯ）が自分には空想癖があると語っていることを考えれば、多くの研究者が、計画を推し進める高い能力は自由な発想から得られると考えているのも不思議ではない。記憶を引き出し、それをじっくり熟考することは、希望ある未来を築く基盤となる。

イーサンは、自分の創造性を刺激するものと、競争の激しい学校で求められるものにはつながりのないことを明らかにしている。夏のあいだにインターンシップで創造的問題解決に取り組んだことを話しながら、彼はこう語った。「そういうことは、学校ではまず起きないんです。学校だとワークシートを配られて、この３つをこういうふうにやりなさいって指示されるのがほとんどだから」。たまに学校で出される課題が創造的なものであると、イーサンはうれしくなって没頭できる。

先日、イエロージャーナリズム（訳注：事実報道よりセンセーショナルな記事を売り物にする報道）のスタイルで記事を書くという課題が出されたとき、彼は図を中心としたレイアウトにすることにした。さらに、テーマについて調べるために、何時間もかけてニューヨーク・タイムズ紙のアーカイブを読み込んだ。プロジェクトを仕上げるまで、「集中しきっていた」と彼は言う。おもしろいことに、歴史はイーサンの好きな科目ではないのだが、その課題の創造性と柔軟性が彼を引きつけたのだ。ここでもまた、愛情を持ってADDの子供を見守る親や教師には、子供たちが学校教育の枠のなかで特異な才能を表現する手段を探る手伝いができることをはっきり示している。

だれだってうわの空になる（もしくは、自分の考えに集中する）ときはあるものだが、アインシュタインの偉業はおろか、マリオ・リヴィオやスティーブン・スタンレーの功績に匹敵することを成し遂げられる者はごく限られている。だがそこまでは行かなくても、独創性や自由な発想、ちょっとした才能が実現した高い成果の例は無数に存在する。

これは、ADDの否定的側面を矮小化しているわけでも、ADDを放置しても悪影響はないと言っているわけでもない。とても頭がよく、高い能力を持っているADDの子供が、低学年のうちはうまくやっていても、ハイスクールや大学の厳しさに直面して、集中力や自己管理能力に問題が生じて、自尊心を深く傷つけられて苦しむケースがある。抜群の独創性を持ち合わせていても、ADDの治療を受けていない場合は、薬物乱用や結婚生活の破綻のリスクが高くなる。上司には評価されず、記念日や約束を忘れ、自分が夢中になっていること以外は頭になく、日常生活に気を配らないようなパートナーでは、親密な関係を維持するのは困難だ。そういう人物を愛し、頼りにする者は不満と孤独を感じることになる。診断が下されていなければ、注意力の問題を抱えていても、ただ自分勝手で無責任なだけの人間と思われてしまう。私のオフィスを訪ねてきて初めて、子供だけでなく自分もＡＤＤであることに気づく親も少なくない。子供でも大人でも、診断を下されることで安心し、その後、長期にわたって続く内部と外部両方の戦いに取り組む覚悟ができるのだ。

そうは言っても、治療でＡＤＤを完全に取り除くことはできない。今、精神医療の分野では、精神疾患や精神障害の診断と治療がいちじるしく進歩している。だが、精神疾患や障害を正確に特定できるようになったために、これまでなかった非難を浴びることにもなった。脳の特異性は取り除けるのだから、そうすべきではないか、と間違った思い込みをしている人々からの非難だ。たしかに、治療でＡＤＤのマイナス面を緩和することはできる。リタリンやアデラルは子供たちが席についてテストに集中するのを助け、行動療法によって患者は自己管理力が身につき、必要なときは課題に集中できるようになる。だが、こうした療法や薬をもってしても、脳を永久に「正常《ノーマル》」な状態にすることは不可能だ。そのうえ、注意欠陥と高い独創性のあいだには驚くべき関連があることを考えれば、そのような差異をなくしてしまうのは得策とは言い難い。

暗記学習を嫌悪していたアインシュタインは、かつてこう述べた。「知識よりも想像力のほうがはるかに重要だ」。我々の教育制度が標準テストを重視することについて、アインシュタインがどう思うかは推測するしかないが、彼の次の言葉がそのヒントになる。「もし子供の頭をよくしたいなら、おとぎ話を読んであげなさい。もっとよくしたいなら、もっとおとぎ話を読みなさい」。もちろんアインシュタインにとっては、「おとぎ話を読む」とは夏休みを丸ごと費やして数学の全カリキュラムに独学で取り組むことを意味するのだから、このアドバイスをそのまま真に受けることはできない。それでも、アインシュタインが人から強制されて数学を勉強したのではないことは注目に値する。彼にとって、数学の難解な問題を解くことは、遊びのようなものだった。そして、彼は死ぬまで遊び心を持ち続けた。

ティーンエイジャーのドムは、自分のことを「簡単に何でも受け入れるタイプ」ではないと言っているが、ひとたび心奪われるもの（彼の場合はドラムだった）に出会えば、「まさにこれがやりたかった」となる。そして、彼はＡＤＤに由来する困難とひきかえに、ムラのない注意力を手に入れたいとは思っていない。「苦しいけど、答えはノーです。だって、それが僕なんですから」

第3章　不安

【一般的な診断名】全般性不安障害、強迫性パーソナリティ障害、パニック障害、恐怖症

「世間には2種類の人間がいることに、僕は早くから気づいていました。自分の問題を他人に聞いてもらうためにお金を払う人と、世界中に自分の問題を知らせることでお金をかせぐ人です」――デビッド・セダリス（作家）

ベストセラー作家のデビッド・セダリスは、2年生のときに父親の仕事の都合で家族とともに北部からノースカロライナ州ローリーに引っ越した[1]。それは1968年のことで、当時のローリーは南部らしさを色濃く残す町だった。セダリスが口を開けば、南部の者でないことがすぐにわかった。学校でも、ボーイスカウトでも、彼はよく殴られ、「ヤンキー（北部人）」とののしられた。そんなストレスに加え、セダリスは自分が他の男の子とは違う点に気づいて、人知れず悩んでいた。「ゲイであることをどう表現すればいいのか、2年生にはわかりませんから」と彼は語る。まわりの男の子は自分の役どころを「やすやすと」演じているようなのに、もし自分がゲイだとばれたら、家族をはじめ、さぞかしみんなをがっかりさせるのではないか、とおびえながら暮らした。「普通

の男の子で通そうとした」ために、彼はつねに不安につきまとわれた。

現在のセダリスが、若年性トゥレット症候群の一形態だと思っている症状の、最初の兆候が表れたのはこのころだった。たとえば学校で、彼はどうしても電源スイッチを舐めたくなったり、自分のおでこを靴で叩きたくなったりする衝動に駆られた。さらに、わざと目玉をぐるぐるさせて痛みを感じることで、どうにか自分を落ち着かせていた。彼の著書『すっぱだか』（邦訳：倉骨彰訳、草思社、2003）のなかのエッセイ、「いまいましいチック」では、臨床的には強迫性障害と診断されるであろう性向が描写されている。

僕らの住んでいた借家は、小学校からそれほど遠くない、僕の足で六百三十七歩以内のところにありました。通学路にそった家々の郵便ボックスを舐め、気に入った木の枝や花びらを触りながら歩いても、お天気のいい日にはそれこそ一時間とかからない距離でしたが、何歩目だったか思い出せなくなると学校まで引き返し、初めの一歩から数えなおすので、それより時間がかかりました。……僕はなるたけ早く家に帰りたい、本当にそう思ってたのですが、家になかなか辿りつけなかったのです。せっかく三百二十九歩目のところまで来ても、三百十四歩目の電信柱の触り場所がいつもと同じだったかどうかが気になり、十五歩あともどりして電信柱をあらためて触りなおします。……そうだ。あそこの郵便ボックス、何もしないで通りすぎちゃった。そう気づいたが最後、僕はそれを片時も忘れられません。今は夕食中だから、そのことは考えるな、考えるな。そう自分に言い聞かせようとすればするほど、頭の中はそれでいっぱいになり、ついには、トイレに行くと言って食卓をはなれ、郵便ボックスにとって返すと、それに触るというより、これでもかこれでもかというかんじで何度も何度も殴ります。その郵便ボックスが憎らしく、大きらいな存在に思えたからです。でも僕にとって本当に憎らしく大きらいな存在だったのは、そういう行動をやめさせるスイッチのありかがわからない自分自身でした。[2]

セダリスが絶妙に、そして痛々しいほど詳細に描写しているのは、不安と強迫思考が引き金となって、何かをせずにはいられなくなる衝動に主人公が駆られる場面である。こういう不安から来る強迫観念の持ち主は、行動へと追い立てる感情に気づいているにしろいないにしろ、儀式的行為が自分を守ってくれると考える。儀式的行為をすることで、わずかな時間でも不安から解き放たれ、安心できるからだ。だが、この短命な安心が次のようなサイクルを定着させる強化剤の役割を果たすことになる。不安と強迫思考が、自分を守る防御的な強迫行動を誘発し、それが安心を呼ぶと、やがてまた不安が戻ってくる、という具合に。

セダリスはハイスクール在学中も、生活の質に深刻な影響を及ぼす不安症状に悩まされ続けた。セダリスの症状を表す「不安」は、職場で強いプレッシャーを感じた日の「不安」と同じ意味ではないので注意が必要だ。「不安」とその派生語は、もしかしたら英語でもっとも濫用されている言葉かもしれない。大きな都会や活気にあふれる分野、競争の激しい学校や大学などでは、不安を感じることは当たり前であるばかりか、名誉の印と見なされる。不安でなければ、人はそれほど努力をしないものだと考えられているからだ。ＳＡＴ（大学進学適性試験）について言えば、親たちに、テストに臨んでも冷静で動じない子供がいいか、受験を考えると心配になる子供のほうがいいかと尋ねてみると、私の臨床上と個人的な経験によれば、後者を選ぶ親のほうが多い。強いストレスは、気を引き締めていることの証しであり、その分、真剣に物事に取り組むようになると考えるからだ。

この考え方にもたしかに一理ある。不安を抱くことで警戒心と関心が高まれば、子供は脇目もふらずに試験勉強に励むようになる。だが、病的なほどに高まった不安は、やる気を起こさせるどころか、その力を奪い取ってしまう。テストが心配でたまらなくなった子供は、身がすくんで最後までやり遂げることができなくなる。失敗を極度に恐れる出演者は、舞台に上がることさえできなくなる。恐怖症や強迫観念など不安が表面化したものは日常生活にいちじるしい影響を与え、デビッド・セダリスの言うように、自分の脳の人質にでもなったような感じを抱かせる。そこまで来ると、不安は何の益も生み出さないから、病的ではないストレスと同一視すべきではない。

ケーブルテレビ放送局HBOの連続ドラマ『GIRLS／ガールズ』で脚本と製作を担当したレナ・ダナムは、あるエピソードで登場人物の強迫性障害が再発する様子を描いた。そのエピソードについてのインタビューで、ダナムは自身の強迫性障害の経験をこう振り返っている[3]。「私はずっと強迫性障害に苦しんできました。その経験に光を当てれば、自分がどこにでもいる人間とは違うと思えるんじゃないかと考えたんです。いちばん頭に来るのは、『わたし、部屋の片づけが大好きなの。まるで強迫性障害ね』なんて言う人です。そうじゃない、あなたはきれい好きなだけよ、って言いたい」

不安障害と診断された人の多くは、近親者に少なくともひとり、なんらかの不安障害を持つ人を抱えている[4]。不安に遺伝傾向があることは間違いないが、生物学的な遺伝的素因は「オール・オア・ナッシング（すべてかゼロか）」で働くものではない。子供時代にストレス要因があれば、遺伝的素因を持つ人が不安障害を患う可能性は高まる。ストレスへの対処法をしっかり身につけていなければ、さらに確率は高くなる。セダリスの場合は、複雑な家庭環境と、周囲に受け入れられそうもない性的嗜好が露見することへの恐れがまぎれもないストレス要因となり、不安症状が現れやすくなったと言える。

私の臨床上の経験では、不安症はもっとも治療しやすい疾患のひとつであることがわかっている。不安がどれほど人を衰弱させるか、またどれほど多くの人を苦しめているか（人口の3分の1にのぼるという推定もある）を考えれば、そのことは大きな安心材料になるだろう。行動療法だけで治療できる場合も多い。それに、不安症の人に共通して見られるいくつかの特徴（用心深さ、勤勉さ、細部へ目が行き届くこと、完璧主義、うまくやりたいという意欲）が有益なものであるのは間違いない。デビッド・セダリスの場合は、つねに周囲との差異を意識せざるをえなかったのは苦痛だったが、その著書の特徴ともなっている細部への目配りが大いに役立った。他の脳の機能異常すべてに当てはまることだが、大切なのは、否定的側面を軽減しながら、この疾患がもたらすよい部分を使いこなせるようにすることだ。

子供のころのセダリスの強迫観念は激しく手のつけられないものだったが、年齢を重ねるにつれ、衝動に意識を集中する術を学んでいった。そのおかげで、そうした強い欲求が、たとえば特定の日の特定の時間に家を掃除するという厳格な決め事に姿を変えた。他の日や時間では駄目という極端な条件で掃除をやるのは社会生活に支障をきたす場合もあるが、同時に実用的なメリットも間違いなくある。長年かけて、セダリスの強迫観念はなんとか収まった。彼に言わせれば、強迫観念を「手なずけた」わけだ。ある意味、手なずけられた強迫観念とは自らに課した規律と言ってよい。セダリスが講演などで世界中を訪ね、目のまわるようなスケジュールをこなしながら多くのベストセラーを書き上げたのも、この規律があったおかげである。

デビッド・セダリスは、神経系に由来する不可解な衝動を、じっくり仕事に取り組むための、十分コントロールされた効果的な力に変えることのできた人の代表例と言えよう。衝動をコントロールしたいという思いは優れた集中力をもたらすだけでなく、それが高じると、たまにはひょうきんなこともしたくなるらしい。彼がシカゴ美術館付属美術大学に通っていたときの話だが、他の学生がクラス全員の前で教授に作品のプレゼンテーションを行う姿を見ていた。するとどの学生も、部屋には少なくとも20名の聴衆がいることを忘れたかのように、まるでセラピストと一対一で向き合っているように教授に話しかけていた。学生たちが聴衆をほとんど意識していないことに、セダリスはショックを受けた。そこで、自分の順番がまわってくると、必ずみんなを笑わせてやろうと決意した。部屋のなかのエネルギーを感じ取るだけでは十分ではなかった。聴衆が自分の言葉に耳を傾けていて、自分が聴衆の反応をコントロールしていることを示す聴覚的な証拠が欲しかったのだ。

同じ臨床上の不安を抱えていても、最終的にはうまくやっていけるようになる人とそうでない人とを分ける要因はいくつかある。症状の重さはそのひとつにすぎない。適切な治療はもうひとつの重要なものだ。そうした具体的な要因とは別に、才能、やる気、制御可能な不安をバランスよく持ち合わせた人が、プレッシャーにさらされながらも優れた業績をあげるようになる目に見えない要因はまだ他にあるのだ。

不安症とはどのようなものか

「不安」という言葉ひとつで、さまざまな行動や経験を表すことができる。軽いストレス反応から病気の症状まであらゆることを意味するので、個々の状況に対するストレス反応と不安障害の明確な違いを、生物学的観点から理解しておくことが大切だ。

他の動物と同じように、人間も危機に直面すると「闘争・逃走反応」が起こり、アドレナリンが分泌される。生物学的に説明すると、このアドレナリンの放出は、「自律神経性分泌」と呼ばれるもので、心拍数、呼吸数、発汗量の増大をもたらす。身体が危険を察知すると、まずこれらの身体的反応が生じる――それも、意識的な反応が起こるより前に。これは考えずにとっさに行動することで、生存率を高める進化上の戦略だ。ようやく脳に意識の信号が到達するのは、生理反応が起こったあとになる。外部の脅威に出くわすと、まず頭で不安を感じ、それから身体に緊張が走ると思われがちだが、じつはまったく逆なのだ。

ここまでの段階では、「恐怖」と「不安」は同じもののように見える。脅威に反応してアドレナリンが分泌される闘争・逃走反応はどんな人にも起きるが、不安症の人も例外ではなく、場合によっては身体的パニックや興奮、冷や汗、そわそわするなどの反応が表れることもある。ただし、不安を抱える人が反応するのは、差し迫った危険ではなく、今後起きる可能性のあることへの不安だ。これは、「もしこうなったら」を考えずにはいられない、全般性不安障害（ＧＡＤ）の人に特徴的だ。全般性不安障害を抱えていると、ほぼ四六時中、否定的な結果やその対策に頭を悩まされることになる。程度が軽ければ、不安には予防効果がある。テストのことが心配で、必死になって勉強する生徒は、自分は頭がよくてできると思っている生徒よりもよい結果を出すことが多い。だが同じように心配になっても、徹夜で勉強しなければなどと思いつめると、翌日のテスト結果は惨憺たるものになる。もしくはテスト中に頭も身体もこちこちに強ばって、最後まで解答できなくなるかもしれない。

心的外傷後ストレス障害（ＰＴＳＤ）も不安障害のひとつに数えられる。全般性不安障害では、漠然と「もしこうなったら」と考えているが、ＰＴＳＤの心身反応は恐怖に根ざしたものだ。たとえば、戦地から帰還した兵士のなかには、依然として危機的状況が続いているかのような心身の反応を見せる者がいる。そのような場合は、心的外傷（トラウマ）が不安の引き金になるのだから脳の神経回路の問題ではないと言いたくなるが、じつは、トラウマを体験した成人のうち、ＰＴＳＤを発症するのは一般的に20パーセントにとどまる。女性は男性の2倍もＰＴＳＤになりやすく、トラウマの深刻さがＰＴＳＤの発症を左右する。たとえばレイプの被害者のうち、ＰＴＳＤになる人は49パーセントだ。そのため、トラウマだけがＰＴＳＤの原因だと決めつけてしまうのは早計と言える。トラウマがあっても、ＰＴＳＤ発症まで至らないことも多いのだ[5]。

トラウマ体験後にＰＴＳＤを発症するリスクの有無には遺伝もかかわってくる。近親にひとり以上ＰＴＳＤを経験した人がいれば、リスクは高まるらしい。さらに、環境も影響する。子供のころにトラウマを経験していると、大人になってから経験するトラウマに反応してＰＴＳＤを発症するリスクが一気に高まる。ベトナム戦争帰還兵のＰＴＳＤの実態を調査したところ、ＰＴＳＤに苦しむ帰還兵は、子供のころに身体的虐待を受けていた割合（26パーセント）が、ＰＴＳＤにならなかった帰還兵（7パーセント）にくらべて高かったことがわかった。幼少期に精神的トラウマに耐え続けていると未発達な脳の神経系が変化して、その後の人生で恐怖から生じる問題に直面すると過剰な反応を示すようになる［7］。他の多くの神経障害の例にもれず、ここでも遺伝と環境が相互作用している。

パニック障害と広場恐怖症は、密接な関係を持つ不安障害だ。パニック発作を一度経験したからと言って、必ずパニック障害になるわけではないし、パニック発作を起こしたことがあったり、パニック障害であったりしても、広場恐怖は併発しない場合もある。だが、不安に襲われたり、パニック発作を起こしたりする傾向（どちらも遺伝傾向があるようだ）にある者は、パニック発作そのものを恐れるようになる。発作が起こっていないときは、次の発作に対する恐怖と心配で頭がいっぱいになってしまう。この不安が強くなりすぎると、人前に出ることや人づきあいに恐怖を抱くようになり、広場恐怖症となる。

社会不安障害をはじめとする恐怖症も不安障害の一形態であり、不安障害のなかではもっともよく見られる症状だ。クモを恐れるなどの生死にかかわらない（都市部では特に）ものから、生活の質が多大なダメージを受ける社会不安障害まで、恐怖症の症状は多岐にわたる。特定の社会的状況に置かれることへの恐れから、公衆の面前でけなされ、恥ずかしい思いをするのではないかと絶えず考えるようになる。これが極端な回避行動につながり、人前から姿を消してひきこもってしまうこともある。

強迫性パーソナリティ障害（ＯＣＰＤ）と、強迫性障害（ＯＣＤ）は、臨床学的には別の診断として分類される。強迫性パーソナリティ障害の典型的な症状として、金銭問題や決まりきった手順について、まったく融通が利かなくなることがある。簡単に言えば、強迫性パーソナリティ障害の人は周囲の環境をコントロールしようと努めることで、内なる不安に立ち向かっている。収支のバランスが取れた家計とか、熱心に仕事をすることなどよい面もあるが、病的なレベルになると悪影響が表に出てくる。たとえば家計をコントロールしようとするあまり口論になったり、熱心に働きすぎて仕事中毒になったりする配偶者を思い浮かべてほしい。一方、強迫性障害に顕著なのは、デビッド・セダリスが例を示したたぐいの反復行為だ。異常なほどの確認行為もこの範疇に入る。だれでもいくらか不安であれば、財布や携帯電話を持っているかどうかを一度ならず確認することはあるが、強迫性障害の人が何度も限りなく確認を繰り返すのは合理性の領域を超えている。

強迫性パーソナリティ障害も強迫性障害も、遺伝要因が強く関与しており、家系のなかに同じ障害を持つ者がいることが多い。どちらの場合も、機能的磁気共鳴画像（ｆＭＲＩ）を見ると、脳の前部（理論的思考をする）と深部（恐れや不安を生み出す）との伝達に異常が認められている[8]。この回路に異常が生じる原因はまだ解明されていない。強迫性パーソナリティ障害と強迫性障害をともに不安障害に加えていいものかどうか、医療関係者のあいだでも意見が割れている。ＤＳＭ－

5では、強迫性障害は不安症群の項目から削除され、現在は衝動制御障害の一種だと見なされている。それでも、強迫性パーソナリティ障害と強迫性障害は不安症の延長線上にあるという見解を持ち続ける臨床医も少なくない。事実、強迫性パーソナリティ障害と強迫性障害の症状は多くが不安症状と重なっている。不安症の人も、強迫性パーソナリティ障害の人も、強迫性障害の人も、頭のなかをぐるぐると回り続ける不安を止められずに苦しんでいるのだ。

多くの人、特に子供は、不安が押し寄せるのを防ぐために魔法の「おまじない」を持っている。たとえば、「歩道の継ぎ目を踏むと、お母さんの背中が折れちゃうよ」と言いながら、継ぎ目もひとつも踏まないようにして歩いている子供は、意識的であれ無意識的であれ、そうすることで母親が災難に遭うのではないかという不安に対処している。もしくは、母と離れ離れになることへの不安の表現かもしれない。大人も似たようなことをしている。数をかぞえたり、「ラッキーナンバー」を決めたり、小さな行為にこだわったりして、よい結果が出ることを期待する。不安障害でなければ、いずれ不安は流れ去り、最後は消えてしまう。だが、強迫性パーソナリティ障害や強迫性障害の人の不安は執拗に残る。

たとえば、家に泥棒が入るかもしれないという疑いから不安が生じて、ドアにきちんと鍵がかかっているかどうか確認せずにはいられなくなるのは、このためだ。確認がすめば不安が和らぎ、泥棒が入ることはないと理性的に判断できる。だが、不安症状、強迫性パーソナリティ障害、強迫性障害がある場合は、容易に不安を払拭できない。さらに、ドアの確認行為によって、最初の思考の循環が強化される。すなわち、「泥棒に入られるかもしれない。ドアがきちんと閉まっているか確認しないと。ドアは確認したから、もう安心だ。だから、もう一度ドアを確認しよう。そうすれば、また安心できる」というように。このパターンが繰り返されれば、確認行為と安心とのあいだの神経的なつながりが強化され、もともとあった衝動は現実離れしていく。それどころか、何を不安に感じたかなどどうでもよくなって、別のことに関心が移る。細菌や汚染物質に強迫観念を抱いていた強迫性パーソナリティ障害や強迫性障害の患者が、やがて数をかぞえたり、確認したりすることにこだわり始めることも少なくない。

不安障害は、もっともよく見られる脳の特異性だ。1年間で、成人人口の20パーセント弱が不安症になり、そのうちの23パーセントが「『重症』と分類」[9]される。症状や、その深刻さによって、精神力動的療法、行動療法、薬物治療を使い分けたり組み合わせたりすることが非常に効果的であり、効果はおおむねすぐに現れる。

また、不安障害を抱える人の多くは一般的に自己認識の力が高い。不安が生活にどう影響するかわかっているので、不安を生じさせる社会的状況を避けるようにしたり、飛行機に乗ることや橋を渡ることができなくなったり、完璧主義が高じて病的に失敗を恐れるようになり、重要なことをするのを避けたりするようになる。他の脳の機能異常の診断であれば、医師の側から徹底的な検査が行われることになるが、不安症の人はたいてい自分から次のように申告する。「いつも不安でたまりません。心配事ばかり頭に浮かび、自分ではどうにもならないことまで心配になります」。そのうえ、不安に苦しむ人（最終的には強迫性パーソナリティ障害や強迫性障害と診断される人も含む）は、自分が経験した神経過敏や動揺などの身体的症状をこと細かに説明できる。

不安症のプラス面を見ていくと、この鋭い認識能力が中心的位置を占めている。不安障害を大きなくくりとして見渡したとき、その症状のいちばんの特徴は、極端に慎重になることだ。見えない危険を察知できる人ほど、危険を回避する行動がとりやすいのは当然のことで、これは一部の事例だけに当てはまるものではない。不安を抱える人は、他人の感情を正確に推しはかり、結果を予測できるうえ、職場でも優れた成果を挙げているという研究結果が数多く示されている。ケンブリッジ大学の研究では、全般性不安障害のある人は、対照群にくらべて、相手の顔に浮かんだ敵意に気づきやすいだけでなく、幸せの表情も的確に読み取れることがわかった[10]。言うなれば、不安になりやすい人はあらゆることに気づけるということであり、いたずらに不安の対象だけに注意を向けているわけではないのだ。

全般性不安障害の人と、そうでない人を対象にしたニューヨーク州立大学の研究によれば、不安症で不安になる度合いが強い人ほど、知能も高くなる傾向にある（不安障害の診断を受けていない人では、まったく逆の傾向が見られた）[11]。つまり、不安障害の人が症状に苦しめられても、頭を使って成果を出す能力は損なわれていないことになる。さらに言えば、不安症状が重いほどＩＱも高くなるらしい。反対に、不安障害ではない人は、心配事があると知能テストの結果も悪くなる[12]。研究者が脳の断層写真を調べたところ、脳の白質における代謝物質の減少が不安と知能の双方に影響を与えていることがわかった。脳画像に加えて、言語面や他の面での評価もあわせて考えると、人類の知能と不安はともに進化してきたものなのだと研究者たちは結論づけている[13]。

理論上、ある程度の不安は健康的であるだけでなく、種の維持のためにも望ましいものだ。子供と大人の不安障害の専門家であるバーバラ・ミルロッドは、不安とは単にやっかいな症状の集まりではなく、「進化における選択的優位性」を持つものなのかもしれないと言っている[14]。つまり、あえて危険を冒すものばかりではない種は、進化のうえで有利になるということだ。ミルロッドの説明によると、「集団遺伝学の観点からすれば、人口の3分の1が不安になりやすければ、選択バイアスがかかって、この気質は確実に次世代へと引きつがれます。さもなければ、不安が後世まで残ることはありません。不安になりやすさがいまだに存在するということには理由があります。進化するうえで有利なのです」

そのうえ、制御可能なレベルの不安は、優れた天分と能力を高めてくれる。カリフォルニア大学ロサンゼルス校アンダーソン経営大学院の学生を対象にした研究では、自分は神経質だと思っている学生（不安になったり、罪悪感を抱いたりすることが多いとされる）は、自分を外向的だと思っている学生よりも、チームプロジェクトをするとき仲間に一目置かれやすいということが明らかになった[15]。また、ウェールズ大学心理学部の研究では、高い能力を持つ人で、不安になりやすい傾向があればあるほど、職場で優秀な成果を収めていることがわかった。研究者たちは、不安とは「やる気に深くかかわっており、用心深さや自制心、脅威の予測が必要な状況で効率のよい働きをするために欠かせないものだ」と言っている。

あらゆる脳の特異性と同じように、不安の利点を生かせるかどうかは、症状の否定的側面をどれだけ抑えられるかにかかっている。不安の逆U字曲線において、症状の軽いほうの端に、昔からやる気を出しやすいと言われる「タイプA」の性格（訳注：短気、せっかち、熱心さなどの性格傾向）の人がいれば、不安が刺激剤になり、仕事を完璧にこなして、実績を出し、失敗を回避しなければという気持ちに駆りたてられる。症状がもっと重くても、各種の療法や薬物治療、よく考えられた対応策の助けを借りれば、学校や職場で優れた業績をあげやすくなる不安のプラス面を活かしながら、症状と付き合っていくことが可能だ。重症で治療を受けていなければ、不安で衰弱することもたしかにあるが、不安障害の診断を受けたからといって終身刑を宣告されたわけではない。治療は非常に効果的であるうえ、将来起こりうる危険や困難に警戒を怠らないという、不安の優れた利点があることは無視できない。

全般性不安障害とともに生きるということ

試合直前に高ぶる気持ちを楽しむスター選手はいても、不安障害を診断され、その症状を「楽しむ」者などいるはずもない。極度のストレスから生じる耐え難い気分を経験したことで、初めて医者の診察を受けにいく重度の不安症を抱える人が少なくない。公衆の面前でパニック発作を起こせば、いたたまれない気持ちになり（もっとひどい場合は、心臓発作ではないかと恐慌をきたし）、どんなに頑張っても絶えず浮かんでくる不安を止めることはおろか、弱めることすらできずに、絶望感に打ちひしがれる。不安症状は生活のあらゆる面に侵入してくる。感情と同様、それから逃れる術はないのだ。

不安症を抱えて生きることの難しさ

デビッド・セダリスは、学校生活のなかでとりわけ体育の授業を嫌っていた。「体育の授業に出なくてすむなら、なんだってしますよ」と彼は語りだした。「骨が折れていますようにと祈りながら階段を飛び降りるとか、仮病で学校を休むとか。ロッカールームに一歩入るだけで、運動場やコートに出るだけで、不安でたまらなくなる。そんな不安から逃れるためなら、なんだってしますよ」ハイスクール時代を思い出しただけで、ぞっとする大人が多いのも、もっともなことだ。不安とは無縁の者にとっても、ハイスクールは危険が埋まっている地雷原のようなものだからだ。デビッド・セダリスのような人物にしてみれば、サメが泳ぎまわる海域に地雷原があるようなものだ。「僕がハイスクールに通っているときに、この先の人生で、これより大変なことはないとだれかに言ってもらいたかった。耐え忍ばなければならない、いちばん大変な時期が14歳から18歳のあいだに来るなんて、おかしいでしょう。でも、そんなものなんだ」

学校で人とうまくやっていくことだけでも難しいのに（思春期特有の難しさもある）、そこに成績のことで大きなプレッシャーが加わるのだから、現在、不安を訴える高校生が急激に増えているのも無理からぬ話だ。私の臨床経験では、そういう若者の大半は頑張りすぎているだけなのだ。だが、不安が勢いを増して、子供から人生を楽しむ力を奪うようになれば、宿題の量が多すぎるという程度の問題ではすまなくなる。

子供のころディスレクシアの診断を受けた16歳のシドニーは、強い不安症状も示している[16]。

学び方の特異性を持つ子供が、不安症状を訴えることは決してめずらしくない（それどころか、不安症は学び方の特異性に気づく最初の兆候にもなりうる）。周囲に追いつこうと頑張るあまり消耗してしまうのは無理もないことだが、それだけでなく、どうやら複数の脳の特異性が関係しているらしい。これは、「併存症」という不気味な名前で呼ばれている。

全般的に、学び方の特異性とそれ以外の脳の機能異常との併存症は、62・2パーセントにものぼる[17]。考えられる理由としては、これらすべてが皮質における接続性の機能異常にかかわる遺伝性の障害だという点である。「皮質」とは、ここでは大脳の表面を覆う大脳皮質のことを指す。大脳皮質は折り重なった脳の灰白質の大部分を占め、高次の思考に深くかかわっている。ＡＤＤとディスレクシアの原因は、大脳皮質の神経回路における機能異常だ。科学はまだその神経回路の特定には至っていないが、学び方の特異性や障害に関係する神経回路の多くは、どうやら重複しているらしい。神経回路が本来の働きをしていないと、複数の脳の活動領域に影響が出るのはこのためだ。

シドニーの不安は身体に現れやすい。「子供のころ、毎日登校する前に、父の車で吐いていました。他の車では吐かないんです。父の車で、しかも登校直前にだけです」。今でも大きなストレスを経験すると、シドニーはひどい腹痛に襲われる。彼女の説明によると、不安は、「わたしの場合は、心よりも身体に出るんだと思います。わたしは『どうしよう、不安で頭がいっぱいだ』なんて思いません。『どうしよう、吐きそう』って思います」。授業中に不安になると、ときどき肌がむずがゆくてたまらなくなり、血がにじむまでかきむしっていることもあったそうだ。

周囲に遅れずについていこうとすることが、シドニーが目下感じている不安の最大の発生源になっている。課題をこなすにも、クラスメートよりもずっと時間がかかることを彼女自身、自覚している。「いつ始めても、どんなことをしても、きまって時間が足りなくて、最後までできそうもないという気分になるんです」。さらにやっかいなことに、多くのティーンエイジャーと同じく、シドニーは慢性的な寝不足だ。早く寝たいとは思っているのだが、なんといっても一日の時間が足りない。起床は朝の6時で、通学に1時間かかる。帰宅すれば、何時間もかけて宿題に取り組む。そのうえ、週に3日は放課後に博物館でのアルバイトがある。これほど多忙で、熱心に活動するハイスクールの生徒は決してめずらしい存在ではない。多くのティーンエイジャーが、スケジュールを詰め込みすぎ、自分の能力以上のことをやり、頑張りすぎた結果、途方に暮れている。

ワイル・コーネル医科大学で児童・思春期精神科の責任者を務めるジョン・ウォークアップによれば、子供や若者の不安症状を評価する際、検討すべき重要事項のひとつとして、ストレスの度合いが本人の置かれた状況に妥当で、バランスのとれたものかどうかを見極めることがあるという[18]。たとえば1週間のあいだに、何科目もの期末試験を受けなければいけない子供は、当然ストレスを感じる。だが、本人にうまく対処できる能力があれば、そのストレスは管理できるレベルにとどまる。同じように、もしその生徒が期待される結果を出す能力を持ち合わせていなければ、不安になったり、途方に暮れたりするのも無理はない。この場合、問題となるのはその子の感じる不安ではなく、期待のほうだ。

同量の負荷を与えたとき、ストレスを感じると訴える子供と、文字どおり身体がすくみあがってしまう子供とのあいだには、明確な違いが存在すると、ウォークアップは指摘する。「だからこそ、病的な不安についてお話ししたいのです。病的な不安は、状況とは関係なく生み出されます。見えないところにひそんでいて、ささいなきっかけで表に現れるのです。登校することや、激しい雷雨、レストランでの注文といったようなことで」

成果を出すためのプレッシャーも、ある程度のものなら、やる気を引きだせるとウォークアップは言う。だが、不安で頭がいっぱいで、思考停止に陥っていれば、やる気を出すどころの話ではない。日々こなしている普通のことで手いっぱいになってしまうのも、病的な不安の特徴である。不安とは、大きな生理的興奮を伴う否定的感情のことだ。一方、わくわくする気持ちは肯定的な感情だが、こちらも同じ生理的興奮を伴う。肉体的には同じように感じても、心が感じるものは違ってくる。わくわくしているのか不安なのか、よくわからないことがあるのはこのためであり、不安とよく似ている興奮が、マイナス思考を始めた途端、不安に取って代わられるのも同じ理屈だ。だから、たとえばデートやパーティーの誘いに心躍らせていても、暗い結末や心配事を考え始めた途端に不安でたまらなくなってしまう。

思春期の子供の日常は、興奮と不安の両方を感じる機会に事欠かない。その一方で、ハイスクールに通う子供を持つ親も大きなプレッシャーにさらされており、それが親子間の情報のやりとりが正常には行われなくなる原因になっている。親にすれば、ハイスクール卒業までの最後の数年間を、安定した準備万端の状態で子供を社会へと送り出すために、最後の仕事を果たすべき期間と見なしている。親が教育の介護者から訓練教官へと変わるときには、親子の関係に軋轢が生じる。親は子供が大学へ提出する身上書を見栄えのいいものにする責任があると考えているので、子供に対しては、小学校や中学校のときのようにたっぷり睡眠を取りなさいとは言わず、もっとしっかり勉強しろと尻を叩くようになりがちである。子供はよい成績をとるだけでは駄目だと教え込まれる。優秀な大学に入りたければ、とびきりの成績だけでなく、複数の課外活動に参加し、たくさんの入学志願者のなかでひときわ目立つ存在となるための画期的手段を見つけなくてはならない。

これが親子関係に奇妙な緊張感を漂わせる原因にとなる。ジョン・ウォークアップによれば、思春期の子供の不安障害の治療がうまくいくと、学業に対してはリラックスして構えるようになることもあるという。そうなった子供は、ゆったりとあたりを見回して、こう言う。「僕は失敗をもう恐れません。全力で勉強したいとは思うけど、頭がおかしくなるのはごめんだ。今の気分がとても気に入っています。体調もすっかりもとどおりになったし。夜もよく眠れるんです」。それから、話は妙な具合になる。「オールAだった成績が、Aが4科目、Bが2科目に落ちました。親がそれに気づいて、『うちの子はいったいどうしたんですか？　以前はオールAだったのに』と文句を言うに決まっています」。これに対してウォークアップは、「息子さんはあくせく生きるのをやめただけです」と答えている[19]。

専門知識のない人が、不安とは感情過多から生まれるものだと説明することがよくあるが、じつは不安を感じていると、それ以外のあらゆる感情がブロックされる。『止まれなかった男（*The Man Who Couldn't Stop*）』（未邦訳）という著書で、自身の強迫性障害の経験を回想したジャーナリストのデビッド・アダムは、「強迫性障害とは、ある意味、感情を奪い去られることなんだと、私はつねづね言っています。普通なら、悲しくなったり、心配になったり、怒ったりするようなことでも、他の人が感じるようには感じられなくなるらしいのです。頭のなかがすでに満杯になっているからです。それと同じく、私は他の人が感じるようには喜びを感じられなくなっていたと思います。皮肉なことですが、これまでの人生で出会った人にはきまって、私はのんびり屋で物事にこだわらない性格だと言われてきました。もちろんその人たちは、私が不安に苦しんでいることは知りません。自分にとって重要なことに気をとられていると、他の何もかもがどうでもよくなるのでしょう」[20]

デビッド・アダムはとりわけ心配性の子供ではなかったので、強迫性障害を発症したときは、脳のなかでスイッチが入れられたみたいだったという。性行為でＨＩＶに感染したみたいだ、という大学の友人の何気ないひとことが、アダムの心に焼きつき、払いきれない恐怖となった。何度も血液検査を受け、陰性の結果が出ても安心できず、やみくもにＨＩＶ感染を恐れていた。彼は高学歴のサイエンス・ライターであり、自分の不安が事実に基づいたものでないことは知っていた。恐怖の感情が理性の力を押しつぶし、すべてを呑みこんでしまった。それでも彼は、20年ものあいだ、自分の強迫観念をなんとか隠し通した。自分のなかの抑え難い衝動が娘の生活に影響を及ぼすようになってようやく、強迫性障害の治療を受けることを決意した。彼の場合は、抗うつ剤が効果的であることがわかった。

彼の物語を聞くと、不安症の興味深い側面に気づかされる。不安症の人は過剰なまでの注意力と用心深さを備えているだけでなく、強迫観念に取りつかれている場合があることだ。どんな強迫観念であれ、当然のことながら、集中力の妨げとなる。極端なケースでは、不安と強迫観念のせいで視野がせばめられ、本人を取り巻く世界が縮んで、どんどん小さくなってしまう。不安と強迫観念に支配され、他の感情を排除してしまう。治療をまだ受けていない場合、恐怖から逃れたいと願う不安症の人にできる唯一の方法は、恐怖の原因となるものを最初からすべて避けることしかない。

不安への「対応策」を準備する

2004年、ABCニュースのキャスター、ダン・ハリスは「グッドモーニング・アメリカ」の生放送中に、多くの視聴者の前でパニック発作を起こした[21]。危険な紛争地帯からのレポート経験もあるハリスだが、このときのように完全にコントロールを失った状態に陥ったのは初めてだった。この出来事をきっかけに、彼は人生を根底から見直した。発作の原因を見つけて再発を防ぐために（彼はその後もう一度発作に襲われている）、すぐさま専門家に助けを求めた。戦地での仕事を何度かこなして帰国したあと、気晴らしに麻薬に手を出すようになり、週末限定のコカイン中毒になっていたことを、彼が医師に包み隠さず打ち明けたのは賢明だった。もともと不安を感じやすい彼の脳に麻薬が作用して、体内のアドレナリン量が増えたために、過剰な闘争・逃走反応が起きたのだと医師は説明した。

ハリスは、「不安を崇拝する」家族の一員として育った。「父親は『安全の代償は不安だ』などと言っていましたよ。のちに、それは父の座右の銘ではなく、心配性の息子が思う存分心配できるように、父が考えてくれた言葉だとわかりましたが」。もっとも、家族のなかでハリスだけが心配性だったわけではない。彼の父親は、「いつもおどおどと手をもみしだいてました」。9歳のころ、ハリスは「核戦争が始まるのではと、こわくてたまらなくなりました」。あまりにおびえるハリスを見かねた両親が、ハーバード大学のウィリアム・ベアーズリーによる、核戦争の脅威が心理面に与える影響についての画期的研究に参加させたほどだった。

平均レベルを上まわる不安が原因で、長年、恥辱や苦痛を感じていたにもかかわらず、彼はやがて、自分の極度の用心深さが「強み」を与えてくれたのだと思うようになる。「成功するには、ある程度のストレスや努力、計画や入念な準備が欠かせません。仕事、育児、孫の世話、ボランティア活動、芸術でも何でも、人間の営みにとって、適度の心配はとても重要なことなのです」。とはいえ、不安から生じる数々の困難を管理し、対処できるようになっていなければ、ハリスもこんな結論には達しなかっただろう。彼の場合は、瞑想の実践が劇的な効果を発揮した。「私たちは自分の苦しみを必要以上に重くしてしまいがちです。マインドフルネスによって、『前向きな苦悩』と『無駄な熟慮』と私が呼んでいるふたつのことをはっきり区別することができるようになります。そうすれば、不安も健全で戦略的なものになり、意味もなく心配することで心が縛られたり、身動きがとれなくなって創造性や率直さ、思いやりが奪われ、生きづらくなることも減るでしょう」

瞑想に加えて、ハリスは医師のアドバイスに従い、自分の身体をいたわるようになった。しっかり食べ、良質な睡眠をとり、定期的に運動することで、プレッシャーを受けても対処できる力を蓄えられる。「他にも、私は入念に準備をするようになりました。番組で伝えるニュース全部について、可能なかぎりのことを調べておくと、とてもうまくいくのです。たとえ使わない情報だったとしても……。自信をもって臨めます」。この準備のおかげで、彼はテレビに出演しても、心配事に頭を占領されることなく、どっしりと落ち着いていられる。「今、実際に起きていることを把握し、起きるかもしれないことを想像する（おびえる、気をとられる）のではなく、ありのままの出来事に対応できます」

それでも、「準備」の期間はいつか終わらせなければならない、とハリスは力説する。プレッシャーがかかってもきちんとやれるという自信がつくときが必ず来る。彼は瞑想の師であるジョゼフ・ゴールドスタインに、効果てきめんの「マントラ」を伝授された。「たとえば、飛行機に乗り遅れるといった無残な結末が何度も何度も頭に浮かんできたとします。そういう場合は17回目に頭に浮かんだときに、自分にこう問いかけるんです。『こうしていることに意味があるのか？』と。私のような不安と心配の崇拝者を我に返らせてくれる、すばらしい手段です。16回心配しているあいだは、飛行機に乗り遅れた場合の代替案をいくつか考えておくことには意味があります。ですが、17回目ともなると、何か他のことを考えたほうがいいはずです」

ハイスクールに通うシドニーは、自分の時間を自由に使うことができれば、不安症状がかなり軽減されることに気づいた。彼女が友人たちと気楽に時間を過ごせるように、母親が門限をゆるくしてくれたので、シドニーはあまり窮屈な思いをしなくてもよくなった。さらに、彼女は自分が心から楽しめることをするよう心がけている。スケジュールは相変わらず過密なままでも、そうすることで大きな喜びを感じることができる。学校の勉強のことが心配でたまらなくなったシドニーは、ある時期、博物館のアルバイトをやめたくなった。それでも、「大げさじゃなく、その仕事のおかげでわたしはとても幸せになれるんです。だから、続ける価値はあります。それに、たとえストレスが溜まるような仕事でも、幸せな気分でやれれば、よい仕事になるんです」。シドニーにとってハイスクール入学後の数年は、不安に支配された暗黒時代だったが、ある時点で彼女の態度に変化が現れた。「自分のことが、すごくよくわかるようになったんです。幸せになりたければ、できないことの言いわけばかりしてないで、理想の自分になるよう努力すべきだと気づきました。わたしに間違った判断をさせたり、よくない影響を与えたりする人たちと付き合っていてはいけないと思いました」

母親のリサは、シドニーが不安に対処できるよう手助けしている[22]。積極的にサポートをするときもあるが、一歩下がって、そっと見守ったほうがいい場合もあることを心得ている。シドニーが宿題を過度に心配したり、苛立ったりすると、「しばらく宿題をするのはやめたら、と言います。散歩でもしてきなさいって。あの子はわからないことがあると、すぐにイライラしますから」。それに彼女は、娘がSATを別室で受験できるよう、大学入学試験協会にかけ合っている。「娘はテスト中に不安になります。それこそ、頭がおかしくなりそうなぐらいに。比較するせいでしょう」。自分と周囲の生徒の進み具合をくらべているうちに、シドニーはパニックに陥る。「みんな、もう終わっちゃったの？　どうしよう。なんでそんなに速いの！」

リサはまた、どんなときに娘を会話に誘い、どんなときにはそっとしておいたほうがいいのか、わかり始めている。当然のことながら、シドニーは夕食の席では不安になることは話したくないと思っている。「シドニーに言われたんです。『夕食のときに大学や学校の話題を出すのはやめて』って」。その後、シドニーは母親に、触れてほしくない不愉快な話題のリストを手渡した。「じゃあ、何を話せというの？　話すことなんて、残ってないじゃない」とリサはこぼす。親が子供とかかわりを持とうとすれば、こうしたことが重荷になりかねないが、シドニーと母親にとってこれは進歩なのだ。リサが言うように、「あの子は、自分が何に不安を持つかよくわかっているのです」。現在シドニーの不安症状の治療は、鍼灸とハーブ系サプリメントだけだ。リサは、サプリメントは自分の急性の不安にもよく効いており、シドニーの症状も軽減されたことに気づいた。「１００パーセントよくなったとは言えませんが、症状がおだやかになった感じがします」。シドニーの胃腸の具合は大幅に改善された。

デビッド・セダリスは、問題の多い強迫思考とは距離を置き、自分の偏執的な脳を活用することで、適切なバランスをとれるようになった。作家には、あれこれ考えることが有益なこともあるが、「僕の場合、自分の考えに没頭するとまずいこともあります」。彼はふと気づくと、遠い昔の出来事をこんなふうに思い出している。「あんなことしなけりゃよかった。こんなことを言わなきゃよかった。平然と、何でもないような顔で本心を隠したりしないで、正直に打ち明けていればよかった……」。だが、そんな強迫思考は、「僕にとっていいことなど何もありません。それどころか、ほとんど苦痛です」。強迫思考を追い払うために、セダリスはポッドキャストや朗読テープを楽しむようにしている。「何度も、何度も、何度も、それこそ限りなく頭に浮かんでくる強迫思考から守ってくれます。聞いているテープの内容があまりおもしろくないと、強迫思考のほうが勝ってしまい、歩きながらはっとするんです。『しまった、もう20分も聞いていない。25年前の出来事を考えてたせいだ』と」

セダリスの強迫思考が特に始まりやすいのは、退屈しているときだ――「家事や皿洗いをしているときや、泳いでいるときに」。なかでも、泳いでいると強迫思考が浮かびやすい。「何も聞こえないですから」。セダリスは泳ぎながら、昔の恋人との関係、特に別れと仲直りを繰り返した関係について、どうしてもあれこれ考えてしまう。「他の人は僕みたいに（強迫的に）考えたりはしないんだって思うこともあります。たとえば、恋人と別れても、外出して、映画を観て、友達と夕食に行くことができて、別れたことをいつも考えていないでもすむ。一度寝て目覚めたら、もう忘れています。考え続けるのは特殊な人間のすることで、僕はそういう人間なんです。あまりかかわりあいになりたくないタイプですよね」

セダリスはいつも、他のことに心を向けることでうまく切り抜けている。特に、執筆していると、強迫的にあれこれ考えることを止められる。「世界は雑然としています」。だが、文章のなかで彼は「物事をコントロールする」ことができ、「世界に秩序を与えたり、理解しやすいように縮めたりすることもできます。毎朝、僕は机でノートにメモしていますが、それが僕のしていること、つまり世界に秩序を与えることなのです。書かないと、どんなこともうまく理解できません。書くことで、世界を正しく認識できるようになるのです」

不安を感じやすい脳がもたらす才能

デビッド・セダリスは、自分の過剰なほどの用心深さと強迫思考に苦しめられることも多いが、そのおかげで執筆のネタに困ることはほとんどない。他の人が以前考えていたことをあとで細かく思い出せなくなることが、セダリスには不思議だった。たとえば、ボーイフレンドのヒューに、絵を描いているとき、どんなことが心に浮かんだかと聞いてみると、「彼は答えられませんでした。もし僕が同じ質問をされたら、細かく説明できるのに」

他の人間なら見逃してしまう細部に（それが自分の思考プロセスの詳細であれ、周囲の環境のささいなことであれ）目を注ぐことが不安に陥りやすい人々の特徴である。細部への強迫的なこだわりを積極的に活用した最たる例が、チャールズ・ダーウィンだ[23]。歴史上の人物に診断を下すのはリスクが伴うが、ダーウィンの不安傾向を示す多数の証拠が史実と伝記から確認できる。伝記によれば、彼の家系には不安障害を患った者がいたというし、ダーウィン自身も血液恐怖症のせいで医学の道を閉ざされて、医師だった父親と祖父を継ぐことができなかった。

ビーグル号での最初の航海を目前にして、ダーウィンは初めてパニック発作を思わせる症状に襲われた。原因はおそらく、長期にわたって家族と離れることに対する、急性の分離不安だろう。8歳のときに母親を亡くし、それをきっかけに父親も悲しみのために以前とは別人になってしまった。そういう経験を持つダーウィンは、見捨てられることを極端に恐れた。あるとき恐慌状態に陥り、発疹や胃腸の不快感に苦しんだことが書き残されている。彼は存命中にたびたび不安発作に襲われているが、特に喪失の場面で発作が起きることが多かった。また、結婚や子供の誕生、世間の信仰と真っ向から対立する理論を確立するときの精神的葛藤など、それまでにない責任を引き受けなければならないときも、彼の不安は頂点に達した[24]。

ダーウィンの身体の不調は、腹痛、吐き気、鼓脹、発疹など、ほとんど教科書どおりの心身相関の特徴を示している。興味深いことに、彼は顔が赤らむ生理現象を研究対象のひとつにしていた。ダーウィンによると、赤面するのは人間だけで、女性は男性より顔を赤らめやすく、赤ちゃんは赤面しない。彼はそうした赤面には遺伝がかかわっているという仮説を立てた。彼がこの研究テーマに興味を持った裏に、個人的な理由があったのかどうかは気になるところだ。いずれにせよ、自分で書き残しているようなやっかいな身体症状のせいで、家族を残しての出航を前にしたダーウィンは不安でたまらなくなり、のちには外出する気さえなくしてしまう。虚弱体質で苦しんでいた人物が、自然界の適者生存の概念を研究していたことを考えると心を打たれる。自然界はなぜこれほど残酷なのかということに、彼はよく思いを馳せていた[25]。

だがそれと並行して、優れた素質や成果もダーウィンの人生の随所に登場する。幼いころは、貝殻や鳥の卵、鉱物を類を見ない精度で収集した。ビーグル号での航海中の、強迫的とも言える執拗さで行った、きちょうめんな収集行動を予見させる行動だ。長じてダーウィンは緻密な観察者となり、それまでだれも気づくことのなかった変化や適応を拾い出した。彼はむさぼるように本を読み、一部の隙もない文章を精力的に書いた（そして、自分の書いたものは徹底的に推敲した）が、このことは彼自身と進化論のために大いに役立った。

デビッド・セダリスは、持ち前の完璧主義とコントロールしたいという願望を執筆活動にいかんなく発揮している。子供のころの彼は、どうしても電球を舐めたくてたまらなくなったことがある。若いころは、特定の日の特定の時間に、家の掃除をしなければ気がすまなかった。執筆や芸術作品の制作をするようになると、同様の強迫的スケジュールを自らに課したが、これは大いに役立った。「あらゆることに――間違いなくどんなことにも、独自のスケジュールがあるんです。執筆には執筆のためのスケジュールが、視覚芸術を手がけていたときは、それに合ったスケジュールがありました。そのうち僕はスケジュールと渾然一体になります。そうなったら、無理に自分を机に座らせなくても、朝起きたら机に向かい、仕事を始めています。毎朝、頑張って腹筋運動を500回しようと思わなくても、自然に身体が動いていています」

セダリス特有の熱意と強迫性は、作品の量のみならず、その質にもよい影響を与えている。彼は27歳のとき大学に戻り、18歳の学生にまじって講義を受けた。周囲を見まわした彼は、他の学生が安閑としていることにショックを受けた。クラスメートは、たいてい提出期限の前夜に課題の短編を書いていた。「そのとき、こう思ったのを覚えています。『17回書き直さなくていいのか？　お前ら、どんな人間なんだ?』って。つまり、僕は知っていたんです。第一稿というのはしょせん第一稿にすぎず、だれかに見せることなど考えられないものです。人に見せる価値などないのだから。そんなことはだれにでも最初からわかっていることです」

セダリスを成功へと導いた要素として、その他に彼のひたむきさが挙げられる。「僕ぐらい成功を欲していた人間はいません。とにかく、成功することばかり考えてました。ジュニア・ハイスクールやハイスクールのときは、何時間も歩いたり、延々と自転車を乗りまわしたりして、そのあいだずっと自分が成功した場面を思い描いていました。どこかでだれかに、『ちょっと。もしかして、あなたは……』と呼びとめられる場面や、僕を訪ねてきた人の本にサインしてあげるところなんかを。僕は生まれてからずっと、その練習をしてきたんです」

セダリスは、自分を成功へと駆りたてるうえで重要な役割を果たした要素のひとつに、否定論者（特に、彼を屈服させようとしていた父親）に、自分の力を証明したかったことがあると自覚している。「僕は他のだれでもない、この父親でよかったと思っています。父がいてくれたことに感謝しています。僕の人生のあらゆることに反対してくれましたからね。父が何かアドバイスをくれたら、僕はそれとは真逆のことをするまでです。大人になるまでに、おそらく10万回は父に言われましたよ。『身のほどを知れ。お前はまったく取るに足りん人間だ』。事あるごとに、父はこうも言っていましたね。『お前がさわったものは、ひとつ残らずゴミになる』。そう言われると、僕は思ったものです。『今に見てろよ』とね」

先日、セダリスと父親が話していて、父親が地域のギリシャ教会に設立しようとしていた大学奨学基金の話題になった。父親はセダリスに寄付を求め、奨学金を設ける目的は、「わかるだろ、死んだら、俺の名前なんて忘れられちまうからな」ということだと説明した。これに対してセダリスは、「父さんはね。僕の名前は1000万部売れた本の表紙に書いてあるけど」と応酬したという。

そう言えたことで、セダリスは溜飲の下がる思いがした。「ありのままの姿で世間に受け入れられている」ことは、セダリスにさらに大きな喜びをもたらした。「こそこそしたり、嘘をついたり、だれかの考えに合わせなくても平気なんです。僕がラジオ番組を始めたとき、父に『なぜそんなことを話さんといかんのだ?』とよく言われました。父が言わんとしていたのは、十中八九、『お前はなぜ〝ボーイフレンド〟なんて言葉を口にするんだ?』ということでしょう。他にも、僕がアパートを掃除したことをラジオで話すと、父は自分の友人に、僕にそんなことをさせていると知られたくなくて、うろたえていました。でも、僕は思ったんです。うまくいっているじゃないか。僕は僕だ。隠し立てすることなど何もない。僕はありのままの自分をさらけ出しているし、みんな、そういう僕のことを好きでいてくれる」

脳の特異性のプラス面に注目することには、リスクがつきまとう。というのも、そうすることで、深刻な症状がもたらす多大な苦痛が過小評価されかねないからだ。脳画像を見ても、不安症状が才能や鋭敏さにつながるのはどの部分かわかるわけではない。それどころか、化学物質がかかわる難治性の機能障害の例にもれず、歯止めのきかない症状に、自分という存在が呑みこまれてしまうこともありうる。デビッド・アダムは、HIV感染という根拠のない恐怖に長年苦しめられているあいだは、強迫性障害と自分の持つ強みとの直接的な関連性を見いだすどころではなかった。それどころか、脳内で突然スイッチが入る前は、自分を冷静でバランスの取れた人間だと思っていた。だが、そんな彼でもひとつの利点に思い至った。「もしそれを利点とみなすならですが。私は頭のなかのおしゃべりを止めるために、いろいろなことをしたいと思うようになりました。そのひとつが、人前で話すことです。人前に出ると不安になる人は大勢いますが、私は楽しめました。自分のしていることに、真剣に集中しなければならないからです。そうしているあいだは、やっかいなＨＩＶ

についての思い込みにわずらわされることも少なくなります」

アダムはさらにつけ加える。「私はもう、自分がみじめである理由を探すことはありません。そんなものは、理不尽に押しつけられたものだとわかっていますからね」

不安を感じやすい人が活躍するために

深刻な不安症状に悩まされているときは、自分の強みについて考える余裕などない。再発のない、軽いパニック発作を経験した人でさえ、発作の渦中にあるときは、他のことなどいっさい考えられなくなることを思い知らされる。パニックがいずれ収まるかもしれない、理性的に考えれば不安を鎮められると考えても、まったく歯が立たない。だから、不安を抱えていても、よりよい、より充実した、より豊かな人生を送りたいのであれば、何はともあれ治療を受けることだ。

バーバラ・ミルロッドによれば、不安に苦しむ人が受診するまでに、平均10年かかっている。不安がいかにありふれたものかを考えると、これは異常なことだ。しかし、「ストレスがある」とこぼすことと（それなりに頑張って物事に取り組んでいれば、だれでもストレスのひとつやふたつあるのが当然とされている）、「手に負えないストレスがある」と訴えるのとでは、雲泥の差がある。後者の場合は、自分を駄目な人間だと考えている。不安はとても治療しやすい疾患なのだから、じつに残念なことだ。

症状を軽減しようとすれば投薬が必要になるという考えとは裏腹に、実際は認知行動療法（ＣＢ

T）だけで改善できるケースのほうが多い。コンサルティング&クリニカル・サイコロジー誌に掲載された56例の有効性調査のメタ分析によれば、認知行動療法を受ける前と後の差異は顕著で、肯定的なものであることがわかった[26]。私が薬の服用を考える前に、認知行動療法のセッションを最低でも8回受けることを強く勧めるのはこのためだ。認知行動療法は体系化されており、条件づけられた恐怖（とそれに伴う反応）を解消するために、セラピストは段階を踏んで、恐れを抱く状況や対象に患者を何度も向き合わせる。恐怖症の薬物治療（たとえば、飛行機で飛ぶことを恐れる人に精神安定剤を処方するなど）は対症療法にすぎず、根治にはつながらない。だが、認知行動療法なら脳の可塑性に働きかけて、ストレス要因と個人の感情的反応とのあいだのつながりを根本から断ち切ることができる。とはいえ、強迫性障害の場合は、生物学的要因も関係することがあるので、SSRI（選択的セロトニン再取り込み阻害薬）などの薬剤と認知行動療法を併用しなければならない場合も少なくない。

有酸素運動はストレスの悪影響から身体を守り、心身の回復力を高めることにつながり、ストレスレベルにプラスの効果が認められることを多数の研究が示している[27]。その他、自分でできる対策として、瞑想や適度な睡眠をとることも有益であるのがわかっている。異論はあるものの、鍼治療にも明らかな効果があるとする臨床的エビデンスも存在する[28]。じつは、不安が引き金となって闘争・逃走反応が起こるため、身体を自然にリラックスさせるものなら何でも効き目がある。瞑想状態に入りにくければ（強迫思考のパターンがある場合は、必ずしも容易ではない）、筋肉をゆるめることで効果を得られる。横になって、筋肉のひとつひとつのまとまりに力を入れたり、ゆるめたりを繰り返すだけでいい。

症状を和らげる心のエクササイズもいくつかある。激しい強迫観念の真っただなかにいると（玄関のドアにカギがかかっているか確認する行為など）、衝動が永遠に続くのではないかと思えるが、じつは大半の強迫行動は長続きしない。しなければと思い込んでいることを、15分だけ我慢するよう患者に指示するだけで、認知行動療法は抜群の効果を発揮する。何度も我慢を繰り返すうちに、魔術的思考（もしあることをすれば、災難を免れると本人が信じ込んでいること）のサイクルを断ち切りやすくなる。テストが不安な学生は、パニックに陥ったときに、合格を１００パーセント確信するのは不可能であることを自分に言い聞かせれば悪循環から抜け出せる。ここまで勉強すれば不合格のリスクをなくせると思い込むより、自分を説得することで不安に耐える力を養うべきだ。

シドニーの母親リサは、問題が解決するよう手を差し伸べるのではなく、ただ耳を傾けていれば、娘がよい反応を示すことを学んだ（ついでに言えば、これはすべての親や配偶者に有益なアドバイスだ）。シドニーは「『ただお母さんに聞いてほしいだけなの。アドバイスはいらないから』と言っています。それで、わたしは『いいわよ。わかった。難しいことだけど。わかったわ』と答えます」。

臨床的観点から見ても、シドニーと母親はちゃんとわかっているようだ。ジョン・ウォークアップは、過保護に育てられた若者の多くは、大学進学で家を離れるときになって初めて深刻な不安に襲われると指摘している。初めてのひとり立ちは、だれにとってもストレスとなりうるが、なかには他人よりうまく対処できる子供もおり、多くの場合、不安な気持ちと向き合うためにどれだけ心の準備ができているかが鍵となる。私たちは体験から学ぶのだ。もし不安になる機会を奪われたり、介入されたりしたら、若者は回復力を身につける機会を失ってしまう。

　適度な不安があるからこそ、人は行動に駆りたてられ、経済力を蓄え、年に一度医者のもとに健康診断に通う。万事うまくいくだろうと能天気に構えるのは楽かもしれないが、我々自身と子供たちにとっては現実的ではない。バーバラ・ミルロッドも指摘するように、子供が車を運転するときは、親はむこう見ずな冒険家タイプよりも、健全なレベルの不安を持つタイプであってほしいと願うのではないだろうか。重要なのは、用心深くても、その場ですくみ上がってしまわない程度の不安の最適バランスを見つけておくことだ。

　ダン・ハリスは言う。「これは時間をかけて取り組む必要のある問題です。私はつねに微調整をしていますよ。失敗をやらかすこともありますからね」。最近彼は、それを痛感させられる体験をした。２０１４年に、カナダの国会議事堂が銃を持った男に襲撃された事件の直後、彼はトロントに派遣され、現地取材をすることになった。「普通は、緊迫するニュースが飛び込んでくると、私の警戒心は高まります」。だが、この一件は違った。「私は冷静さを失わなかったことに、得意になったのです。ひとりよがりな物語のなかにひたっていました。自分はこれだけ成長したんだと。その後、私は現地入りし、レポートしました。それが終わると、社長のベン・シャーウッドが連絡してきました。しょっちゅう私に雷を落とす人物で、私の本にもしっかり登場しています。彼は『いったいどうしたんだ？　今夜の君には生気が感じられない。君の態度からは、ニュースの緊迫感が伝わってこないぞ』と言いました。そう、彼はまったく正しかった。そう言われて、翌日私は心を入れ替えました。そう、昔のように正気を失ったわけではないのです」

彼はさまざまな観点から取材を行い、ABCニュース（彼の雇用主）がつかんでいないことは、ライバルもつかんでいないというところまで調べ上げたが、「これは使えると思ったことだけに限定しました。それで、数多くの特ダネにも恵まれましたし、適度な緊迫感を持って伝えることができました。うまくやれたんです。私は他人に悪態をつくようなまねはしませんでしたし、必要以上に落ち込んだりもしなかった。自分は完璧な人間だと言っているわけじゃありませんよ。いつでも、失敗から学ぶことの連続です」

長年ジャーナリスト兼雑誌編集者として活躍してきたスコット・ストッセルは、『私の不安時代（*My Age of Anxiety*）』（未邦訳）という高い評価を受ける著書のなかでこう述べている。

不安から完全に回復するまでには至っていないが、私は不安には欠点を補ってあまりある価値があるのではないかと思うようになった。……不安に耐えられないと思うこともある。みじめな気持ちになることも多い。だが、不安とは、おそらく天賦の才でもあり、私が手放すことを躊躇する、コインの裏側のようなものであるのは間違いない。多少なりとも私が持ち合わせている道徳心も、不安とつながっているのだろう。そればかりか、私を心配でいたたまれない気持ちにさせる不安な妄想があるからこそ、予期せぬ状況や思いがけない結果に対して、有効な計画を準備できる。警戒心に欠ける、別の気質であれば、こうはいかないだろう。パフォーマンス不安があるせいで、社会的判断がすばやくできるようになり、状況を即座に把握したり、人を動かしたり、対立を解消したりする場面で大いに助けられている。[29]

自分の持つ天賦の才に対するストッセルの評価は、みじめさと自己満足のあいだで折り合いをつけようといたずらに模索し続ける、不安を抱えた人々へのメッセージになっている。だれでも時には、自分や、自分の子供の完璧主義がちょっとでも崩れたら、たちまちつまらない人間に堕してしまうのではないかとこわくなることがある。同様に、不安を抱えながら生きることは、要するに不安を抑えられないということであり、チャールズ・ダーウィンが研究した適応できない生物のように、この世界で生き残るのに適していないのではないかと心配になることもある。実際は、その逆こそ正しいのだ。心配、過剰な用心深さ、完璧主義といった特質が、世の中に多大な貢献をする原動力になっている。

第4章　憂うつ

【一般的な診断名】うつ病、気分変調症、不快気分

「ドラゴンを追い払えば、英雄もいなくなる」——アンドリュー・ソロモン（作家）

サンディフック小学校銃乱射事件（訳注：2012年に米東部コネチカット州で発生した乱射事件。小学校の児童など26名が犠牲となった）の犯人、アダム・ランザの父親のピーター・ランザが、ようやく胸の内を語れるようになったとき、信頼できる人物だとみなして連絡をとった唯一の人物が、アンドリュー・ソロモンだ〔1〕。ソロモンは絶大な尊敬を集める作家・ジャーナリストではあるが、ランザの話を伝えられるジャーナリストなら他にもたくさんいたはずだ。主要テレビネットワークであれば、独占インタビューに大金を積んだだろう。だが、ソロモンの著作（特に、全米図書賞を受賞した『木から遠く離れて——親と子供とアイデンティティの探求〔*Far From Tree: Parents, Children and the Search for Identity*〕』〔未邦訳〕）では、インタビューを受ける人から信頼を寄せられるソロモンの傑出した能力が随所でうかがえる。ソロモン自身は、これまでの人生ですさまじい精神的苦痛を経験したことによって、苦難を抱える人に対して共感を寄せる能力を獲得できたと語っている。

現在、アンドリュー・ソロモンは結婚して子供を迎え、幸せに暮らしている。作家としてのキャリアも順風満帆だ。ところが、彼はつねに、すべてを失うのではないかという思いにとらわれている。これまでの人生でずっと、ソロモンはうつ病に苦しんできた。重篤な臨床的うつ病（大うつ病）の深みにはまり込んで、仕事ができなくなったり、大切な関係を維持できなくなったりするのではないか、また、母親とその父親のように、若くして死ぬのではないかという不安にさいなまれ続けている。死が刻々と迫っているかのように感じているのだ。

彼が初めて大うつ病を発症したのは27歳のときで、母親の死と同時期だった。今なら彼は、うつ病の兆候だと考えられる病相を思春期までさかのぼれる。「それほど症状が重くなかったので、動けなくなることはありませんでした。それでも、あまりよい経験ではありませんでしたね。そんなわけで、うつ病とは古い付き合いなのです」。彼はずっと書き続けてきたし、作家になることは長年の夢だった。うつの症状が急激に悪化する期間をのぞいては、「私はうつ状態でも書いています。力ずくで進んでいくようなものです。少なくとも、自分はまだ生きているんだと実感できます。うつのときは、書くことが救いとなります。健康なときであれば、書くことにこのうえない喜びを感じられます」

破滅を迎えるかもしれないという感覚に押しつぶされることなく、ソロモンはその感覚を創造力の源泉として利用している。それどころか、絶望をありのままに描写するためには、暗がりに身を潜める必要があると感じている。「ドラゴンを追い払えば、英雄もいなくなるのです。うつの経験が、逃れられない大いなる苦闘を私にもたらしているのではないかと思うことがあります。その大いなる苦闘が、私が書くもののほぼすべてに反映されています。この苦闘のおかげで、私は同じような苦しみや困難に直面する人に対して、共感を持って耳を傾けられるようになりました。この苦闘抜きには、私の来歴は語れませんし、私が書くあらゆることには、自分の人生が全面的に投影されています。（私のうつは）ある程度の創造性を伴っているので、そのおかげで、困難な時期を乗り切るのを助けられていると感じています」

人生で向き合ってきた苦難が、作家・ジャーナリストとしての自分の仕事において重要な役割を果たしていることを、ソロモンは率直に認めている。「本物のうつ病には、生産的な側面があるのではないかと思います。私がゲイであるがゆえに体験してきたことや、そのせいで子供のころから直面せざるをえなかったあらゆる困難にも、生産的な側面があるのではないかと思います。そのような経験のすべてが、私が取材対象とする、苦難を抱えた人々に共感を寄せる力を与えてくれたのです。そのような人々が胸の内を明かしてくれるのも、私ならわかってくれるはずだと思ってのことでしょう。底なしの闇と、（人生の苦難のなかに）見いだされる救いについて描写するとき、私の仕事は本領を発揮します。そして、私の人生とは、闇と救いが交互に訪れる、終わりのないサイクルの繰り返しなのです」

憂うつとはどのようなものか

私たちのなかには、憂うつになりやすい人と、そうでない人がいる。憂うつになりやすい人は世界を否定的にとらえている。楽天的な人にくらべて、ある状況についてマイナスの側面に注目したり、ある行動について悪い結果を想定したりしやすい。気質が原因となることもあるし、育ちや環境がかかわってくることもある。おそらく大半は、複数の要因が関係している。憂うつになりやすい傾向が重症化して、繰り返し悲観的気分に襲われ、生活の質も低下すると、臨床的うつ病と呼ばれるようになる。臨床的うつ病には、多岐にわたる症状が含まれる。希死観念を抱く重篤なうつ病から、比較的症状の軽い慢性うつ病である気分変調症（ディスチミア）、さらに、独立した診断ではないが、臨床的うつ病と双極性障害のどちらにも見られる、「極度に落ちつかない不安」と表現するのが最適な症状の集合体、すなわち不快気分（ディスフォリア）まで幅広い。

気分変調症を患う人は、気分の落ち込みから絶望感に至るまでの気分の循環を経験しているが、そのためにまったく何もできない状態になるわけではない。生産性や生活の質の低下に直面してはいるものの、なんとか切り抜けて、重篤な臨床的うつ病が引き起こしかねない完全な活動停止状態の一歩手前で、どうにか踏みとどまっている。おそらく、うつ病に対するステレオタイプ的見方の最たるものが、この活動停止状態だろう。ベッドからどうしても出られず、カーテンは閉めっぱなしで、服を着ることさえままならない。だが、うつ病はこれほどわかりやすいものばかりではない。実際は、男性では、うつは怒りや極端なキレやすさとして現れることが多い［2］。大うつ病（ＭＤＤ）に罹患する割合は、アメリカの成人では、年間６・７パーセント、12歳から17歳では、年間10・７パーセントだ。さらに、15歳から34歳までの年齢群では、大うつ病が心身障害の主な原因となっている［3］。発症年齢の中央値は、32歳をわずかに超えたあたりだが、ほぼどんな年齢でもうつ病になる可能性はあり、実際に発症している[4]。うつ病の標準的治療には、さまざまなタイプの心理療法、投薬治療、脳への電気刺激がある。

よくあるうつ病のイメージとしては、悲観主義と大差ないというとらえ方や、最悪の事態を予想する病的傾向だという見方がある。うつとは、理由もなくネガティブになることだとされている。だが、真実はその逆だということが立証されている。ビヘイビア・セラピー&エクスペリメンタル・サイキアトリー（行動療法および実験精神医学）誌に掲載されたある研究で、実際には、軽度のうつ病や不快気分を抱える人は、そうでない人にくらべ、より的確に自分の能力を見極められるということが確認された[5]。このため、軽症うつ病の人は理由もなく自信を失ったりしないが、うつではない人は、かえって根拠のない自信過剰に陥る危険性が高いと言える。

うつ病の人は周囲の世界を現実的に認識する能力が優れているという「うつ病的リアリズム」として知られるもののなかで、今や古典となった一例が、ジョシュア・ウルフ・シェンクの『リンカーン――うつ病を糧に偉大さを鍛え上げた大統領』（邦訳：越智道雄訳、明石書店、２０１３）で紹介されている[6]。シェンクは同書で、最悪の結果を予測するリンカーンの性向があったからこそ、南北戦争中に国を導くことができたのだという説を展開している。同じことが、ウィンストン・チャーチルにも当てはまる。チャーチルの一生は、自ら「黒い犬」と呼んだうつ病との闘いでもあったが、多くの楽観的な同時代人よりも、はるかに明晰にナチスの脅威を見抜いていた。生涯うつ病に苦しんだマリー・キュリーは、悲観的気分から逃れるために研究に打ち込んだだけでなく、他の科学者が見向きもしなかった科学的研究に光を当てた[7]。彼女は極端なまでに控え目な人物だった。服装は地味で、見返りは求めず、X線照射の先駆的研究を行うにあたり、間違いなく自らを危険にさらしていた。しかし、その一方で偉業を成し遂げ、無数の人々の命を救った。リンカーン、チャーチル、キュリーの三者は、他人なら再起不能になっていたかもしれない絶望感を抱えた人物から、私たちがはかり知れない恩恵を受けているという、興味深い典型例だ。

うつ病の臨床研究を概観すると、あるパターンが頻出することに気づく。軽度から中程度のうつ病で、特に平均以上のIQがある場合、共感力、洞察力、さらに創造力という才能が付随しているのだ。アンドリュー・ソロモンは、自らについて次のように語っている。「うつになったことと、私が他者に共感を寄せ、その苦痛の度合いを理解できるようになったこととは関係していますし、非常に有益なことです。これまでに、うつ病になって、そこにいっさい価値を見いだせない大勢の人と話す機会がありました。私自身には、そのような能力があり、うつの体験に意義を見いだせることは、幸運だと感じています」。ソロモンによれば、このような差異を生み、うつから利点を得る鍵となるのは、うつを創造的もしくは感情的な原動力として使いこなす能力だという。ソロモンは、うつ病になったから作家になれたのではない。うつ病を肯定的に活用できる、並外れた知的能力と才能が、彼のうつに含まれているのだ。

ソロモンはさらに、深い絶望感の底にいるときは、創作活動ができないと述べているが、このような体験は、臨床研究からも裏づけられる。うつが極度に悪化すれば、自分のことを現実的に把握することも、まともに機能することも困難となって、生産的活動や創作活動に従事するどころではなくなる。しかし、的確な診断を受けさえすれば、うつは治療によって改善されやすい疾患であるということは朗報だ。さらに、適切な治療をすることで、うつ病の重症化を防ぐことができる。『一流の狂気――心の病がリーダーを強くする』（邦訳：山岸洋・村井俊哉訳、日本評論社、２０１６）の著者であり、タフツ医療センター気分障害プログラムの責任者を務めるナシア・ガミーは、うつ病には「速度効果があって、うつの症状が重いほど、さらに重い症状が誘発され、その勢いはとどまるところを知りません。このため、進行中のうつ病を治療することが、現在と未来のために何よりも大切となります」[8]と説明する。

比較的軽度のうつ病でさえ、多大な苦痛の原因となりうるということは、強調されるべきだ。家族の世話をするため、仕事に行くために、無理やり自分をベッドから引きずりだしたことがある人なら、絶望感のさなかにあっても、とにかく前進しなければならないときに生じる相当な苦痛について証言できるだろう。だが、このような苦痛の経験が、人格形成につながる可能性があるということを複数の研究が示唆している。２０１５年にジャーナル・オブ・サイコロジー誌に発表された研究では、高度な共感能力とうつとのあいだには、密接なつながりがあることが明らかになった[9]。さらに、２０１４年にニューロイメージ・クリニカル誌に掲載された研究では、うつ病の人や、過去にうつ病が寛解している人であっても、脳内の膝下部前帯状回（ｓｇＡＣＣ）という部位が高い活性を示していることが判明した[10]。これは罪悪感と利他的行動にかかわる脳の領域であり、これらの発見の示すところは、うつ病の人は、そうでない人にくらべて、利他的行動をとりやすいということだ。

うつ病の人が高い共感能力を備えているということよりも、おそらくさらに驚異的なのは、慢性的な軽症うつ病の人は、高い共感能力に加えて、創造性をつかさどる領域の神経系が強化されている可能性があるということだろう。２００７年に、ジャーナル・オブ・アフェクティブ・ディスオーダー（情動障害）誌に発表された研究では、気分変調症の人には、平均を上回る認識の柔軟性が認められることがわかった[11]。ナシア・ガミーは単極性うつ病（双極性障害に見られるような高揚感を伴わないタイプのうつ病）にも、循環的傾向があり、このためにうつの人が創造的になれると考えている。うつ病は共感力、洞察力、現実を正確に認識する力をもたらす。その一方で、うつ病の人がもっとも生産性を発揮できるのは、うつ病ではない人が正常の範囲内だとみなす高揚感が訪れるときなのだ。飛び抜けた才能と知性の持ち主が、そのように気分が高揚する時期をうまく活用して、優れた実績を生み出しているとしても不思議ではない。

人がうつの症状に対処する方法には、生物学的要因以外の要素もかかわっているとガミーは指摘する。「人生において過去に経験したことが、その人に立ち直る力を与えます。幼いころ軽度のトラウマを体験したことで、のちの人生で経験するトラウマから立ち直りやすくなるようだということが、ＰＴＳＤ（心的外傷後ストレス障害）関連の文献からうかがえるように、さまざまなことが考えられます」。つまり、そのような子供は困難を克服する力を身につけられるというわけだ。ガミーも指摘するように、リンカーンは幼いころから数々の困難な経験を乗り越えてきた。「トラウマだけではないのです。トラウマはその人全体、全人格、そしておそらく、他の社会的要因とも相互作用しています」。例を挙げれば、「社会的支援が行き届いているか、不足しているか」ということだ。別の言い方をすれば、うつがそれだけで天才の偉業や無私無欲につながらないということは、

ＡＤＤがそれだけで独創性につながらないことと同じということだ。明敏な知性が適切な支援ネットワークと出会ったときに、そのような才能が想像を超える方法で開花する準備が整うのだということを示す数多くの証拠が存在する。

憂うつとともに生きるということ

絶望感の程度にかかわらず、絶望しようと思ってもすぐにできるものではない。ある種の叡智が「苦難の末に得られた」とされるのも、理由あってのことだ。うつに由来する洞察力と視点は、とてつもない代償と引き換えに獲得される。そんな犠牲を自ら払いたいと思う人などいないし、ましてや自分の子供がそうすることなど望みはしない。困難や悲嘆を経験することで、多くを学べるとわかってはいても、できることなら我が子にそんな経験はさせたくないと思うものだ。だからこそ、憂うつがもたらす才能を明らかにしようとすれば、おのずと、うつの影響が甚大であり、時に消耗させるものだということを、真摯に、余すところなく理解することにつながる。

憂うつを抱えて生きることの難しさ

ジャーナリストで作家のエバン・ライトは、子供のころに圧倒的な怒りを感じていたが、その怒りの矛先はおもに、すさんでいた家庭生活に向けられていた[12]。このような怒りは、大人では多くの場合、自己破壊という形で現れる。当時ライトは、心のなかで（そして怒りの原因を自分なりに理解したかぎりでは）、周囲の大人ひとりひとりが、いいかげんで、信用できず、嘘ばかりつくと思っていて、反抗することで応酬していた。「今になって振り返ってみると、一部の行動は自分としては自己破壊的だったんじゃないかと思っています。ですが、子供でしたから、自分がダメージを受けるわけがないと思い込んでいました。自分で自分を傷つけることになるなんて、思ってもみなかったのです。それよりも、大人の決めたルールに従うと思ったら大間違いだぞ、ということを証明しようとして、結局は自己破壊的なことをやっていました。自分を傷つけるつもりなどなかったのに」

ライトは子供時代を次のように回想している。「物をこわして、暴れまわり、めちゃくちゃにしてやりたい衝動に駆られていました。そういう気持ちに気づいていました。でも、そんなことをしてはいけないと、わかっていました。だからこそ、『俺はじつは過激なんだぜ』という雰囲気を身にまとうしかなかったのです」。ライトはこの怒れる反逆精神をジャーナリストの仕事に活かしている。「怒り、攻撃性、してはいけないことをしてみたい衝動のような、行き場のない特質を今でもたくさん抱えています」。子供のころは怒りを建設的に表現できなかったライトも、大人になり、その怒りをジャーナリズムの仕事に利用することができるようになった。仕事を通して、攻撃されかねない危険な状況に身を置き、自分が子供のときそうだったように、無力さにうちひしがれている人々のことを伝えなければという気持ちに駆られている。

ライトが初めてうつに襲われたのは、11歳か12歳のときだ。「あらゆるものが色あせたように感じました。外を歩いていても、すべてが金属みたいで。鉛の色というか。私はまともに機能していませんでした。学校の勉強にも身が入りませんでした」。今でこそ、おそらく教科書的な、容易に診断できるうつ病だったのではと見当がつくが、当時ライトがこのようなことを表に出していたわけではない。男性や男子の場合は、型どおりの悲観や絶望にさいなまれているようには見えない場合が多ので、うつ病だと診断しづらくなる。それどころか、ライトがそうだったように、気が立っていて、攻撃的な印象を与えかねない。「私は子供のころ、射撃で標的を粉々にするのが好きでしたが、それは自分が衝動を抑えるのに問題を抱えていたせいではありません。学校を退学させられたとき、何が起こっていたかというと、半年間、私は読むことができず、何も手につきませんでした。深刻なうつでした。それで、何か他のことで、そういう状態をごまかせないかといつも考えていたのです。本を家に持ち帰り、腰かけて開こうとしました。でも、できませんでした」

ライトの母親もうつ病を患っていて、彼には発症を促す一定の遺伝的傾向があった。これはめずらしいことではない。平均的な人（血縁関係にうつ病と診断された者がいない）では、うつ病になるリスクは約10パーセントだ。遺伝的素因を持つ人だと、リスクは20~30パーセント近くになる。遺伝と環境がつねに相互に影響しあって、うつ病の診断に至るものなのか、遺伝もしくは環境のどちらかだけが原因となることもあるのかは、まだわかっていない。

ライトの場合は、幼いころに起きた、暴力的で、トラウマになりかねないある出来事のせいで家族が混乱状態に陥った。7歳のとき、母親の親友で、彼のベビーシッターでもあり、彼自身もなついていた女性が、自分の息子に惨殺された。それは、「私の家族生活における中心的出来事となりました。くわしいことを聞いて、私はひどくおびえたのでしょう。何と言っても、（犯人は）私たちの家のすぐそばで凶器を捨てていて、警察によると、犯人は私たち家族を殺そうと目論んでいたということでした。真偽のほどはわかりませんが、そのように説明されました。それで、私は殺人についてあれこれ考えるようになり、その場面を心に描いては、恐怖におののいていました」。この事件に対する、恐怖心をかきたてるようなこだわりがきっかけとなって、のちに彼が関心を抱くことになるのが、犯罪報道や「人類の残虐行為です。そのような行為は私をおびえさせるので、どうにかしてコントロールしたいと思ったのです」

13歳のとき、ライトの素行は、手がつけられないほど反抗的なものとなり、彼は問題行動の矯正を目的としたプログラムに送り込まれることになった。そのプログラムには、メンタルヘルス専門の責任者はひとりもいなかった。「そのプログラムは、まったく馬鹿げたものでした。助けてもらえるかもしれないと思ったから、前向きな気持ちで参加したのに。そのせいもあって、ドアが施錠されたとわかったときは、愕然としました。そして、そのことがさらなるきっかけとなって、強大なシステムの内部にいる、無力な人々というテーマ（に関心を抱くよう）になったのです。私は自分には悪いところがあり、問題を抱えていることも自覚していましたが、プログラムのスタッフがおかしいということもわかっていました。このため、のちに取材をするようになったときは、組織の発表や動機については、相当疑ってかかるようになりました。もし、人々のためにしていることだと言われたら、はなから信用などしませんよ」

ライトの10代にも、光が差す瞬間はあった。マーサ・ケイ・ブラウンというハイスクールの英語教師からは、特に強い影響を受けた。授業でハーパー・リーの『アラバマ物語』（訳注：米南部を舞台とし、人種問題が主要なテーマの小説）を読んでいたとき、彼女が描いて見せた図が、彼には忘れがたいものとなった。「ある日、先生は黒板のところに行って円を描いたのです。円の中心に縦線を引き、中心線の左右にそれぞれ、『善』『悪』と書き込みました。そして、説明し始めました。『これは人間を簡略化したものです。人は中心線で二分されます。おそらく、わずかにこちらに傾いている人もいれば、あちらに傾いている人もいることでしょう』。あの日、先生が教室で示してくれたことは、きっと死ぬまで私に影響を与え続けます」

善悪のレッテル貼りが、ライトの人生では一貫したテーマとなっている。彼はたいていの場合、大人たちが自分のことを苦しんでいる子供ではなく、問題児だと見なしていることに気づいていた。うつの症状が重くなって、ライトの苛立ちが頂点に達し、まったく集中できなくなっても、周囲の大人たちはうんざりするばかりで、彼が重いうつを抱えていることには気づきもしなかった。「私は反抗ばかりしていましたし、『どうでもいい』とでも言わんばかりの態度をとっていましたが、やさしい人もいたのに、大人はだれひとりとして、『どうやら君は深刻な問題を抱えているようだね。どうしたんだ？』と声を掛けてはくれませんでした。大人とのやりとりでは、『お前は問題児だ。どうして宿題をやってこないんだ』とつねに言われているように感じていました」。このため、ライトは、自分は問題児なのだと思い込むようになった。うつ病ではなく、問題児だと。

父親はライトがまだ幼いころに家を出たが、彼がティーンエイジャーになると、彼の人生にかかわることが増えた。このことに加え、進学先の大学で情熱を傾けられる学問と出会ったこともあり、ライトは自尊心とやる気をとりもどした。このふたつは、のちの人生で彼が底抜けに厳しい時期を経験したときも支えとなった。

「大学では中世史を専攻しました。何の役にも立たない学位です。でも、（父が）それを全面的に応援してくれました。力づけてくれる人がだれもいなかったら、私が成功することもなかったでしょう」。大学の歴史学の教授もまた、彼によい影響を与えた。「歴史学は文明とその飽くなき欲求を理解するツールだと言えます。さらに、歴史を学ぶことで、ニュートラルな感覚が得られます。それは、後ろめたさをおぼえたり、自らを戒めたりすることなしに、人類がどれだけ残酷になれるのかを研究するひとつの方法です。歴史を学ぶことで、『そうだ。母さんはアルコール依存症だし、家族全員がおかしいんだ』ということが腑に落ちました。それに、ご存じのとおり、社会そのものにも胸を張れるような経歴があるわけじゃないですから」。歴史学を学ぶことでライトがまず間違いなく持ち合わせているある特質、うつ病的リアリズムが強化されている。

エバン・ライトは仕事で華々しい成功を収めるまでになった。このことについては、子供時代に困難を経験したにもかかわらず、とも、ある意味ではそのような困難を経験したからこそ、とも、どちらとも言える。彼が自分に有利に働く並外れた知性と才能に恵まれていたことは、言うまでもない。うつ病を患う子供は、成人しても低学歴で、収入も低くなる傾向にある。アメリカ疾病予防管理センターの統計によれば、高校の卒業証書を持たない者は、大学だけは出ている人にくらべて2・5倍、うつ病になりやすい。大学に進学しない高卒者では、うつ病になりやすさは1・5倍となる[13]。うつ病の人は、以降も職につけない割合が高く、世帯収入の低下につながる[14]。このため、うつ病、不安定な身分、経済基盤の弱さというサイクルが、次の世代へと引き継がれる。
14歳から44歳まででは、うつ病が心身障害の原因の1位となっている[15]。うつ病が個人の人生におよぼす破壊的影響はもちろん、生産的時間と、そこから得られる利益を失うことによって国が被る経済的損失も相当なものだ。ジャーナル・オブ・ジ・アメリカン・メディカル・アソシエーション（アメリカ医師会雑誌／ＪＡＭＡ）に掲載された論文によると、うつ病の労働者は週当たり5時間かそれ以上の生産的時間を失っている[16]。その研究では、これによる雇用側の損失は、年間440億ドルにのぼると推定されている。
うつを抱えていても、治療を受けようとしているか、実際に受けている人はかぎられる（うつ病の人のうち、助けを求める者は3分の1にとどまると推定されている）ということを考えれば、薬物乱用とアルコール依存症の割合がこれほどまでに高くなっていても、驚くに値しない。うつ病の人では、薬物乱用に陥るリスクは5倍となっており、自殺率も30パーセント高くなっている[17]
子供のころエバン・ライトは、少しでも不正を感じれば怒りをもって応じ、権威に追従することを拒むことで、自らのうつに対処していた。大人になると、彼のうつはアルコールの力を借りるようになる。飲んで気を失うたびに、とんでもないことをしてしまったという恐怖を味わうが、その後、自己破壊に至らずに踏みとどまれたことに気をよくするというサイクルのなかに、ライトは安らぎを見いだしていた。ライトは自分がうつ病とアルコール依存症から抜け出すことができたのは、エゴのおかげだとしている。アルコール依存症がいちばんひどかったとき、「意識を回復すると、自分が倒れ込んでいて、顔に切り傷を負っていることに気づきました。まず屈辱と絶望を感じましたが、それから、こんなことで駄目になる自分じゃないと、証明してみせたい気持ちが湧いてきました。何か公のことで成功して、多くの人に知ってもらうか、宇宙を動かすあらゆる力のように、私を打ちのめせるものなど何もないのだと証明してみせるつもりでした。エゴ抜きにして、この気持ちは語れません」

飲酒をやめたい人々の相互援助団体「アルコホーリクス・アノニマス」の助けを借りて、飲酒をきっぱりやめたことで、ライトは自らの怒りと攻撃性を仕事に向けることができるようになった。もちろん、彼と同じようにできる人はかぎられるだろう。本書で取り上げる他の脳の特異性にもあてはまるが、自らの特異性を肯定的に活かせる者とそうでない者とを分けるのは、柔軟性やねばり強さなどの数々の特質の組み合わせだ（いずれも、絶望の底にあるときには、不足しがちな特質である）。

憂うつへの「対応策」を準備する

ニューヨークの公立校に通うドムは、ＡＤＤとディスレクシアを抱えているが、深刻なうつ状態の期間をたびたび経験している[18]。ドムがうつ状態になると、数日から数週間は気分の落ち込みを味わうが、彼自身はその感覚を「思考のなかに深く埋もれてる感じ。だれとも話したくなる」と表現する。

エバン・ライトが歴史学をよりどころにしているように、ドムは音楽にかける情熱を足がかりにして、うつの症状と向き合っている。ドラムを演奏する傑出した才能に恵まれているドムは、ひと夏をバークレー音楽大学で過ごしたが、そこではいつでも好きなときにドラムを演奏できた。この期間中、彼は怒りや気分の落ち込みをいっさい感じなかった。うつ状態にならないために、音楽を利用したと言ってもいい。音楽によって、彼の気分は劇的に、前向きなものに変化する。症状が重いときでも、彼特有の共感覚が、気分の向上を助けた。

ドムは見事なまでに、うつ状態の期間から明確な利点を得ることができる。それは、ある種の静寂であり、「満たされた空虚さ」と彼が呼ぶものだ。これは基本的には、彼が自分の心を休められる瞑想状態のことを指す。だが、うつの期間に彼がたびたび感じるような、怒りや苛立ちに支配されていると、瞑想状態に入ることができなくなる。彼はこの静かな空間を、中間地点、もしくは平均台のようなものだとしている。「もし端のほうに行きすぎたら、落っこちます。だから、真ん中にいるようにしないといけないんです」

このような感情面の脆さが、うつ病を抱える人の日常を支配しており、いつ何時、深刻なうつに見舞われるかもしれないという恐れや不安は相当なものとなりうる。うつを抱える人が編みだす対応策は（専門家による適切な治療と併用したうえで）、どうにもできない深い絶望感に陥らないよう用心しながら、比較的軽いうつとうまく付き合い、その両方から得られる気づきを活用するというものだ。

うつ病の対応策のなかでも絶大な効果を持ち、研究も進んでいる方法が、運動だ。ハーバード医学大学院のスペシャル・ヘルスレポートでは、うつ病の症状を軽減する運動の効能についての、30

年を超える研究により蓄積された、確固たる証拠の数々がまとめられている[19]。これらの研究は、運動することで、体内で神経伝達物質のエンドルフィンとノルエピネフリンの分泌が促されると結論づけている。どちらも気分の調節に深くかかわる物質だ。さらに、運動が身体の健康にもたらす実用的な効果としては、生活の質を向上させることと、自尊心を高めることが挙げられるが、両方とも確実に気分に影響を与える。

おそらく、もっとも注目を集める事実は、運動には抗うつ薬におとらぬ効果があるだけでなく、その効果が長続きするということだろう。1999年に、アーカイブス・オブ・インターナル・メディシン誌に発表された研究では、被験者が3つのグループに分けられた。被験者の3分の1は有酸素運動療法を提示され、3分の1には抗うつ薬のゾロフトによる治療が行われ、残りの3分の1にはその両方が適応された。効果がまっさきに現れたのは、ゾロフトを服用したグループだったが、16週間後では、いずれのグループも約3分の2で大うつ病の症状が消失していた。さらに、研究者たちが6か月後に被験者の追跡調査を行ったところ、運動を続けている者は、あらたなうつ病エピソードを経験していない傾向にあった。それも、ゾロフト服用の有無にかかわらず[20]。

運動療法にとりかかることは、だれにとってもハードルが高く、うつに苦しむ者であればなおさらだが、ほどほどの量の運動でも、大きな効果が得られるとわかれば、心強いだろう[21]。ある研究は、1時間の早歩きを週に3回か、30分の早歩きを週に5回行うだけで、軽度から中程度のうつの症状が改善されるとしている[22]。

ドラムを演奏するときは、はげしく身体を動かすものなので、ドムが毎日ドラムを演奏できた期間中はうつ状態にならなかったことには、音楽の効果のみならず、実際には生理学的要因もあったのかもしれない。エバン・ライトは身体を動かして、たしかな安堵感を得ている。彼がうつ状態のさなかに感じているのは、「深い絶望です。ベッドから出られなくなる人がいるのは知っています。私はベッドから出て、いろいろなことをしますが、真っ黒なんです。うつ状態になると眠れないので、ベッドにいることがいやでたまらなくなります。だから、消耗した状態でベッドから起き上がるのです。そして、身体を動かそうとします」

大きな執筆プロジェクトをふたつ終わらせたことがきっかけで発症した、最近のうつ病エピソードで彼が感じたのは、「際限のない無意味さです。それで、私は起き上がって、ロサンゼルス郊外の険しい山に無理やり登ってきました」。彼のうつの症状のひとつである、根拠のない怒りが大きくなると、「人と話していても、殴り合いの喧嘩になるんじゃないかと、心配になるほどです」。そのかわり、「かなり遠くまで車を飛ばして、一睡もしてないのに、山に登るんです」。身体がへとへとになれば眠れると、彼はわかっているのだ。

小説家のアン・ライスはこれまでずっと、うつを抱えながら創作を続けてきた。書くことで自らの絶望感と対峙して、折り合いをつけるという道を彼女が選択したのも、自然のなりゆきだった。彼女は次のように説明する。「わたしの家族には、生まれながらのストーリーテラーが集まっていました。幼いころから、祖母や母の作る物語を聞いて育ちました。母は世界を物語の視点からとらえていました。わたしたちが通りがかった家の物語だとか、母が知っている人、母に起こった出来事のお話などです。それに、母が昔観たことのある名画のあらすじや、偉大な小説家の作品についても教えてくれました」[23]

アンドリュー・ソロモンと同じく、ライスも幼いころから作家になりたいと思っていた。「5歳のときに、物語を書こうとしました。すべての単語の綴りを教えてもらわなければなりませんでしたが。『リリーがおへやにすわっています』と書きました。それが私の物語だったのです」。父親は第2次世界大戦から戻ると、子供たちのために小説を書き上げ、アンときょうだいたちに、毎晩1章ずつ読み聞かせてくれた。11歳か12歳のときに彼女は父親が作った物語や詩の山を発見したが、そのなかには、戦死した友人に向けて書かれた詩もあった。彼女は早くから、深い個人的心情を文章に移し替えるお手本には事欠かなかったのだ。

ライスがまだ幼いうちに母親が亡くなり、父親はアルコール依存症に苦しんだ。年端もいかぬうちに母に死なれ、父はアルコール依存症になるというトラウマは、「わたしが書くあらゆるものに影響をおよぼしていますが、執筆中はそれについて分析したり、考えたりはしません。その存在に気づいてはいても、どうしてもそのことについて考えられないのです。それでも、わたしの作品には闇、悲しみ、悲劇が渦巻いています。一方で、なすすべのなさと、無気力さに決然と反旗を翻すというテーマも繰り返し登場します。これは、母の死をきっかけにゆっくりと歯車が狂いだした、不幸だけど、おもしろくて、愛すべき家族のなかで、わたしが自分の無力さに打ちひしがれていた体験がもとになっています」

1973年には、娘を白血病で亡くすという最大の悲劇がライスの人生を襲う。その後のとてつもない悲しみが原動力となり、彼女は処女作の『夜明けのヴァンパイア』（邦訳：田村隆一訳、早川書房、

1987。映画『インタビュー・ウィズ・ヴァンパイア』の原作）を書き上げた。「わたしは書くことに没頭して、吸血鬼たちの物語を生み出しました。当時は気づいていませんでしたが、この小説には、わたしの娘、彼女の死、信仰が砕け散ったあとも生きていかなければならないということが、織り込まれていたのです。ですが、どれだけ闇が深くても、いつかふたたび光は差します。わたしは今、かつてないほど世界の美しさを味わっています。そして、宇宙の不確実性とともに生きることも、以前よりは受け入れられるようになりました」[24]

ライスは「しあわせな気分でも、うつ状態でも」書けることに気づいた。「どの小説が、いずれの状態のときに書かれたものなのか、わかる人などいません」。むしろ、書くというプロセスそのものが、彼女を落ち着かせている。「書いていると、強迫的な集中状態に入れるので、何よりも好きなのです。心のエネルギーが何かを生み出すことに集中するので、不安な気持ちが緩和されます。わたしの恐れや懸念、死の恐怖、不安、苦悩が限りないという自覚などが、作品の内容に影響していることは間違いありません。作品のなかで、わざと特定の恐怖を取り上げることがありますが、書くことには浄化作用があるのです」[25]

アンドリュー・ソロモンもまた、うつ状態でも執筆に打ち込んでいる。「気分のよいときのほうが、うつ状態のときより執筆がはかどります。1日に何時間も作業ができるように感じます。ずっと楽に、よどみなく書くことができます。ですが、私はある意味で、書くことにこだわっているのです。どんな気分であれ、そこから私の文章が生まれるのです。大なり小なり、自分の気分を出発点にして書いています。私が書いたどの本にも、極端に暗い部分があります。そして、どの本にも、このうえない喜びに包まれる部分があります。自分の状況をコントロールできるようになる最善の方法は、その状況を否定してかかるのではなく、そのなか深くに飛び込んで、よく理解することだという精神分析的発想は、ある意味で正しいと思っています」

憂うつになりやすい脳がもたらす才能

強迫性とこだわりは、うつ病に由来する典型的な特質ではないものの、うつ病を抱えながらも、高い機能を発揮する人の体験談に頻出する。強迫性、失敗を恐れる気持ち、完璧主義などの感情は、ひどくやっかいなものではあるが、そこから予想を超える成果が生み出されることもある。

エバン・ライトがあるネオナチ・グループの取材にあたっていたとき、大勢の危険人物に取り囲まれ、自分はたったひとりで、非力な存在だということを強く意識した。「不用意なことを口にしたりして、一歩間違えれば、連中に叩きのめされると思いました」。それは、「子供のころ、例のプログラムで体験したこととよく似ていました」。そのプログラム中、彼は事実上、「拘束されていました。それも、自分より大きくて、年上で、私を眠らせてくれず、どなりつけ、数日おきにボクシング・リングに私を立たせては殴ってくるような人の集団に。そんな経験があったので、取材する立場になったときに、『自分だったらできる』という気持ちが湧いてきたのです。昔厳しい状況をくぐり抜けて、生還できたと、わかっていますから」

この、強迫性に近いねばり強さは、彼の執筆プロセスでも重要な役割を果たしている。ライトは言う。「書き始めるのがこわいあまり徹底的に調査を行ったことから、私の代表作のいくつかは生まれました。そうすることが、私には有利に働きます。私の伝える話が、じっくり調べ上げられたものになりやすいからです。私はどこまでも調べ続けるでしょう。それは、私が忍耐強い人間だからではないですよ。書き始めるのがおそろしいのです。いったん書き始めたら、期待したほどたいしたものにはならないと、わかってしまうんじゃないかと、心配になるんです」。ライトにとって、可能なかぎりベストな仕事をする基準とは、「自分を酷使して、できる限界を超えられたかどうかです。結果はそんなに重視していません。プロセスが肝心です。仕事にのめり込んで、我を忘れたいのです」

アンドリュー・ソロモンが『木から遠く離れて』という大著を書き上げるにあたり、欠かせなかったのは「強迫性を多く持ち合わせていることでした。毎日14時間か15時間は、他のことは何もせず、ひたすら執筆していました。そうしていると、自分はおかしいのではと思えてくることもありました。さらに、このような複雑な題材を表現するためには、完全なうつ状態とはいかないまでも、ある程度は自分をうつに近い状態まで追い込まなければと思っていました」と述べる。

エバン・ライトは、ねばり強さとうつ病的リアリズムという特質を組み合わせつつ、今でも彼のうつに特徴的な、鬱積した怒りも活用している。彼の見解では、内側に怒りがまだ残っていなければ、イラク戦争に投入されたアメリカ海兵隊の大隊に取材した著作『ジェネレーション・キル（*Generation Kill*）』（未邦訳。同名ドラマの原作）を書くことはできなかったという。「それに、私は部外者という立場が気に入っていました。ハスラー・マガジン誌を通じて取材するようにはなっていました。でも、ニューヨーク・タイムズ紙記者の肩書があるわけではないので、挑発するような態度をとっても大丈夫でした」

ワイル・コーネル医科大学の精神科教授であり、ペイン・ホイットニー精神科クリニックで感情障害研究プログラムの責任者を務めるジェームズ・コクシスは、「記者のなかには、あらゆることを疑ってかかり、否定的に見ることから恩恵を受ける人もいます。そのような姿勢が、他人の非現実的だったり、肯定的だったりする発言の裏を取ることや、受け入れないでおくことにつながるのです」[26]と説明する。

ライトの反逆精神と、隠れた事実を見抜く能力は、すさんでいて、時に暴力的になることもあった家庭で育ったという、困難な経験のなかではぐくまれた資質だ。「戦闘地帯にいると、変になつかしい感じがするんです。ああ、これこそ世界の本当の姿だって。市街地に足を踏み入れて、そこで人々が銃撃戦を繰り広げていたら、『ほら、化けの皮が剥がれた。これが人間の本性だ』と、皮肉っぽく思うのです。大人なので、それがその人たちの真の姿ではないとわかっています。ですが、そこには安心感すらおぼえるような、ある種のわかりやすさがあるのです」

アンドリュー・ソロモンにとってのうつ病的リアリズムとは、永続するものなど何もないと自覚することだ。「うつ状態でなければ、うつではないことに胸をなでおろし、仕事に打ち込みます。それはおそらく何度もうつ病エピソードを経験したことから生じた、私独自の感覚で、人生は短いと悟ることです。もし、今の状態が安定しているのなら、できることすべてを片づけておかなければなりません。さらに、私の母は58歳で他界しており、その父も57歳で亡くなっていることを思えば、人生には限りがあると気づかずにはいられないのです。年齢を重ねるにつれ、この気持ちは強くなる一方です。だからといって、自分が57歳で死ぬと思っているわけではありませんが、そういう可能性がなきにしもあらずだと、わかっています。それで、そうなる前に、やるべきことがたくさんあるという気持ちにさせられるのです。私は、『気分がいいから、なんだってできる。残りの人生でなんでもできるぞ』とは思いません」

彼が考えるとしたら、「気分がいいから、できることは残らずやっておこう。うつではない状態が長続きするとはかぎらないし、来週の火曜日にはうつ状態に戻っているかもしれない。(うつが)また襲ってくる前に、できるだけ多くのことをやり終えたい」ということだ。

ソロモンとライトの体験は、研究者たちによって明らかにされたことだ。つまり、うつを経験することで、はかりしれない気づきが得られる。ライトは記者としての自分の強みのひとつに、共感する力があるという。「被害者だけじゃなくて、悪人にも共感を示します。物事をあらゆる角度からとらえようとします」。ライトが特に非力な者に寄せるあふれんばかりの共感は、彼の文章に反映されている。「ジャーナリストなので、たしかに(私には)反権威主義的なところがありますが、人々を力づけたいという思いもあるんです。私が書いた『ジェネレーション・キル』という本では、海兵隊で下っ端の下士官たちに、普段の指揮系統のなかの生活では口にできない本音を語ってもらうことができました。うつの根本には、人生は無意味だという感覚があります。だから、人を殺すことや、軍隊についての優れた記事を書くということは、何か重要なこと、意味のあることを成し遂げたいという気持ちや、声を持たない人に声を与えたいという思いに支えられているのです」

精神科医のジェームズ・コクシスによれば、「深刻なうつをくぐり抜けて、回復した者の人生観や人間観はより深みを増したものとなり、おそらく、他者の弱点や苦しみには、ことさら共感を示せるようになるでしょう。大うつ病を患い、そこから回復することは、人格形成につながります」ということだ。

ライトと同じように、アンドリュー・ソロモンも、自身の共感力は単なるひとつの才能にとどまらず、彼のプロセスには欠かせないものだと認識している。「自分自身が心から共感するようにしなければならないのです。それは、私が取材する人が感じている苦痛のレベルまで降りていくということです。それを2回しないといけません。インタビューを行うときと、文章にするときです。ある意味それは、取材対象とする人の苦しみを表現できるように、管理されたうつ状態になんとかして入ろうとするようなものです。その後、何もできなくなってしまうような、重い、臨床レベルのうつにまで悪化しないうちに、そこから自分を引き上げます。私の著作は、複雑な心理状態を率直に描写できているとして、たびたび高く評価されています。自分の人生において、率直さを実現しようとする努力の成果が、他者の心理状態を率直に表現できるようになることなのでしょう」

憂うつを抱える人が活躍するために

さまざまな脳の特異性がもたらす具体的な利点について調査することの最終目的が、他方で生じる、とてつもない苦しみを覆い隠すことであってはならない。アンドリュー・ソロモンは、彼自身の苦難の道のりを美化することのあやうさを指摘している。

「うつ状態でないときの私は、『うつになって、よいことも学べたのだから、すばらしい経験だ』と思ってしまいがちです。でも、すばらしいものではないのです。どうやら、私はちょっとでもうつ状態にならないと、『やっぱりひどいものだった。なんとかしないといけない、重い精神疾患を自分は抱えているんだ』ということを思い出せないみたいなのです。それに、うつを抑えるためには、薬物治療や多くの努力が必要となります。そういうことすべてにわずらわされることのない人生だったら、どんなによかったか。私がうつになって以来、解明を試みてきたのも、そのひどい体験がすばらしいからではありません。すばらしいどころか、まったくひどいものですよ」

ソロモンはあらたな大うつ病エピソードを発症するかもしれないという、絶え間ない不安とともに暮らしていて、対話療法と薬物治療による心の健康への注意を怠らない。精神分析療法のおかげで、「療法を受けていない場合にくらべて、起こっている出来事をよく理解できるようになったと感じています。すべてをコントロールできるわけではありませんが、とても助かっています」。薬の服用の是非をめぐる議論について、彼は次のように述べる。「『薬のせいで創造性がなくなるかもしれないから、抗うつ薬は飲みたくない』と言っている人がたくさんいます。私は（うつから）多くを学んだと思っていますが、うつ状態のときではなく、うつ状態ではないときに創造性を発揮できるのです。もし治療を受けていなかったら、私の人生がどうなっていたか、だれにもわかりません。おそらく、あまり創造的ではなかったでしょうし、シーツを頭までかぶり、ベッドに横になって過ごす時間が多くなっていたでしょう」

とはいえ、アンドリュー・ソロモンは、うつ病にならなければ、作家にはなっていなかったと確信している。もっと楽な人生を送るために、うつ病を手放すこともしなかっただろう。「過去にうつ病になったことを帳消しにしたくはありません。過去の延長線上に現在の私があります。今の自分にはとても満足していますし、そのように感じるということは、現在私はうつ状態ではないということなのです。それはとてもかけがえのないことですし、そこから学ぶこともありました。もし、未来のうつを手放せるのであれば、真剣に考えないといけません。つまり、うつに成長させてもらったと感じてはいますが、もう十分に学んだので、そろそろ結構です、ということです。これ以上うつになることも、成長することも、私には必要ありません」

うつ状態になって、うつ病エピソードを発症している人を助ける第一歩は、問題をありのままに受けとめ、真剣に考えるということに他ならない。子供のころエバン・ライトがひどい絶望感に襲われていたのに、周囲の大人たち（善意の者さえ）に気づかれなかったという経験からは、子供や思春期の若者に問題行動が現れたら、掘り下げて調べることが大切だという、私たちすべてに訴える教訓を引きだすことができる。我々は往々にして、子供や若者に対して、いい、悪いだとか、手がつけられない、行儀がよいといったレッテルを貼ってしまいがちだ。行儀のよさが、学び方の特異性を抱える子供が苦労していることを隠してしまうように、いわゆる問題行動が、うつ病を抱える子供や若者の苦しみをわかりにくくするのだ。

うつ病は判断力を低下させるので、うつを抱える大人でも、自分がうつ状態に陥っていることに気づけないこともある。このため、まわりの人が危険信号を察知して、うつを抱える人が診断と治療を受ける手助けをすることが、非常に重要となる。うつに苦しむ人は、人付き合いを避け、自らを孤立させる傾向にあり、そのせいで症状が悪化することも多いので、周囲の者が、かかわりを持てるよう予定を立て、スケジュールを調整するとよい。

他にも、否定的な言葉以外で自分のことを考えにくい、うつを抱える人が強みを見つけることに協力して、客観的な外部の視点を提供することでも支援できる。以前は楽しんでいたことを思い出させたり、そのような活動を勧めたりすること（一緒にしてみてもよい）も、また役立つ。苦悩に満ちた心情を、創造的な手段（文章、美術、音楽）で表現すれば、治療効果が得られることも多い。そのような心情を創造的に表現したものは、他人の心に響きやすい。エバン・ライトは、暗い出来事を自ら経験して、文章で表現することに惹かれているが、そうすることで、彼の暗い内面世界に近づくことができる。彼が書いたものが、今度は、その暗い世界とつながっている人たちに語りかけ、彼に相当な職業的成功までもたらしたのだ。

うつを抱える人に、治療は欠かせない。最低でも、なんらかの心理療法を受ける必要があり、場合によっては、薬物治療を併用しなければならない。また、セルフケアも大切だ。自分がどんなきっかけでうつになるのか、うつを回避するのに役立つものは何か（運動など）について調べ、よく理解しておけば、薬物治療の必要がなくなる場合もある。

うつの経験を、孤独な苦悩ではなく、つながりを得る機会としてとらえ直すことも、効果絶大なステップだ。アンドリュー・ソロモンは語る。「うつ病を経験したことで、これほどまで多くの人間の経験の核心にある苦しみに触れられた気がしています。そういう意味では、うつになったことで、孤独ではなくなりました。皮肉みたいですが。うつとは、孤独になるものだと、思われていますからね。もし私がベッドに横になり、身動きできなかったら、それはとても孤独なことでしょう。ですが、うつの経験があるということは、孤独とは真逆なのです。それは、私が人類に対して感じる、親密さの土台となっています」

第5章　気分の浮き沈み

【一般的な診断名】双極性障害

「個別のアイデアではなく、全体像を思いつきます。初めから終わりまで、一度に。うまく説明できないですが、そこにはすべてが揃っています」——チャック・ナイス（コメディアン）

人類学といえば、遠く離れた文化について研究するものだと思われがちだが、文化人類学者のエミリー・マーチンの最初の本の着想は、すぐ足元にある、きわめてありふれたものから得られた。それは、アメリカにおける出産だ[1]。批評的評価も高い挑発的な著作『身体をまとう女性——生殖の文化的分析（*The Woman in the Body: A Cultural Analysis of Reproduction*）』（未邦訳）において、マーチンは、出産をめぐって広く流布する数々の科学理論を取り上げ、これまでにない独創的な視点からアプローチすることで、長らく文化的に信じられてきたことを覆した。彼女のアイデアの多くがそうであるように、この本の着想もひらめきから得られたという。それはまるで、「ごく当たり前で、常識となっていることを繰り返し耳にしているうちに、あるときふと、違ったように聞こえてくるのです。こんなふうに言ってみたり、あんなふうに考えたりできるんじゃないかと思い始めます。フィールドワークにとりかかるときのわたしはまるで『鉄くず』みたいだって、友人に言われます。研究対象に磁力があって、ピタッとくっついてしまうから」

この非常に印象的な「ピタッとくっつく」というイメージは、双極性障害（エミリー・マーチンは40代はじめに診断を受けている）を抱える人の多くが、気分が高揚したときに経験する、深い理解を伴う創造的なアイデアがあふれてくる現象を見事に表現している。

エミリー・マーチンは双極性障害の診断を受けるまでに、何度もうつ病の病相を示していて、そのために25歳のときに初めて専門家の診察を受けた。「こんなの普通じゃない、何かおかしいと気づいたのです。母のことが脳裏をよぎりました。母はおそらく、慢性的なうつ病だったのではないかと思います」。マーチンには子供のころ、うつ状態に陥った記憶はないが、6歳から12歳にかけて、「眠りにつくのが、こわくてたまらなかった」ということは覚えている。当時、彼女は父親から度重なる性的虐待を受けていた。「おそろしい悪夢をよく見ました」。夢遊病にさえなった。だが、だれも彼女の恐怖の原因を突き止めようとはしなかった。「子供だから、悪い夢ぐらい見るだろうと思われたのです。今とは時代が違います」。13歳になったとき、ようやく母親が救いの手を差しのべ、マーチンは寄宿学校に入ることになり、そこではうまくやっていけた。「こうして悪夢は終わりを告げたのです」[2]

マーチンに初めて躁病の病相（双極性障害に伴う気分の高揚）が出現したのは、本の執筆で多忙を極めた1990年代のなかばだ。彼女は、「何かの存在」を感じた。「わたしの肩には、灰色の冷たいガーゴイル（訳注：怪物などをかたどった彫刻）がしっかり止まっていました」。自分の身に起こっていることは、それまで苦しんできたうつ病エピソードとは、まったく違うものだと実感した。彼女を診断した医師は、双極性障害の診断を下した。医師の見立てでは、服用していた抗うつ薬の影響で躁状態となり、それまでわからなかった双極性障害が表に現れたということだった[3]。マーチンは、起業家だった父親も「数十年遅く生まれていたら」双極性障害だと診断されていたのではないかと思っている。「異様に活動的になって、動き回り、いろいろなことをする父の姿を覚えています。会社を立ち上げ、あらゆることに手を出したあげく、ベッドから起き上がれない状態になりました。そのように、エネルギーや活動が循環する流れがあったのです」[4]

脳の特異性はそれだけで作用するものではない。性格や心身の健康と同じく、環境的要因の影響を受ける。マーチンの場合は、双極性障害と子供時代に経験した虐待の経験が重なった結果、「ふたつの現実が同時に存在する」と考えることで安心するようになった。気分と認識が変化しやすいという彼女の特性は、人類学のフィールドワークに活かされている。「別の現実にどっぷり浸かり、そこに出たり入ったりしながら、差異の持つ意味を理解し、その差異に理知的に対応することが要求されます。わたしが得意とすることばかりです。実践的なスキルなのです」。加えて、悲しみ、苦悩、うつ状態を経験したことは、「他者の人生を描写するのに、間違いなく役に立っています。（わたしが研究対象とする人々は）つねに同じ状態にとどまるわけではありません。あらゆるアップダウンを経験しています」。そして、幸福感から真っ暗な懊悩まで、人生における浮き沈みの数々は、双極性障害の人が深い共感をおぼえる心理状態だと言える。

双極性障害の軽躁状態では、疲れにくくなり、自信に満ちあふれるだけでなく、創造的にものごとを生み出す能力も高まる場合が多いが、この状態は非常に心地よいものに感じられる。だが、心地よい幸福感は長続きしない。アイデアが次々と湧いてくる期間が過ぎ去れば、「切れた電球のように燃え尽きる」のだとマーチンは説明する[5]。彼女が創造性を発揮する能力は維持しつつ、気分の浮き沈みや燃え尽きを回避できているのは、優秀な医師たちのおかげだと考えている[6]。さらに、自分の脳がもたらす特異な才能を活かせる、大好きな仕事にめぐり会えたことに、マーチンは感謝の念を抱いている。双極性障害を抱える人が我々の文化のなかで、どのような扱いを受けているかについて取り上げて賞を獲得した『躁うつ病の探求――アメリカ文化における躁とうつ(*Bipolar Expeditions: Mania and Depression in American Culture*)』(未邦訳)という本では、双極性障害を文化人類学的に考察している。

「(文化人類学の)存在を知ったわたしはすぐに飛びつきました。人類学は経験主義的な学問です。リサーチは行いますが、数字で表すのではなく、我々や我々以外の人々のあり方や、人生の営みについて理解を深めることが基本となっています。加えて、文化に身を浸すことができます。このため、早いうちから人類学と出会い、大学院に進むのに間に合ったのは、とても幸運なことでした」。そして、自ら選んだ分野に多大な貢献をすることにも間に合ったというわけだ。「70歳近くになって、新しいプロジェクトの真っただなかにいることが我ながら不思議で。『躁状態になっているから』とか、『フィールドワークに魅せられているから』と言えるのかもしれません。フィールドワークなしではやっていけません。わたしの支えとなっているから。それは、まったく異質な世界に足を踏み入れるという挑戦なのです。その世界から戻ってきて、新しい視点を手に入れることに挑むことでもあります」

双極性障害とはどういうものか

「双極性障害」という用語は、「うつ」と「躁」の2極間での変動を示すものだが、その診断が適用される症状には幅がある。双極性障害を抱える人のなかにも、うつが優勢な人もいれば、躁に傾きやすい人もいる。躁とうつが交互にやって来る場合もある。明らかに気分が高揚して、開放的になり、怒りっぽくなる期間が最低でも1週間続き、次に述べる症状のうち、3つか4つを示す人は躁病だと診断される――自尊心の肥大（「誇大妄想」と表現されることもある）、睡眠欲求の減少、異常に社交的になる、複数の考えがせめぎあう（「観念奔逸《ほんいつ》」とも呼ばれる）、注意散漫、目標指向性の活動の増加（仕事から性的衝動まで）、危険を冒したり快楽を求めたりすることが多くなる（浪費から性的奔放まで）。

　適切な治療が行われない場合、躁病による気分障害は、入院が必要になるほど悪化して、精神病（サイコシス）の兆候が表れることもある。躁病とは異なり、軽躁状態の場合は4日間しか続かないこともあり、目立った機能障害は見られず、精神病になることもない[7]。一般的に躁状態だと思われているものは、じつは軽躁状態のことだ。軽躁状態は、双極性障害とよく結びつけて考えられる、睡眠意欲の減少、生産性の高まり、過剰な自信、人を惹きつけるカリスマ性などをもたらすが、有害な悪影響はあまりない。軽躁状態を経験している人はすばらしいことだと感じており、まわりも好感を抱くので、診断を受けることを拒否するケースが非常に多い。うつ状態はひどい経験だが、躁状態は特別なものに感じられるのだ。

陽気で、エネルギーに満ちた軽躁状態（つまり、創造的行為の大半が集中する、気分が適度に高揚する状態）にとどまっていられるのなら、だれだってそうするだろう。エネルギーに満ちあふれ（エミリー・マーチンの言葉を借りれば、「睡眠ですって？　どうしてそんなものが必要になるの？」）、言葉は流暢さを増し、性欲が高まることを歓迎しない者などいない。その状態を維持できさえすれば。だが、心地よい軽躁状態にとどまり続けることはできない。双極性障害の特性は、「変わりやすい」ということだ。軽躁状態から躁状態への移行が避けられない場合もある。躁状態とは、思考が支離滅裂になる、精神病的状態のことだ。

双極性障害を抱えるすべての人が、軽躁状態や躁状態から、底なしのように思える深刻なうつ状態に突き落とされる。躁状態とうつ状態の要素が同時に存在する、いわゆる「混合状態」に苦しむ人もいるが、この状態では自殺の危険性がきわめて高くなる。これは、うつ状態の苦悩に満ちたネガティブ思考に支配される一方で、躁状態のエネルギーと興奮も同時に存在するので、ネガティブ思考を行動に移しやすくなるためだ。日によって気分の状態が急激に変動する、急速交代型の双極性障害もある。躁とうつのサイクルを経験していても、治療を受けないでいると、いわゆる「速度効果」が生じ、ますます頻繁にサイクルが出現するようになる（同じことは、臨床的うつ病にもあてはまる。未治療のままだと、それだけ次のうつ状態につながりやすく、罹患の頻度が増す）。このため、双極性障害は必ず治療する必要がある。症状に危機感を抱けないこともあるが、そのままでは悪化の一途をたどり、時が経つにつれ、さらに危険で破壊的なものになる。

双極性障害の治療と理解は、ここ数十年で進んだものの、飛躍的な進歩とまではいっていない。1966年に双極性障害の患者に処方されていたものと同じ薬（リチウム）が、重い副作用を軽減させるため低用量にはなっているものの、2016年になっても処方されている。治療も進歩していて、他の脳の特異性についてはは冷静に受け止められるようになっているのに（教育現場でADDだと言っても、たいして驚かれない）、「双極性障害」という診断名はいまだにショッキングなものだ。特に、初めて診断された人は、まだ完全に解明されていない脳内の化学物質の働きに翻弄されているように感じてしまい、その言葉がきわめておそろしい意味を持つようになる。

双極性障害という包括的な診断名には、ふたつのタイプが含まれる。双極Ｉ型障害と双極Ⅱ型障害だ。Ｉ型は、精神病的になることもある躁病エピソードが特徴的だ。Ⅱ型の場合は、軽躁病エピソードしか出現しない。どちらのタイプも、躁病か軽躁病の期間と、大うつ病の期間が交互に訪れる。軽躁状態じたいは、創造性とつながりがある。実際に、普段はあまり文章を書かない人でも、軽躁状態になると、大量に書かずにはいられなくなる「ハイパーグラフィア」を経験することがある。だが、軽躁状態が個人の生活に甚大なダメージを与えることもある。しゃべるスピードが速くなる。性的行為が過激になり、危険なものになることがある。浪費をはじめとして、あらゆるリスクを冒すようになる。このようなことが原因となり、人間関係やキャリアが破壊されうるということは想像に難くない。

このため、この章の目的は、双極性障害を、創造力があふれてくる魔法の病だと美化することではない。だがそれにしても、我々が双極性障害に偏見を持ち、診断の意味するところを誤解し、その認識機能上の利点を認めないままでいたら、双極性障害を抱える人を傷つけることになり、多くの臨床的証拠から目をそむけることになるのだ。精神疾患のある人を歴史書から抹消すれば、歴史など残らない。双極性障害の人を芸術と創作の分野から排除すれば、この世界の創造性は著しく低下するはずだ。ヘミングウェイも、アン・セクストンも、ヴァージニア・ウルフもいない。おそらく、ベートーヴェンも姿を消すだろう。

双極性障害と芸術的気質とのつながりは、さまざまな研究によって、科学的および臨床的に証明されている。スウェーデンのティーンエイジャー7万人を対象にした長期にわたる研究では、検査でトップの成績を収めた子供たちが10年以内に双極性障害と診断される割合は4倍になることがわかった[8]。双極性障害の脳における生化学反応は、さまざまなタイプの創造性と密接につながっているので、気分が高揚したとき、I型の人は文章を書く傾向にあり、II型の人は絵を描く傾向にあることが、研究により示された[9]。オレゴン州立大学による研究では、一般的な、創造的ではない業界であっても、双極性障害の人は、平均以上の創造性が必要とされるポジションを求める傾向にあるということがわかった[10]。私の臨床経験では、双極性障害の人はよく、躁状態の初期に見られるエネルギーの充満とそこから生まれた数多くの成果について、嬉々として語ってくれる。感情的になって、スイッチが入ったように言葉が速くなり、よどみなくしゃべり続ける。

おそらく、膨大な研究が提示する疑問のなかでも、とりわけ関心を集めるものは、なぜ双極性障害のような脳の特異性が人類の遺伝子プールに残っているのかということだろう。それについて、イェール大学医学部の研究グループは双生児研究を行った。それぞれの双子のなかで、ひとりは双極性障害と診断されているが、もうひとりは診断を受けていない。研究チームは、双極性障害ではない子供にも、創造性と認知機能の高まりが見られることを確認した。言い換えれば、双極性障害とそれらの領域のどちらにも影響を与える遺伝因子群が存在するということだ。この研究の主筆者であるタイロン・キャノンは、「サイキアトリック・ニュース」に対して次のように語っている。「遺伝的に双極性障害のリスクを持つ人に、一般より高いレベルでこれらの特性が見られるとすれば、このパターンが裏付けるのは、双極性障害の発症を促す突然変異の一部がポジティブな気質の知的能力として発現していて、それだけ数多くの子孫を残しやすくなるということだ。そのような遺伝子が後世まで残りやすくなるのは、このためだ」[11]

フロンティアズ・イン・サイコロジー誌に掲載された研究では、カンザス大学の研究者2名が、創造性と双極性障害の観点からさまざまな研究を調べ、科学的に実証可能な事例の収集を試みている[12]。この研究が特に注目したのは、軽躁状態（適度に気分が高揚して、エネルギーにあふれ、多くを生み出せるようになる状態）から創造的な成果が生み出されるのは、どのような神経学的プロセスによるものか、ということだ。はたして、その答えとは、脱抑制と抑制のあいだに存在する流れとバランスだ。規則性のある情報に注目する領域である前頭前野に一定の機能低下が生じると（この現象は「ハイポフロンタリティ」と呼ばれる）、情動的で、感覚優位の大脳皮質下領域が、思考プロセスからより多くの情報を受け取れるようになる。大脳皮質下領域は、新しいアイデアが生まれる場所だ。この領域があまり制約を受けずに機能するようになると、多くの創造的アイデアが得られる。さらに、そのようなアイデアは、型破りなものや特異なものである場合が多い。独創的なアイデアが大量に生み出されれば、そのうちいくつかは、優れたアイデアである可能性が高まる。だが、大脳皮質下領域だけでは、どのアイデアを深めるべきなのか、編集、評価、選別を行うことができない。ここで、規則を重視する前頭前野の出番となる。すばらしいが実現不可能なアイデアをたくさん思いつく人と、着想を得て小説を書く人とを分けるのは、この大脳皮質下領域と前頭前野とのバランスだ。このバランスが保たれるのは、軽躁状態のときだけだ。脳が躁状態に移行すると、前頭前野は圧倒され、手も足も出なくなる[13]。

カリフォルニア大学デービス校の心理学教授であり、才能と創造性についての権威であるディーン・キース・サイモントンによれば、軽躁状態から優れた成果が生み出されるとき、そこには「豊富なアイデアがあり、そこから完全な集中へと移ります。これは、一般的知能と関連するメタ認知的コントロールが作用して、ある時点で、『もうこの辺でやめておこう。取り組むのに十分なだけの素材は手に入れた。今度はそこから不要なものを、たくさん取り除かなければ』と言えるようになるということです。（ベートーヴェンの）手帳やスケッチブックを見ると、まるで悪夢のようです。ありとあらゆるアイデアを持っていたのにもかかわらず、その大半は結局使わずじまいだったのです」[14]。つまりベートーヴェンは、多くを生み出す力と、判断力および自制心を持ち合わせていたということだ。「非常に創造的な人は、認知的脱抑制と認知的抑制とのあいだを行ったり来たりする傾向にあります。自分の心がさまよいだすにまかせ、突飛な考えを数多く思いつきますが、突如として、とても優れたアイデアをつかむのです。その後、そのアイデアに集中して、発展させることに脇目も振らずに取り組みます。突飛な考えを思いつき、それをもっと役に立つ分野に活かすことができます。そして、場合によっては、必要に応じてそのような考えを退けることもできるのです」

躁状態と創造性のかかわりがすべて、この脱抑制と抑制とのあいだのバランスに由来するわけではない。必ずしも直接創造性と関係しない双極性障害の特徴（誇大妄想、リスクを恐れないこと、野心など）もまた、無視できない要素となっている。２０１４年にジャーナル・オブ・アフェクティブ・ディスオーダー誌に発表された研究では、モチベーションと双極性障害とのあいだに、確固とした関連があることが明らかになった[15]。これには、他者から認められ、尊敬されたいという、双極性障害の人がよく示す、ことさら強い欲求が関係している可能性がある。他人の考えが過度に気になるというのは、不安感の表れとみなすこともできるが、それはまた、達成する意欲をかきたてるものでもある。才能、知性、生産性がそこに加われば、強力な組み合わせとなる。

タフツ医療センターのナシア・ガミーは、「もしあなたが躁うつ病（彼は双極性障害をこのように呼ぶことを好む）であれば、とても創造的で、カリスマ性のある人物になって、何かを生み出すチャンスに恵まれているということです。必ずそうなると保証されてはいませんが。それでも、躁うつ病でなかったら、創造的で、カリスマ性のある人物になれる可能性は、きわめて、きわめて低いものとなるのです」[16]と述べる。彼の研究では、彼が「気分高揚性の気質」と呼ぶものに、心を守る働きもあることが示唆されている。ガミーもかかわった9・11後の研究では、「双極性障害の人は、他のグループにくらべて、ＰＴＳＤの症状が少ないことがわかりました。ＰＴＳＤを防ぐ（と言われている）症状や特性とは、躁状態の特性と一致します。未来志向であること、ユーモアのセンスがあること、社交的で外向的であること、このため、社会的支援の広いネットワークを持っていること、などです」

この障害の両極端な性質と同じく、双極性障害から得られる、反論の余地のない恩恵は、その回避できない否定的側面と同じぐらい激しいものなのである。

双極性障害とともに生きるということ

ケイ・レッドフィールド・ジャミソンは、著書『炎に触れる——躁うつ病と芸術的気質（*Touched with Fire: Manic-Depressive Illness and the Artistic Temperament*）』（未邦訳）のなかで、双極性障害とは「無秩序な陽気さ、憂うつ、ひどく落ちつかない気質をもたらす病」[17]だと記している。このような極端な気質が、どの時代でも、偉大な文学作品や芸術作品を生み出すことに貢献してきた。このような気分の浮き沈みを経験した偉大な人物の視点、そして、そのような人物が達成したことから考えてみれば、何もわかっていない傍観者には、この障害を抱える価値は十分にあり、喜ばしいものだとさえ思えてくる。だが、双極性障害のひらめきや興奮に伴う苦痛は、理解が不十分な世界と、その内部からもたらされている。

双極性障害を抱えて生きることの難しさ

適切な診断と治療を受けさえすれば、双極性障害が個人の人生にもたらす影響は、アーネスト・ヘミングウェイやアン・セクストンのような作家や詩人の場合のように、深刻なものにはならない。ふたりとも、気分の変動がもたらす最悪の影響に苦しみながらも、偉大な作品の数々を世に送り出したのちに、自らの命を絶っている。それでも、治療ではどうにもならないものが、精神病に対する世間一般の偏見だ。

受賞歴のある、新聞・雑誌・放送ジャーナリストのビル・リキテンスタインは、１９８６年に双極性障害の症状（ＦＢＩに監視されているという妄想も含まれる）で初めて入院したが、正確な診断は１９８７年まで下されなかった[18]。「私はＡＢＣニュースでプロデューサーとして働いたのちに、１９８６年にジャーナリストのジミー・ブレズリンの番組をＡＢＣのためにプロデュースしました。そのとき私は3週間以上、タガが外れたみたいになってしまったのです。結局、セントルークス・ルーズベルト病院に3週間入院することになりました。今なら、私が部屋に入ってくるなり、すぐに（双極性障害だと）わかってもらえますが、当時は3週間の入院中、薬を投与され、服用量は増え続けたのに、診断はつかないままでした。明らかに躁状態と軽躁状態だったのに」

翌年になって、彼に診断を下した医師は告げた。「悪い知らせと、よい知らせがある。悪い知らせは、君が躁うつ病と呼ばれる病気だということだ。よい知らせは、このリチウムという薬を飲めば、よくなるだろうということだ」。いったい何が原因なのか、見当もつかずに精神的苦痛を感じていたリキテンスタインは、具体的に説明できるものだとわかって、幾分ほっとした。「これはよい知らせだと思って、みんなに電話しましたよ。『なあ、いったいどうなってるのか、ついにわかったんだ。躁うつ病だって診断された』とね。その後、電話が鳴らなくなったことに愕然としました。だれも電話を寄こさなくなったのです。ともに修羅場をくぐり抜けてきた仲間だというのに。それで、これはみんながなりたがるような病気じゃないのだと、思い知らされました」

診断されたことで、友人のみならず、将来の雇い主まで失うことを恐れて、「何年かはうやむやにしていましたが、2度入院する羽目になって、そろそろ真剣に向き合わなきゃならんと、腹をくくったのです」。それでも、彼はひとりぼっちで孤独だと感じていた。「病院の外では、躁うつ病の人と会うこともないし、話題にもいっさいのぼりません。この病について、何も知らなかったのです。このよくわからない、何よりも偏見にまみれた病を抱えていて、そのことを人に伝えることもはばかられました」

この過剰な心配は、彼にしてみれば妄想などではなかった。退院後、「私は地元の局で、調査報道のレポーターをプロデュースする仕事の打診を受けました」。仕事を依頼するという連絡を受けたあとで、当のレポーターが、「私に面と向かって言ったのです。『ジミー・ブレズリンの仕事をしているときに、発症したとうかがってますが』と。それまで病気について、説明を求められたことなどなかったのですが、ともかく、疲れきっていて数週間入院することになったが、今はもう大丈夫だと伝えました。それで、その仕事は白紙になりました。警鐘を鳴らすような出来事でしたね」

1990年のある晩、リキテンスタインは気晴らしに夜遅くまで起きていた。「当時なぜかよく電話帳を眺めていました。真夜中に、電話帳で『躁うつ病』のところを調べると、『躁うつ病サポートグループ』が載っていて、びっくりしました」。その番号にかけてみると、ケイ・ジャミソンが双極性障害と創造性について語る録音音声が流れてきた。「現実に躁うつ病の人が他にもいると知り、衝撃を受けました」。やがて、彼が仲間とともに立ち上げた別団体が、「『ニューヨーク・アップタウン気分障害サポートグループ』になったのです。似たような経験をしていて、共通の悩み……もし交際するなら相手に打ち明けるかとか、人に見られたくない場合は薬の置き場をどこにするか、といった悩みを抱える人と、同じ部屋で一緒に座ることで、私は初めて、人生が戻ってきたと感じました。そのとき、人生を取り戻せたと実感したのです」

脳の特異性を抱えるという経験は、リキテンスタインが仕事で取り上げるテーマに多大な影響を与えた。１９９０年に彼が制作し、ピーボディ賞を受賞した『ある病の声』というドキュメンタリー・ラジオ番組では、重い精神疾患を患う人や、病から回復した人に光を当てた。おそらく、もっと深い部分では、病とそれに伴う偏見を経験したことで、彼は「人が経験していることにより関心を払うようになり、そのおかげで仕事の幅が広がりました。苦しんでいる人に対して、以前よりずっと大きな共感を寄せるようになったのです」

気分の浮き沈みへの「対応策」を準備する

双極性障害を抱えながらも、高い能力を示す人の話に繰り返し登場するテーマがある。仕事を介して創造性を表現する方法を見つけることが、きわめて重要になるということだ。ケイ・ジャミソンも書いているように、「創造的な仕事は、苦痛から逃れる手段になるだけでなく、混乱した感情と思考を立て直し、仕事に没頭して、規律ある思考の厳格さを体験することで苦痛を忘れ、絶望感の源泉とは距離を置く手段にもなる」

コメディアンであり、ラジオやテレビでパーソナリティを務めるチャック・ナイスが双極性障害と診断されたのは22歳のときだが、これは一般的に発症しやすい年齢だ。全症例のうち少なくとも半分は、25歳以前に発症している[19]。ナイスが示した典型的な躁病の症状には、睡眠欲求の減少に加え、より実用的な特性のひとつである、創造的生産能力の増大がある。彼の持ち前のやる気と野心を成功へと導いたのは後者だ。だが、ナイスは仕事に情熱を傾けながらも、心の健康を守るために、躁病的傾向を抑える術を身につけた。毎晩スタンドアップコメディのステージに立って、自分を限界まで追い込まなくてもいいと考えている。そんなことをすれば、燃え尽きることは目に見えているからだ。「スタンドアップコメディは、自分の状態が良くて、心から楽しめるときに、十分やっていますから。それが楽しめなくなると、『よしわかった、新しいネタをそろそろ用意しなきゃ』となります。いつまでも楽しく続けられるように、手を打っておく必要があるんです。この気持ちを維持できるよう心がけています」。ナイスは、これが自分と、落ち目になる他のコメディアンとの大きな違いだとみなしている。

ナイスはセカンドキャリアとして、コメディと芸能の世界に入った。もともとは、ビジネスと会社を所有することに魅力を感じていて、起業家になることに興味があった。だが、子供時代に家族から唯一ほめられたのは、何かおもしろいことをしたときだった。家族の集まりがあると、よく芸を披露するように言われた。「家族に部屋に呼ばれて、言われるんです。『このあいだのあれをやってくれ』って。脳の化学物質の観点から、私が理解したところでは（芸を披露して、称賛を浴びると）脳内でいい気持ちになる化学物質が放出されるので、自分の報酬システムが、『おい、こりゃいいぞ、もっとやれ』と言うようになるんです。それで、何年もあとになって、初めて舞台に上がって同じ反応に出会ったときに、ハマってしまいました」

ナイスの職業選択は、彼にとって真に効果的な対応策となっている。彼はつねに経済的リスクがつきまとう業界（起業とビジネスの所有）とは決別した。躁状態のときは誇大妄想と浪費癖が出現しやすいので、双極性障害の人にとっては、危険な環境だ。その後、彼が望んで進んだコメディの世界は、困難に対処するにもユーモアを駆使するような、気分を高揚させる業界だった。創造的な仕事に就くことで、回転の速い彼の脳は健康的な刺激を受けることになる。ナイスにとっては、芸を披露し、コメディを創作することは、創造的な方法で自分のなかの悪魔を追い払うようなものだ。「テレビにも出演します。テレビは好きだし、テレビに映ることも。カメラが大好きなんです。それでも、スタンドアップコメディは続けます。カタルシスが得られるんです。コメディに取り組むということは、まず鏡の中の自分の姿を見て、自分の不安と向き合わなきゃならないんです。コメディを披露したからって、不安がなくなるわけじゃないと気づきます。でも、そこで知ることができる。そうだとわかれば、こう言えるんじゃないかと思っています。『わかった。それって、隅に潜んでいる怪物みたいなもんだろ。でも、いいか、そいつは俺に危害を加えられない』と。なぜなら、そいつは明るい場所に出てくると、消えてしまうからです。暗いところでは、大きく見えます。でも、明るい場所に出てきた途端、破壊される。そんなふうに感じています」

彼はさらに、苦痛に満ちた子供時代が、自分のコメディアンとしての視点に役立っているのだとする。「コメディアンには、子供時代がサポート、愛、理解、励ましで満ちたすばらしいものだったやつなんていやしません。もしそんな人生だったら、コメディアンなんかになっていませんね」

人類学者のエミリー・マーチンも、自分の精神衛生にとって「最適な職業」を見つけることの大切さを指摘している。「もしそれほど創造性が必要とされない仕事だったら、きっとうまくいかなかったでしょう。わたしのしていることと、わたしがしなければならないことが、見事に一致したのです」。さらに、彼女が見つけた仕事は、エネルギーレベルにも合うものだった。「学問の世界は、季節によって波がありますから……多くの人が感じていると思いますが……企業で役職に就いている場合のように、つねに同じように活動的である必要はありません。これにより、あるときは全力投球で、あるときは比較的ゆっくりして、といったことが可能になります。わたし自身もそうなる傾向にあるのです」

ビル・リキテンスタインは、アイデアがあふれ出してきて、そのなかに埋没してしまいそうになるとき、自分をコントロールすることができるようになった。彼にとっては、「アイデアなんて、ありふれたものなのです。それで、この事態を収拾するために、私が最初に試すのが『クイズ番組なんてほっとけルール』と呼んでいるものです」。彼が自らに課すこのルールでは、真夜中から翌朝8時までのあいだは、どんなアイデアを思いついて目を覚ましても（たとえば、新しいクイズ番組や書籍シリーズ、ドキュメンタリー番組のコンセプトなど）、即座に無視することになっている。起き上がって、計画を立てることに没頭せずに、彼は眠りにつく。「双極性障害の人はこういうアイデアで頭がいっぱいになってしまい、そのことについて考えなければと思い詰めて、だれかと話し合うために突然ジェット機をチャーターしかねませんから」

現在、リキテンスタインは医師の助けを借りながら、うつ病の治療で成果を上げている認知行動療法（ＣＢＴ）を使い、躁病をコントロールしようとしている。個人やグループで行う集中的なＣＢＴと、弁証法的行動療法を併用することで、彼は10年以上も薬なしで安定した状態を保っている。１９９０年代に、医師の厳重な監督のもとで彼は断薬を試みた。「医師に相談したのは、自分が鈍くなってしまったように感じたからです。ただ、そんなふうに感じたのです。それに、私はもう何年も安定していました。それで、薬の服用量を徐々に減らすことにして、ついには、思い切ってやめました。なんともありませんでしたし、これまで長いあいだ、ずっとよい状態を保っています」

彼の場合、行動療法には薬物療法と同等の効果があり、行動療法を受けたことで、脳内の配線さえも組み替えられたのだと確信していて、主治医もこれに同意している。これには、熱心に、集中して取り組むことに加え、つねに警戒を怠らない姿勢が要求される。「私は毎週１時間、心理療法のセッションを受けていて、これはおもにマインドフルネス、運動と、自分の気分に対処することについて話すことに費やされます。さらに、週に1時間半、ＣＢＴのグループ療法に参加しています。精神科医に会うのは、２、３か月に一度です」。彼のやり方が万人に適しているわけではないが、それでも、薬に頼らず、安全に、双極性障害のマイナス面を緩和する方法が存在すると考えることには魅力がある。リキテンスタインはさらに、次のように強調する。「双極性障害からやすやすと逃れられるようになったわけではありません。大変な努力を続けているのです」

双極性障害の脳がもたらす才能

ケイ・ジャミソンは、その著書『炎に触れる』において、亡くなった詩人や作家のなかに、双極性障害のパターンを見いだしている。アイオワ大学創作ワークショップに参加した、存命の作家30名を重点的に調査した研究では、「調査対象の作家のなかで、気分障害の正式な診断基準を満たす者は80パーセントにものぼる」ということを発見した。一方、対照群（芸術分野以外の仕事をしているが、年齢、学歴、性別は変わらない）で診断基準を満たした人は30パーセントにとどまった。ジャミソンが的確にまとめているように、「落ち着きのなさ、活力にあふれること、開放的になること、激しやすさ、誇大妄想、より活発で繊細な感覚、強烈な感情体験、思考の多様性、物事を即座に結びつけて考えることなど、軽躁状態特有の、気分、思考、認識における変動の多くは、創造的思考においても、顕著な特徴となっている」[20]

実際に、チャック・ナイスが初めて双極性障害だと診断されたときは、「うれしかったです。すごいことだと感じました。眠れないぐらいに。でも、事実、自分でも創造力が高まっていることは感じていました。文字どおり、ひらめきが自分のところにやって来るんです。とてもややこしいことのコンセプトが丸ごと。せきたてられるように30分間のネタを書いて、それを披露すれば、うまく行きます」。これは、エミリー・マーチンがフィールドワークに取りかかるときの、「ピタッとくっつく」イメージに相当するものだ。創造的なアイデアがナイスのもとにやって来るとき、その多くは完成形だが、いったいどこからそんなアイデアが出てきたのか、彼には見当もつかないという。ナイスがコメディアンになる前、まだ大手玩具メーカーに勤めていたとき、「会議で販促キャンペーンを話し合っていても、その前の晩は2時間しか寝ていないわけです。それで、会議の最中に、キャンペーンの全体像をひらめくのです。（そのアイデアは）完成度の高いものですが、そういう状態になると、物事をそうやって理解できるようになります。個別のアイデアではなく、全体像を思いつきます。初めから終わりまで、一度に。うまく説明できないですが、そこにはすべてが揃っています」

彼がコメディアンになったのは、タイコ・トイズに買収された企業で国内営業部長の職にあったときだ。コメディ・クラブで素人がステージで芸を披露できる「オープン・マイクナイト」に出演したらどうかと同僚に勧められた彼は、「部署の全員を招くというならやるよ。ひとりでも来なかったら出演しない」と答えた。はたして、ひとり残らずやって来た。「5分間のネタを用意していました。舞台に上がって、死ぬほど笑わせてやりましたよ。みんな、度肝を抜かれていましたね」

アイデアを完成形で思いつくだけでなく、そのようなアイデアを表現する高い言語能力（双極性障害と密接なかかわりのある特性だ）にも彼は恵まれている。幼いころから、自分には言葉を巧みに操る力があることに彼は気づいていた。ナイスは子供のころ、親戚の大人から性的虐待を受けていたが、学校でもいじめと身体的暴力の標的になっていた。それはあたかも、「私が犠牲者だと他の子供たちに嗅ぎつけられた」かのようだった。力でやり返すことはできないと観念したナイスは、言葉を武器にした。「(私の毒舌は)そこから生まれたのです。先生には、きまってひねりの効いた言葉で言い返していました。いじめっ子は、どんなときも言葉でぶちのめしてやりましたよ。それでも、やつらは殴ってきましたが、相手がどれだけ間抜けなのか先に言ってやることで、満足感をおぼえていたのです。殴られても、1週間もすれば青あざは消える。殴られたなんて、気づく人などいないでしょう。でも、私が投げつける言葉で、相手の人生は変わります。お前の人生は、もう変わってしまった、というわけです。(こういう理由で)スタンドアップコメディをするときは、観客に話しかけないようにしています。へたをしたら、だれかが気分を害するだろうから。妻に言われますよ、『しゃべりだすと、あなたは容赦がない』とね」

エミリー・マーチンは、自分には「奇妙な羅列」を生み出す特異な才能があると話す。これが生産活動の増大と組み合わされると、彼女の非凡な創造性が発揮される。「気分がとても高揚したときのことを覚えています。他人の迷惑になるようなことはしていません。正気を失ったような振る舞いもしませんでした。ただ、『どうしよう、アイデアが続々とわたしのところに押し寄せてくる』と思ったことを覚えています」

エミリー・マーチン同様、ビル・リキテンスタインも、自分も含めて、双極性障害を持つ人には特異なタイプの創造性が備わっていることに気づいている。「道の端に箱が置いてあるのを見て、『あれはいい照明器具になるぞ』と言えるということです。バラバラの物事のあいだに、他人には思いつけないつながりを見いだす高い能力が備わっているのです。それも、特に軽躁状態のときに。(双極性障害の人は）世界を立体的なチェス盤のようにとらえる傾向にあると思います。自分の行きたい場所を見つけることができ、そこに到達するためにはどんなことが必要となるのか、すべて見通せます。目標を実現するためになすべきことを把握できるのです。このように、双極性障害の人は、世の中の仕組みを（標準的な神経構造の人よりも）ずっと巧妙にとらえています。双極性障害があると完全形のアイデアが得られやすいということも、これに含まれます。ただ、『レストランを始めたい』と思いつくわけではないのです。どこからともなく全体像が現れて、大局的な視点に立つことができる。それはまた、それだけ多くの情報と、戦略的思考を頭にとどめておける能力だとも思っています」

リキテンスタイン自身がそのような経験をしたのは、双極性障害を特集した1時間のドキュメンタリー番組についてのアイデアを思いついたときだ。彼はナショナル・パブリック・ラジオの重役に手紙を書き、「躁うつ病についての1時間のドキュメンタリー番組を制作したいと考えています」と伝えた。すると、「それはひどく気が滅入るアイデアだ」という返事が返ってきた。それでもめげなかった彼は、「ある朝、それこそ目が覚めて思ったのです。『1時間の番組はできるぞ。こういう人たちに、自分に起きたことや、どうやってよくなったか話してもらうことにして、こういう専門家に解説を依頼し、背景を説明してもらえばいい。ナレーションは女優のパティ・デュークだ』と。パティ・デュークとは直接面識はなかったものの、とにかく座って手紙を書きました。『私はこういうドキュメンタリーを制作する予定で、ついては、あなたにぜひナレーションをお願いしたいのです』と。手紙を芸能事務所に送ると、電話がかかってきました。『彼女はお受けするそうです』

とね。これは狂気と紙一重のやり方です。突拍子もない狂気と、非凡さの境界線上で私は企画を提案するのでしょう」

作家のアーネスト・ヘミングウェイは、その創造的人生の大半を、紙一重の境界線上でバランスをとることに費やしたと言える[21]。彼は、気分が高揚して誇大な考えを抱くようになる状態を「麻薬」と呼んでいたが、その「麻薬」こそが、膨大な数にのぼる超一級の独創的作品を、無尽蔵に思えるエネルギーをもって彼が世に送り出すことを可能にしていた。双極性障害の人で、軽躁状態や躁状態のときに創造的生産活動がすばらしいものになると感じている人は多いが、ヘミングウェイはまさしくそのようなケースだ。残念なことに、ヘミングウェイはあまり積極的に治療を受けなかったので、軽躁状態がある種の自己破壊的行為につながり、躁状態がさらに出現しやすくなっていた。そして、エミリー・マーチンの切れた電球のたとえのように、ヘミングウェイは、自ら「巨大」で「血みどろの」と形容した、重篤なうつ病に何度も襲われた[22]。

ヘミングウェイが最大限に創造性を発揮できたのは、うつ状態とひどい躁状態の狭間の好適期にあるときだった。軽躁状態になると、きわめて多作になっただけでなく、作品の質と創造性もまた、飛び抜けて高いものになった。激しい衝動に襲われると、立ったまま書かざるをえなかった。愛好家に高く評価される、無駄をそぎ落とした彼の文体にも、軽躁状態特有のめまぐるしく変わる思考プロセスが投影されている。さらに、彼の危険を顧みない傾向と誇大妄想はともに、主題の選択（戦争や闘牛）に関係していて、世界を感服させたいという彼の尽きることのない野心と願望の源泉にもなっている。

ビル・リキテンスタインが、診断の遅れと病に対する偏見を経験したのは、1980年代後半から1990年代前半にかけてだったことを考えれば、ヘミングウェイが生きた時代に双極性障害への理解がなかったことは十分想像できる。さらに、それは恥ずべきことでもあった。ヘミングウェイは治療を頑として拒み、友人に宛てた手紙のなかで、自分が正気を失っているなどとだれにも思われたくない、と書いている。F・スコット・フィッツジェラルドが精神の病に苦しんでいることを文章にしたときは、彼に対して怒りを表明したほどだ。躁病と大うつ病をたびたび繰り返すことから生じる速度効果に加え、苦痛をアルコールで治療しようというヘミングウェイ流の試み（これは気分の変動を悪化させただけだった）によって、ヘミングウェイの電球は完全に切れる前から、切れかかった状態になっていた。だが、ひとたびそこに灯りがともると、これほどまばゆい光を放つ電球は他になかった。

双極性障害の人が活躍するために

双極性障害とうまく付き合っていくためには、いくつか注意点があるが、とりわけ重要になるのは警戒を怠らないことだ。だが、これは双極性障害の人が生まれつき持つ性向とは相いれない可能性がある。ビル・リキテンスタインは次のように語っている。「その瞬間にとどまって、何かに向き合うという考えそのものとは真逆のことばかりして、これまで生きてきました。その瞬間のささいな点にこだわらないのはもちろん、最終目標は何かということを念頭に置き、大局的見地から物事をかきわけて進んできたようなものです」。このような全体像を見据えた思考は、創造的アイデアを完成形で思いつくには申し分ないが、双極性障害の人が気をつけなければならない日々のセルフケア、たとえば、体内リズムや、そのリズムに影響する食事、運動、ストレス、仕事量、睡眠の様子に細心の注意を払うといったことの妨げとなる場合もある。

これらのセルフケアの要素のなかでも、いちばん大切なのは睡眠だ。軽躁状態でエネルギーレベルが高くなると眠らなくても平気でいられるが、軽躁状態まで気分が高揚している人が眠らなければ、さらに気分が高揚して躁状態に移行するという悪循環が見られる。躁状態になる危険性があるだけでなく、その後うつ状態に苦しむことも避けられない。エミリー・マーチンはこれを、「熱くなりすぎる」ことにたとえる。これは心身ともに消耗している状態だが、「そのうち疲れを感じなくなります」。軽躁状態は非常に心地よいものに感じられ、しかも徐々にそうなるので、双極性障害の人が自分で事態に気づきにくいこともある。このため、その兆候が出始めたときに、危険信号を察知できる人が身近にいることが、きわめて重要となる。そのような人は基本的に、双極性障害の人に対して前頭葉のような役目を果たす。脱抑制のバランスを整えるような影響を与えるのだ。理想としては、双極性障害の人と一緒に暮らしているか、定期的に連絡を取り合う人であることが望ましい。ビル・リキテンスタインが毎週受けている個人療法とグループ療法は、その点においてもかなり有益だ。

リキテンスタインは、集中的で徹底した心理療法により症状をコントロールできているが、双極性障害の代表的な治療法は、心理療法と薬物療法の併用だ。だが、薬の服用に抵抗を感じる人もいる。リキテンスタインはリチウムで「鈍くなった」と感じているし、薬のせいで創造性につながる並外れた頭の回転の速さが失われるのではないかと不安をおぼえる人もいる。10代や20代の聡明な学生を多く治療しているナシア・ガミーは、その不安については次のように対応している。「この問題に関しては、対処法がふたつあると、患者に伝えます。ひとつは、認知能力に影響をおよぼさない薬を選択することです。ラミクタールのように、少数ながら、創造性を損なわない薬は存在します。そして、もうひとつの方法として、リチウムのように、認知機能に影響をおよぼすかもしれない薬を選択するにしても、つねに服用量を抑えることは可能であり、そうすると問題も軽減されるようです」

さらに重要なこととして、双極性障害の人は、自らの創造性を幅広くとらえることで得るものがある、とガミーは指摘する。患者が薬に抵抗を示すとき、「本当に問題となるのは、創造性とは、躁状態のときに現れるひらめきのように、ひとつしか存在しないと考えられていることなのです。たしかに、それも創造性の一部ではありますが、別のの創造性も存在します」。ガミーが、その著書から引用している精神分析学者のエリオット・ジャックは、「彫刻された創造性」と自ら呼ぶものについて論じている。「これは、ひらめきなどではなく、彫刻家の作品のように、時の経過のなかで得られる洞察から造形されたものだ。さらに、これは突如として起こるようなものではない」。このじっくり取り組むタイプの創造性は、長期にわたってバランスを維持することから成り立つ。それはつまり、電球が切れたような燃え尽き状態に陥ることがなく、深刻な躁病やうつ病のエピソードで時間を無駄にすることもないということだ。「私が患者に説明するのは、多大な創造性を短期間だけ発揮して、うつ状態になり、長い間休養するよりも、それより少ない創造性を定期的に、安定して発揮できるようになるほうが、ましだということです。そのほうが、じつは帳尻が合うのです」

エミリー・マーチンにとって、適切な薬物治療の恩恵とは、大うつ病に陥ることなく過ごせることにある。「リチウムや、その他すべての薬を飲む以前にくらべて、気分がハイになりすぎることが少なくなりました。ですが、精神科医に言われるのです『あなたがそういう状態だったときを振り返ってみて、当時のアイデアは、本当に優れたものだったかしら？　それとも、でたらめにあふれてきた、整合性のないものだった？』と。彼女はわたしに、でたらめで、整合性のないものだったと言わせたいのでしょうが、全面的に同意はしかねます。ですが、どんな日でも、気分が高揚しすぎることがなくなる代わりに、大きな気分の落ち込みもなくなっているということだけはたしかです。取引のようなものです」

もっとも重要なのは、彼女は薬を服用しながら、今でも創造的な仕事を続けていることだ。70歳にして、新しいフィールドワークを開始しようとしている。彼女の経験は、ガミーが長期間の治療の利点として挙げた、「彫刻された創造性」を体現するものだ。マーチンは、自分のことをこう語る。「気分について言えば、いちばん上と下は削ぎ取られてしまいましたが、他にも原動力になるものはたくさんあるのです。そういうものすべてを把握できる人などいるでしょうか？　好奇心、危険を顧みないこと、素直に受けとらないこと、反逆精神などです。野心もそこに加わります。薬にも助けられていますが、このような特性は、他のあらゆるものと共存することができ、無視できない影響力を持っています。仕事で研究に没頭していると、ある時点で、それらの特性が合わさって、役に立ってくれていることが今ではわかっているのです」

おそらく、喫緊の課題となるのは、羞恥心を取り除くことだ。治療を受ければ、元気で生産的でいられて、可能性を最大限に活かした人生を送れるというのに、偏見と羞恥心のせいで、それが妨げられている。ビル・リキテンスタインは、自分だけが双極性障害ではないと最初にわかったときのことを、感動的に振り返る。それは、「魔法のようなすばらしい瞬間でした。サポートグループに行ってみたら、突然、他の人が、私が考えていることを語っていたのです。私はつねに、心理療法、薬、サポートグループだと言っています。この3つは同じぐらい重要なのです」

第6章　拡散的思考

【一般的な診断名】シゾイドパーソナリティ障害、統合失調症、統合失調感情障害

「わたしにとって仕事は、何があってもやり抜くべきものです。症状がひどくなり始めても、仕事があるおかげで、本当にどうしようもなくなるまでずいぶんと長いあいだ持ちこたえられます」——エリン・サックス（法学者）

エリン・サックスに統合失調症の症状が初めて現れたのは16歳のときだ[1]。学校から歩いて帰る途中、脅迫するようなメッセージが頭のなかに直接聞こえてきたのだ。安定した家庭で両親の愛情に包まれて育った優等生の彼女は、だれの目にも問題を抱えているようには見えなかった。だが、幼いころから夜驚症《やきょう》とさまざまな恐怖症を抱え、強迫観念が強く、ヴァンダービルト大学の学部生時代には、16歳のときと同じように現実感を失う経験を何度かしている。それでも首席で大学を卒業して、哲学を学ぶためにオックスフォードに進んだ。

症状はイギリス滞在中に劇的に悪化した。おそらく、家族から遠く離れたうえに異文化に馴染めなかったことが原因だろう。友人も何人かいたが、気づくと、どうしても助けが必要なときでさえ

思いをうまく伝えられなくなっていた。サックスの回想録『定まらない中心――狂気をめぐるわたしの遍歴（*The Center Cannot Hold: My Journey Through Madness*）』（未邦訳）に、友人との関係を懸命に維持しようとする場面がある。「文字どおり、頭のなかにある言葉が口から出てこない。夕食の席でも向こうが一方的にしゃべるばかりで、わたしは首を縦にふって同意するか、食べものを口いっぱいにほおばるふりをするか、考えていることを顔の表情で伝えようとするぐらいしかできなくなっていた。友情は少しずつ壊れていった」。自分の考えを口に出せなくなっただけでなく、強い自己嫌悪にもさいなまれたという。「わたしの言うことに、聞いてもらう価値などない。わたしの心はそう主張していた。口を開いてはいけない。しゃべるときには、何か伝えることがなければいけない。わたしには伝えることなど何もない。わたしには何の価値もない。口を開けば時間と空間を使ってしまう。お前など、しゃべるに値しない。だまっていろ」

症状が現れる様子を描写したサックスの文章は、詩的でありながらも絶望に満ちている。「統合失調症は、あたかもゆっくりと霧がかかるように忍び寄る。はじめは一点の曇りもなく晴れ渡り、あたたかい陽の光が両肩に降り注いでいるような気分だ。だが、ほどなくすると周囲にもやがかかり始めて、空気にもそれほどあたたかさが感じられなくなる。しばらくすると、太陽はぶあつい布の向こうでぼんやりと光る電球のようになる。地平線は灰色の霧に覆いつくされ、視界から消えてしまう。午後の陽が翳るなか、冷たく濡れそぼちながら佇んでいると、肺のなかにどっしりとした湿気を感じる……」〔2〕

症状のせいで学業に支障をきたすようになったのも無理からぬことだった。「何が現実で、何がそうではないのか。それが区別できないので、おそろしく消耗した……読んでいる内容が理解できず、講義にもついていけない。筋の通った文章を書くなど無理な話だった」[3]。ゼミで支離滅裂なレポートを発表してしまったことに動揺した彼女は希死念慮《きしねんりょ》（訳注：漠然と死を願うこと）を抱き、自殺の手段までこと細かに考えた。サックスは、ガソリンを浴びて、身体に火をつけるつもりだった。苦しみながら死ぬのが自分にはふさわしいと思ったのだ。しかし、愛する人たちを苦しめてしまうと考えることで、かろうじて思いとどまった。やがて医師の診察を受けて症状を打ち明けたところ、その医師が、オックスフォード大学医学部精神医学科に付属するワーンフォード病院の予約を取ってくれた。こうしてサックスは、統合失調症の診断を受けることになる。

　サックスは現在、南カリフォルニア大学グールド・ロースクールの教授だ。法律と精神保健の分野で幅広く執筆活動を行っており、これまでに書籍5冊と、論文50本以上を発表している。研究テーマは、精神医学研究の倫理的側面と、精神疾患を抱える人に対する強制的治療の問題などだ。獲得したマッカーサー奨学金をもとに、精神疾患患者の処遇向上を目指す研究機関「精神保健法、政策、倫理学のためのサックス・インスティテュート」も設立した。サックスの症状は深刻だが、２００７年に回想録が出版されるまで、彼女自身が病に苦しんでいることはごくわずかな人にしか知られていなかった。仕事面で成功を収めただけでなく、彼女は幸せな結婚生活を営んでおり、友人にも恵まれている。

　彼女の物語の概略だけ見ると明るい要素ばかりに思えるかもしれないが、サックスは病の負の影響についても包み隠さず語っている。育児ストレスに耐えきれないかもしれないという恐れから、子供はあきらめた。また、いくつかの認知機能が徐々に、しかし明らかに低下している。これは統合失調症患者によくある症状だ。さらに30代で、統合失調症とは別にくも膜下出血を発症しており、現在はワーキングメモリと空間認識能力について、正常に機能するかどうかのボーダーライン上のレベルにあるという検査結果が出ている。これには、くも膜下出血だけでなく、統合失調症やそのために服用している薬など、複数の要因が絡んでいるだろう。くも膜下出血から20年が経過したが、彼女の記憶力は悪化の一途をたどっている。特に、会話の流れをつかむのは至難の業だ。

精神疾患は特殊なものではないと示すために、サックスは数多くの統合失調症患者から話を聞いてきた。「『病気をなくせる薬があったら、飲みますか?』という魔法の薬の質問をしたなかで、これまでに『いいえ』と答えた人はひとりもいません。もしかすると、双極性障害の人のなかには『いいえ』と答える人もいるかもしれません。気分が高揚する状態がなくなってほしくないから」。だが、統合失調症の症状は陶酔感とは無縁で、恐怖をおぼえ、消耗させられるばかりだという。「わたしの場合、自分の思いが大勢の人を殺してしまうと思ったり、頭のなかで核爆発が起こっているように感じたり、天にいる人に行動をコントロールされている気がしたりすることが多いです。夜になると幻覚が見えることもあります。診断上はたいしたこととはみなされませんが、わたしにとっては、症状が悪化する前兆なのです。たいていは、ベッドの足元に人が立っているのが見えます。わたしは目を覚まして、『いやだ、あれが幻覚でありますように』とつぶやくのです」

明晰な頭脳に恵まれたサックスだが、おそらく、何よりも彼女の役に立っているのは、ねばり強さだろう。「よほど重い症状でないかぎり、うまく対処できます。じつは、もっとも効果的に症状を抑えられるのは仕事をすることです。議論に集中したり、反論を考えたりしている（あいだは）、おかしな思考もおとなしくなるので。わたしにとって仕事は、何があってもやり抜くべきものです。症状がひどくなり始めても、仕事があるおかげで、本当にどうしようもなくなるまでずいぶんと長いあいだ持ちこたえられます」

サックスが駆使するもうひとつの能力は社会的洞察力だが、これは統合失調症の人にはめずらしいケースだ。「自分には真実だと思えても、他の人からは頭がおかしいと思われる可能性があるということを、わたしはつねに意識しています。おかしいと思われたくないので、思ったことをすぐに口には出しません。どうしても言わずにいられなかったら、家から出ません。このような……社会的洞察力があるおかげで、仕事を持つ人間らしくいられるのです」

サックスの症状のコントロールには、クロザピンという薬が重要な役割を果たしている。「イギリスにいたとき、発症から3年か5年ぐらいは薬を飲んでいなかったので、目覚めているときに考えることの80パーセントは精神病的な思考にさいなまれていました。薬を断続的に服用している期間や効果的な薬を飲んでいない期間では30パーセントぐらい、今は4パーセントほどまで減っています。つまり、今のわたしの生活においてはごく小さな割合に過ぎないのです」。とはいえ、他の人にくらべれば、サックスが拡散的思考、不穏な思考に取り憑かれやすいのは確かだ。「まあ、一時的に変な考えが浮かぶことはありますけれど、気にしないようにしています」

エリン・サックスにとって統合失調症とは喜ばしいものではないが、それだけですべてが決まるものではなく、ただ管理し、理解し、治療するべきものにすぎない。「何年か薬をやめようと頑張った時期もありましたが、薬を飲み続けることにした途端、人生がよりよいものになったのです」。サックスの生活の質の高さと社会への貢献度は、精神疾患を持つ人を排除したり、不当に扱ったりすることがいかに社会にとって恥ずべきことであり、また損失であるかを雄弁に伝えてくれる。

拡散的思考とはどのようなものか

「拡散的思考」という言葉は、具体的には、型にはまらず独創的で、奇妙とさえ思えるような考えのことを指す。「統合失調症型思考」は、拡散的思考の要素を備えているものの、魔術的思考や妄想的思考など、他の非現実的な思考を含むこともある。統合失調症型思考と統合失調症はイコールではない。精神疾患の診断を受けていない人でも、検査を受けると、ある程度の統合失調症型の思考プロセスを示す場合は多い。統合失調症（英語ではSchizophrenia。ギリシャ語の「分裂した心」に由来する）の特徴は、「何が現実か区別できなくなる」ことだが、これは精神病性思考と呼ばれている。ＤＳＭ－５では、統合失調症型思考は統合失調症スペクトラムには分類されていない。だが、本書では、統合失調症型思考や拡散的思考は、統合失調症スペクトラムの症状が軽いほうの末端に位置するものとみなす。これらが統合失調症の行動や思考のプロセスによく見られるためである。

拡散的思考は稀なものだと思われがちだが、そうではない。オランダの研究グループによると、声が聞こえるタイプの幻聴を体験したことのある人は、人口のじつに４パーセントにのぼるという

[4]。この研究グループは、ストレスがこのような現象の引き金になりうるとし（たとえば愛する人を亡くしたときに頭のなかで亡くなった人の声がするなど)、健康で、特に楽観的な性格の人ほど幻覚や幻聴に悩まされることがなく、医師の診断を受ける必要性も感じないと指摘している。さらに、ジョンズ・ホプキンス大学統合失調症クリニック院長のトーマス・セドラックによれば、「精神病の初回エピソードを経験した人のなかで、それ以降はエピソードを発症しない割合は20パーセントにのぼる」ということだ[5]。極度のストレスが原因なのか、他の要因が絡み合っているのか、なぜ一度きりしか発症しないケースがあるのかといったことはまだよくわかっていない。ともかく、再度の発症が見られないため、統合失調症と診断されない人や、統合失調症と診断されても、その後は精神科の治療が必要なくなる人もいる。

国立精神衛生研究所は、アメリカの人口の約1パーセントが統合失調症に罹患していると推定している[6]。一等親血縁者(親、子供、きょうだい)が統合失調症だと、この数字は10倍になる。一卵性双生児では、どちらかひとりが統合失調症だと、もうひとりもそう診断される確率は40パーセントから60パーセントになる[7]。これは遺伝要因があることをはっきりと示すものだが、一卵性双生児で発病率が100パーセントにならないということは、他の要因の関与も疑われる。遺伝と環境がどのように相互作用するのかについては、まだ解明されていない。

シゾイドパーソナリティ障害、統合失調症、統合失調感情障害が同じスペクトラム(連続体)上にあるものなのか、それとも互いに無関係の別の疾患であるのかについては、臨床医や研究者のあいだで議論が続いている。にもかかわらず、これらの3つの疾患には、拡散的思考や行動の面で、明らかに重複したところがある。

この3つは、おもに症状の重さと治療可能性をもとに区別されている。一般的に、シゾイドパーソナリティ障害の人は風変わりで親しみにくく、人との交わりを拒絶している印象を与える。統合失調症型思考（声が聞こえるなど）があっても、その事実を他人には（医師にさえも）明かすことはない。拡散的思考がさらに強く見られる統合失調症の人の場合は、周囲に気づかれないでいることは難しい。このカテゴリーに該当する人は、自分の頭のなかが政府機関に盗聴されていると思い込むなど、パラノイド性妄想のような症状を示す。エリン・サックスの場合、他人にもわかるほど悪化するまでは、深刻なことなど何も起こってないかのように振る舞うようにしているという。統合失調感情障害の人は、統合失調症の症状がさらに重くなるだけでなく、双極性障害のような気分障害の兆候を示す。この3つの疾患のなかでは、統合失調感情障害がもっとも予後が悪く、気分の周期的変動と精神病の症状が重なるため、自殺の危険性も高くなる。

この3つの疾患のいずれかを患っていると、社会的に孤立してひきこもり、感情や情緒が欠落した印象を周囲に与える状態になりうる。内面的には現実感の消失を何度も体験することになる。このような断絶を伴う症状は、「陽性」と「陰性」、2種類の臨床カテゴリーに分けられる。陽性症状には、幻覚、妄想、思考の混乱などが含まれるが（程度の差はあれ、エリン・サックスはこのすべてを経験している）、抗精神病薬での治療に反応しやすい。

幻覚のなかでいちばん起こりやすいものは幻聴だが、きわめて鮮明な幻視を経験する場合もある。幻聴の場合は、ありありとした現実感を伴うことが多い。エリン・サックスは幻聴（お前には価値がないと告げる声）と幻視（ベッドの足元に人影が見える）の両方を経験している。それに加えて、彼女には妄想も見られる。たとえば彼女は、自分が心で思っただけで核爆発による大量殺戮を引き起こせると信じていた。妄想型統合失調症（統合失調症の下位分類で、サックスはこれには該当しない）の場合、だれかにつけ狙われていると思い込んだり、頭のなかから自分の考えが奪い去られたり、反対に埋め込まれたりするという妄想を抱いたりすることが多い。サックスが陽性症状の3番目のカテゴリーである思考の混乱をきたしていたことは間違いない。講義が理解できなかったり、わかっていても言葉にできなかったりしたのは、このためだろう。統合失調症の人のなかには、意味不明な言葉を使ったり（造語症と呼ばれる）、支離滅裂な言葉の結びつけ方をしたり（臨床医はこれを「言葉のサラダ」と呼ぶ）する人も多い。

以上のような統合失調症の「陽性」症状は、周囲の人からするとおそろしいものに思えるが、「陰性」症状よりも予後は良好で、治療にも反応しやすい。陽性症状には周期的変動があり、同じ症状がずっと続くことはないので、統合失調症患者のなかには、症状にあまり悩まされることなく、比較的統合された状態でしばらく過ごせる人もいる。しかし陰性症状となると、治療が格段に難しいうえ、うつ病と見分けがつかないことがある。初期の陰性症状として、以前は楽しめたことに喜びや安らぎを感じられなくなるというものがよく見られる。統合失調症が進行すると、顔から表情が消え、口調が単調になるなど情動が平板になることがあるが、その裏には、このような喜びの壊滅的な消失がある。このような無気力状態に陥ると、身体を清潔に保つことに興味をなくす場合もある。起床後に歯を磨き、シャワーを浴びることが無意味に思えてくるのだ。その他にも陰性症状には、ワーキングメモリの機能低下、注意力や理解力、それらの力を活用する能力の低下など、認知機能への影響も見られる。

　年齢とともに統合失調症のいくつかの症状が落ち着く患者は多い。これは、特に継続的な治療を受けていた場合に顕著だ。だが、未治療のままでいると、脳の速度効果の影響で、症状が悪化する恐れがある。何度も精神病エピソードを発症していると、それだけさらなるエピソードが出現する確率が上がるのだ。ホームレスの人たちのあいだで、統合失調症のエピソードの出現率が高くなるのもうなずける。だがその一方で、エリン・サックスもまた長年さまざまな陰性症状に悩まされ続けているということは、注目に値する。日常生活を楽しむ力の減退（診断と治療を受ける前は特にそうだった）に加え、ワーキングメモリの機能低下（治療を受けているにもかかわらず進行しているようだ）にも苦しんでいる。それでも彼女の例は、統合失調症を抱えながらも機能し、多くを成し遂げることは可能だと証明していると言えよう。彼女は、苦痛に満ちた自分の入院経験を法学者としての仕事に活かし、患者の利益を代弁し続けているのだ。

　シゾイドパーソナリティ障害の人の多くが治療を受けていないため、統合失調症スペクトラムの正確な有病率の把握は困難だ。このため、一時的な拡散的思考に陥る人がどれぐらいいるのか、さらに、そのことが生活にどの程度影響するのかはわかっていない。何万人もの脳をスキャンする予定の国立精神衛生研究所によるヒト・コネクトームプロジェクトなどにより、今後数十年のうちには、人間の脳の多様性と脳内の働きへの理解がさらに進むことだろう。それまで、統合失調症と創造性のかかわりについては理論の域を出ない。とはいえ、このふたつが重なる可能性を調べる臨床研究には数十年の歴史があり、また最近はＭＲＩ技術が進歩したことから、統合失調症型思考が創造的生産活動におよぼす影響について、興味深い疑問が投げかけられるようになっている。

ノーベル賞を受賞した数学者のジョン・ナッシュ（シルヴィア・ナサー著の『ビューティフル・マインド――天才数学者の絶望と奇跡』〔邦訳：塩川優訳、新潮社、２００２〕の主人公としても有名）は、統合失調症を患いながらも並外れた創造性を発揮し、専門分野に多大なる貢献をした人物として引き合いに出されることが多い[8]。だが、彼の業績のうちで特に革新的なものの大部分は、彼が30歳になる前、つまり、症状が激化する以前に発表されている。これを根拠に、彼の非凡な創造性と統合失調症とのあいだにプラスの相関関係があることを疑問視する研究者や臨床医もいる。

エリン・サックスと同じく、ナッシュの子供のころや若いころの行動も風変わりで、時に周囲を困惑させた。会話の途中でいなくなったり、不適切なタイミングで口笛を吹いたりして、傲慢で無礼な印象すら与えたという。このことから、彼の生産活動において創造性がもっとも高まったのは、統合失調症の「前駆期」と呼ばれる時期だったのではないかと考えられる。これは、幻覚、妄想、思考の混乱などの初期症状が見られるものの、思考プロセスをコントロールする力を完全には失っていない時期だ。つまり、彼の業績は、重篤な症状に圧倒されるようになる前の拡散的思考の恩恵を受けている可能性がある。

オリゲン研究センターとメルボルン大学心理学部の合同研究グループは、さまざまな分野の芸術家１００名（男性43名、女性57名）の思考プロセスを調査し、スキゾフレニア・ブレティン誌上で発表した。研究グループは調査対象者に「創造的体験についての質問票」への回答を求めた[9]。

その結果、芸術家でない回答者のデータと比較すると、芸術家は「統合失調症傾向が『陽性』であり、単極性の情動障害を持ち、心的境界が薄く、性格的には経験への開放性と神経症的傾向を備えている」ことがわかった。さらに、「統合失調症傾向は、創造的体験の度合いを予測する有力な要素となることが判明した……これは、統合失調症型体験と創造的体験には強い結びつきがあることを示唆するものだ」

この研究においてとりわけ注目に値するのは、統合失調症型思考が顕著な状態と、創造的なフローとの相関関係だ。心理学者のミハイ・チクセントミハイが提唱して広めた「フロー」という概念について、研究グループは「深い没頭、現在体験していることへの集中、そして喜びの感覚」と定義している。芸術家が完全に没頭しているときは、このような心的状態にある。何事にも気をそらされず、時間の経過を忘れている状態だ。研究グループによれば、統合失調症の人に特有の潜在抑制状態が、「現在への完全な集中からフロー状態への移行」を促しているという。

フロンティアズ・イン・サイコロジー誌2014年11月号に掲載された「学芸領域における創造性と統合失調症スペクトラム障害」のなかで、研究者のスコット・バリー・カウフマンとエリオット・S・ポールは、統合失調症型思考が創造性（さらには他の才能や能力）につながる理由をまとめている。「創造性に斬新さと独創性が不可欠なのは明らかだ。統合失調症はその性質上、独創性を促す。だが、独創性だけでは創造性は成り立たない。創造的な生産物とは、目新しいだけでなく、なんらかの形で役立ち、実用的で、価値が認められるものでなければならない。『斬新さ』と『実用性』はそれぞれ、ふたつの認知機能に由来している。意識上にアイデアを引き出す機能、そして、数々のアイデアのなかから、追求し、発展させ、目に見える形で実現するものを選択する機能である」[10]。自分の考えがおかしなものだと思われたくないので秘密にしているというエリン・サックスの言葉を思い起こさせる記述と言えよう。さらに、統合失調症の前駆期や、本人にその意識のない軽い統合失調症型思考のどちらにも、バランスのとれた状態で独創性と自制心が見られる理由の説明にもなっている。

カリフォルニア大学デービス校のディーン・キース・サイモントンもまた、パースペクティブス・オン・サイコロジカル・サイエンス誌上に発表した「狂気と天才のパラドックス」というタイトルの論文において、「創造性と精神病理が肯定的もしくは否定的に関係している」かどうかの問題に取り組んでいる[11]。この論文のなかでは、創造性を「既存の成果領域に貢献する創造的生産物を、ひとつ、もしくはそれ以上生み出すこと」だと定義している。サイモントンは、一見矛盾するような、ふたつの統計学的事実を見つけだした。第一に、創造的な人のなかで、とりわけ高い創造性を備えている人は、そうでない人にくらべて精神疾患を抱えるリスクが高いということ。第二に、すべての人のなかで、創造的な人は、そうでない人にくらべて精神健康度が高いということ。サイモントンは最終的に、このふたつの事実のあいだに矛盾はまったくないという結論に達している。調査対象者が成し遂げた創造的成果と精神症状を調べたところ、並外れた成果を収めた人のあいだで精神疾患の発症率が突出していることがわかった。

こうして、ずば抜けて創造的な人は、普通の人にくらべて精神病理を有する可能性が高いが、ほどほどに創造的な人は、普通の人にくらべて精神健康度が高いということが判明したのである。創造性と精神疾患に対する脆弱性の双方につながる神経機能の正体をあばくためには、さらなる物理的データが必要だ。それでも、なんらかの相関関係が存在することは間違いない。

この相関関係の理由を説明しうる興味深い事象が、1976年にブリティッシュ・ジャーナル・オブ・サイキアトリー誌に発表された研究によって示されている[12]。王立精神科医学会の研究グループによると、成人を3つのグループ（非妄想性の統合失調症の人、優れた創造性を示す人、知能は同程度だがあまり創造的ではない人）に分けて注意力の評価を行うと、優れた創造性を示す人と統合失調症の人は、「創造的でない人にくらべて、より広範囲からの情報を取り入れる傾向にあった」というのだ。我々はだれしも周囲で起こっていることの意味を理解するために、環境から入ってくる情報を選別している。遭遇する刺激をすべて見境なく取り込んでいては、周囲の世界に一貫性を見いだせなくなるためだ。だが、この研究によると、それほど創造的でない人ほど、環境からの情報（光景や音など）を多く遮断しているという。自分には関係ない情報だと感じるからだ。統合失調症の人と優れた創造性を持ち合わせた人のほうが、選別せずに多くの刺激を受け入れている。創造的な人はその後、取り入れた刺激に、生産的な（『精神病的な』ではなく）意味を見いだしているのかもしれない。

この研究では、被験者に日常的な対象物を分類させる「ルビボンド対象分類検査」も実施された。この検査では、被験者に「独特な分類、すなわち拡散的思考を許容する」ような指示を与え、分類の結果を「慣例的かどうかの度合いを示す4点のスケール」で評価する。すると、統合失調症の人と優れた創造性を示す人ほど、「意表を突く分類をして、高得点を稼ぐ」傾向にあるということが判明した。そして、統合失調症の人は「注意が無意識に拡大することで、実行能力が落ちる傾向にあるが、優れた創造性を示す人の場合は、実行能力を損なうことなしに、大量の情報をうまく処理できているようだ」。これは、拡散的思考につながる神経学的傾向は、損にも得にもなるということを示す例である。

２０１３年に、オーストリア・グラーツ大学のアンドレアス・フィンクが率いる神経科学者の研究グループが、統合失調症傾向が高い人、低い人、両方から被験者を募った[13]。そして、日用品の独創的な使用法を考えるという課題に取り組ませ、その最中に脳のスキャンを行った。その結果、もっとも創意に富む人と、統合失調症型思考の度合いが高い人との結果のあいだに、明らかな類似が見られた。どちらも右側楔《けつ》前部の活性が低かったのである。これにより、１９７６年の王立精神科医学会では推論でしかなかったことが、強力に裏付けられた。創造的な人と統合失調症傾向のある人は、周囲の世界から取り入れた情報をあまり濾過していないのだ。

２０１４年、メルボルンのラ・トローブ大学心理科学部のアヌッカ・Ｋ・リンデルは、フロンティアズ・イン・サイコロジー誌に、近年盛んな「変則的な脳の側性化が個人の創造性に影響を及ぼす可能性を示す研究」を分析する論文を発表した[14]。「変則的な脳の側性化」とは、「（平均的な人の）構造と機能の中心となっている脳の半球とのずれ」を指す。一例として、優れた創造性を示す人と平均以上の統合失調症型もしくは拡散的思考を示す人には、利き手と利き耳がともに左の人が多いということが挙げられる。脳の構造におけるこのような差異が「創造性と統合失調症傾向の両方にかかわる認知処理スタイルを促しており、天才と狂気を結びつける潜在的な生物学的基盤があることを示唆している」とリンデルは主張する。

以上に紹介した研究はどれも、眺めるほどに複雑さを増す構図ができあがることに一役買っている。結局、創造性とは脳の一領域の働きから生まれるものではなく、脳科学が発展すればするほど、ほとんど何も解明されていないことが明らかになるばかりだ。昨今は、脳の高次の認知機能は孤立した領域の内部構造のみに由来するのではなく、脳のさまざまな領域の結びつきという観点からとらえなければならないという認識が高まっている。

２０１５年にニューロサイコロジア誌上でオークランド大学のチームが発表した研究では、描画テストに取り組む健康な人の脳のスキャンを行った[15]。被験者は統合失調症型思考について調べる「オックスフォード・リバプール感情および経験調査票（Ｏ－ＬＩＦＥ）」にも回答した。脳画像からは、「創造的な課題に伴う神経の活性化は、前頭前野内の領域だけでなく、両側の下側頭回、左側の島皮質、左側の前頭小葉、右角回でも確認できた」。つまり、創造的な課題に取り組んでいるとき、脳内では複数の領域が働いているということだ。これは、「創造的な生産活動は、複数の領域の共同作業の成果だ」と示唆している。さらに、同様の脳の活性化のパターンは、「異常な心的体験をすること」と「非同調性」ともかかわりがある。どちらも統合失調症の特徴だ。

拡散的思考とともに生きるということ

軽度の拡散的思考は創造的思考に寄与していると考えられるが、統合失調症スペクトラムの重症側の末端では、当然のことながら、臨床医や研究者はこの病を抱えることの利点など認められなくなる。エリン・サックスも、回復を望まない統合失調症患者には会ったことがないと述べている。統合失調症とは、患者自身と家族の双方にとって受け入れがたい診断名なのだ。この病を甘く見てはならない。現実との断絶や、日常生活における楽しみの消失をたびたび経験している人は、今すぐに助けを求め、治療を受けるべきだ。統合失調症の人が生産的な人生を送れるようになるには、投薬治療が欠かせない。我々の大半が当たり前だと思っている自立と心の平穏を望むべくもない、重篤な統合失調症に苦しむ人は大勢存在する。だが、明るい要素もある。ヒト・コネクトームプロジェクトで何万人もの脳をスキャンするチームの統率を補佐しているディアナ・サーチのような研究者たちの活動によって、いずれは統合失調症の原因に迫り、たとえ重篤な症例であっても効果的な治療ができるようになるだろう[16]。

どんな精神疾患でも、その周囲には厚い雲がたちこめているが、統合失調症をとりまく雲はことさら厚い。脳の特異性のなかで、これほどまでに否定的なステレオタイプを伴うものは他に存在しない。統合失調症の症状である幻覚や妄想には、「頭がおかしい」「病んでいる」「狂っている」などの表現がつきものだ。発達障害やうつ病のような脳の特異性を抱える人に対して否定的な言葉を使うべきではないとわかっていても、身振りを交えてひとりごとをつぶやくホームレスの人を見たとき、未治療の精神病のせいだとはまず思い至らない。それどころか、「おかしい」人だから危険だとさえ思ってしまう。じつは、統合失調症の人は犯罪の加害者よりも被害者になることのほうがずっと多いにもかかわらず。

統合失調症スペクトラム障害に対する偏見はあらゆる人に悪影響をもたらし、臨床的にも正当化されない。ジョンズ・ホプキンス大学統合失調症クリニック院長のトーマス・セドラックはこう語る。実際には「軽度の統合失調症スペクトラムが疑われる患者のなかには、一部のうつ病の人より高い機能を維持している人もいます。統合失調症はスペクトラム（連続体）なのだということが、正しく理解されていません。軽い症例から重篤な症例まで、幅があるのです。けれど、『統合失調症』だとか『精神異常』という言葉を聞けば、（患者の家族は）おそろしい烙印を押されるような気がします。患者も同じように感じます。それで、診断を受け入れることすら拒否するのです」

診断を受け入れなければ、必要な治療につながらない。エリン・サックスはクロザピンを服用するようになって、人生が劇的に変わったという。思考の8割が精神病的なものだったのに、薬のおかげで、そのような考えがめったに浮かばなくなるまでに改善したのだ。投薬治療の効果を享受するだけでなく、彼女は自分の症状の真の姿を理解する努力を怠らない。症状とは病気の兆候であり、破滅を告げる声ではないのだということを。驚いたことに、彼女はユーモアを交えて自分の症状を語る。「まだ駆け出しの研究者だったころ、自分が書いた論文を友人から痛烈に批判されたことがありました。その夜、真夜中に目を覚ましたわたしは、ベッドの足元に小さな悪魔が佇んでいるのを目撃しました」。ベッドの足元にいる小さな悪魔が、批判を受けたことのメタファー（暗喩）としてはうってつけだと、サックスにすぐに気づいた。「それってちょっとおもしろいじゃない、と思ったのです」

現在彼女は、自分の感じたことを仕事に活かすことに喜びを見いだしている。「大学やロースクール在学中は書くことがいやでたまらず、どうしても必要なライティングの授業を受けることにすらストレスを感じていました。それなのに、研究者になった途端、スイッチが入ったかのように書きたいことがあふれてきたのです」。彼女の著書『解釈を解釈する――解釈的心理療法の限界（*Interpreting Interpretation: The Limits of Hermeneutic Psychoanalysis*）』（未邦訳）では、解釈を中心とした心理療法に対するさまざまな見解を紹介しているが、そのひとつに、分析者の解釈は「人生を理解するための物語にすぎず、必ずしも現実に即したものとなるわけではない」というものがある。サックスはこれに対して強く異を唱える。「もしそうなら、患者は解釈など受け入れないでしょうし、そんなものは拒絶すべきだとすら思います。物語を知りたい人などいるでしょうか？　知りたいのは真実なのに」

やがてサックスは、この考え方が自分の個人的な経験に由来するものだと気づいた。透明性と確実性を切実に求めていたのは彼女自身なのだ。「以前お世話になった教授がわたしの本の書評を書いてくださったのですが、そのなかで指摘されたのです。わたしが、物事の真相をつかむことに……こだわり過ぎているのではないかと。（わたしや他の精神疾患の患者の思考は）たいてい暗闇のなかにあって、混乱をきたしているから、と言って」

精神疾患の診断を受けた人にとって、混沌とした暗闇とはおそろしいものだ。そこに社会の偏見が加われば、病を抱えて生きることは非常に困難になる。精神疾患を患っていても、治療を受けて、心と体の状態に対する注意を怠らなければ、困難な状況を切り抜けることはできる。精神疾患を抱えていない人にも大きな課題がある。精神疾患を抱える人が社会に貢献していることを知り、思いやりと理解を必要としている人たちをこれ以上孤立させないことだ。

拡散的思考をする脳がもたらす才能

拡散的思考や統合失調症型思考と創造性のあいだに強い結びつきがあることを示す研究がある一方で、そのことを楽観材料とすることに警鐘を鳴らす臨床医や研究者も存在する。たしかに、世の中には天才よりも平均的か平均以下の知能の人のほうがずっと多く、症状を克服できない人々の過酷な経験談はありふれていても、エリン・サックスのような成功譚はほとんどない。それでも、統合失調症型思考を、創造性と統合失調症スペクトラム障害の双方にかかわるものとして論じる際、科学的に裏付け可能だという事実はきわめて重要な意味を持つ。統合失調症を抱える人は、私たちと同じように、優れた医療を受ける権利を有しているだけでなく、私たちもそうであるように、社会への貢献が可能だという観点から理解されてしかるべきなのだ。

エリン・サックスはじめ、統合失調症を抱えながらも高い機能を保持している人の場合、拡散的思考は創造性のパズルのひとつのピースにすぎない。「知性」というピースもある。トーマス・セドラックはこれに加え、「ねばり強さ」と「リスクを冒す傾向」の重要性を説いているが、どちらも統合失調症スペクトラムを抱える人に顕著に見られる特性だ。「優れた創造性を発揮する天才や、すばらしいイノベーションが話題にのぼるとき、重要な特性として、ねばり強さや、やり抜く力が注目されることがよくあります。これは、困難に直面してもあきらめない力のことです。創造的なアイデアは、目新しく、主流から外れていることが多い。そのようなアイデアが受け入れられるようになるまでには、時間がかかり、最初から歓迎されるわけではありません。そんな状況に耐えるには、ねばり強さとやり抜く力が欠かせません。さらにもうひとつ、（必ずしも高く評価されていない特性として）リスクを冒す傾向があります。あなたも精神科医として、精神疾患を持つ人にそのような傾向があるとお気づきではありませんか？　そして（それが）創造性の重要な要素となっていることに」

エリン・サックスは、自らの脳の特異性からさまざまな形のインスピレーションを受けている。心の健康の重要性を主張しつつ、精神疾患を抱える人の権利を推進する仕事に、共感と情熱を持って打ち込んでいる。さらに、彼女ならではの創造力、考え方、願望をもとに、「型にはまった」手法に疑問を投げかける。

「わたしは、論理的な文章を書いているあいだも、突飛で型破りなことを考えています。既存の考えに縛られていないことが役立っています。一例を挙げると、学者になりたてのころ、わたしは多重人格障害と刑法について研究していました。刑法のとらえ方は人格変化をどのように位置づけるかに左右されるというのがわたしの主張です。多重人格障害を抱える人の場合、ひとりひとりはそれぞれ別の人間なのでしょうか、それとも、複雑きわまる個人の一部なのでしょうか？　現在では、多重人格障害の人のなかに別の人間がいるという考え方に賛同する人はほとんどいないでしょう。それでも、人格的同一性をめぐる心理的理論や身体的理論について、哲学の領域で議論されていることを知れば、それほどおかしなことでもないのです。このようなことを考えるにあたっては、異質なものも受け入れられる柔軟さが必要となります。興味深いことに、哲学者が取り上げることの多くが、精神疾患を抱える人が生活のなかで体験することに重なっています。たとえば、みなさんご存じのように、ロック、ヒュームやその他の哲学者は、外的世界の存在は証明不可能だとしています。外的世界が存在しないかのように生きた哲学者はいませんが、精神疾患の患者のなかには、そのように暮らしている人がいるのです」

芸術、科学、ビジネスなど、あらゆる分野における人類のイノベーションは、既存の考えにとらわれない人たちによって成し遂げられた。新たな発見を生むのは、独創性と寛容な態度、さらに、他の人が無視するような周囲からの情報や刺激に対する感受性だ。どれも、統合失調症型思考に陥りがちな人に備わっている才能である。

拡散的思考をする人が活躍するために

本書で取り上げてきた脳の特異性の例にもれず、統合失調症の症状も、軽度から重篤なものまで、ひとつのスペクトラム（連続体）の上に存在している。さまざまな証拠が示すとおり、創造的な生産活動に何よりも寄与するのは、統合失調症という幅のある診断ではなく、統合失調症型思考である。重い統合失調症を患う人にも平均以上の創造性が備わっていると考えるのは正確ではないし、得策ではない。統合失調症を抱える人の多くは症状によって消耗しており、創造性を発揮できるような状態ではない。

統合失調症がもたらす圧倒的な困難を見逃すことはできないが、アメリカ国内でこの病を抱える推定350万人にのぼる人々を、世の中に貢献できていないとして排除すべきではない。残念ながら、アメリカ社会はそのような人々を日常から排除するという愚を犯している。これでは、統合失調症スペクトラム障害を抱える人が、恐れを抱き、親しい友人にさえ病を打ち明けられなくなるのも無理はない。エリン・サックスも自らの病名を公表する決断をするまでに、数十年の歳月を必要とした。躊躇する気持ちもよくわかる。診断が伝わった途端、その人の考え、感情、行動のすべてが色眼鏡を通して見られるようになる。だれだって、自分の人生や感情を、病名だけで判断されたくないはずだ。

精神疾患を抱える人への認識を改めるための第一歩は、言葉を変えることだろう。「知恵遅れ」という言葉を追放できたように、「狂っている」とか「頭がおかしい」という言葉が使われないようにしなければならない。このような軽蔑的な言葉を使っていると、精神疾患全般に対して抱く考えが蝕まれ、その人を見下すようになり、その人と、その人の役割や権利を奪うことにもなりかねない。脳の特異性や精神疾患への理解を深めて、人を大切にする言葉遣いをすべきだ。となると、エリン・サックスは統合失調症患者ではない。彼女は優秀な法学者で、おもしろくて、思いやりがあり、物事を生み出す力のある人物であり、統合失調症とともに生きている。ジョン・ナッシュはノーベル賞を受賞した数学者、夫、父親であり、統合失調症を抱えていた。病のみによって定義されるわけではない。

さらに、より効果的な治療を確立するための研究も継続しなければならない。トーマス・セドラックによれば、統合失調症の治療は、「精神医学界がもっと力を入れるべき分野です。精神病的症状を抑えるのは簡単です。薬について調べ、投薬量を増やすことはできますから。ですが、最大の難関は、症状をコントロールしつつも、患者が活躍できるバランスを見つけることです。もし半昏睡状態にあったり、1日のうち14時間から16時間も眠っていたりしたら、可能性を開花させるのは至難の業ですからね。患者はそれぞれ少しずつ違っていて、どこで線引きをしたいのか、つまり、自分が望むバランスを得るために、シーソーの支点をどこに定めたらいいのかということ（をはっきりさせることが重要になります）」。注目すべきは、ここ数十年で薬剤が飛躍的な進歩を遂げたため、副作用の頻度と程度が大幅に緩和されたという点である。

軽い統合失調症の症状がある人の大半は治療を受けたがらないが（恐れ、拒絶、治療への反感などの理由で）、対話療法と認知行動療法は、多くの面で有益だ。スペクトラム上のどの位置にあっても、特に症状が出ているときは、精神療法を受けることで、考えをまとめやすくなり、社会との接点も持ちやすくなる。精神疾患の診断を受けた人には、支援のネットワークが不可欠だ（ここから、精神疾患への偏見によって患者が孤立することがどれほど悲劇的かが理解できるだろう）。統合失調症スペクトラム障害を抱える人には専門家の助けも欠かせないが、症状が現れたときに介入し、薬を服用しているか確認して、必要に応じて支援してくれる、家族や友人による心の支えも必要としている。

精神疾患の診断を受けた人は、身体のケアが行き届いていると、精神的にもいちばん安定する。定期的に運動することや、栄養をしっかりとることはもちろん、精神作用のある物質を摂取しないこともきわめて重要だ。たとえ脳の働きによって、その人独自の視点から世界を眺めていても、夜は眠り日中は活動するというシンプルな日課が、現実とのつながりを維持するのに非常に有効だ。特異な思考をしがちな脳も、身体が健康だと生産性が上がる。

統合失調症を抱えながらも、活躍し、世の中に貢献することは可能だが、ひとりでは無理だ。エリン・サックスが仕事を続けて成果を上げられるのも、精神疾患を抱える人の利益になる仕事に対する彼女自身の並外れた決意や、夫のウィル・ビネの愛情やサポートなど、さまざまな要素に支えられているおかげだ。数学者のジョン・ナッシュも、妻のアリシア・ナッシュのゆるぎない献身がなければ、死の間際まで生産的な活動をすることなどできなかっただろう。我々はひとり残らず他者を必要としている。診断を受け、薬を処方してもらうために、支えてもらうために、そして、生まれ持った才能を発揮して、世の中に貢献する機会を得るために。

第7章　関係性を持ちにくい

【一般的な診断名】自閉症スペクトラム障害

「自閉症という特性がこれまで生き残ってきた理由を考えてみる必要があります。なぜ進化の過程をくぐり抜けられたのか。神経発達障害という観点から見ると、脳の脆弱性を増し、ダメージを受けやすくする要素ではありますが、その特性こそが、人間をきわめて聡明で、思いやりのある、柔軟な存在にしてくれているのです。これがなければ、我々はサメのように残酷で、あらゆることをあらかじめプログラムされたかのような存在になってしまうでしょう。自閉症を抱える人に、サメのような人はいません」――ケビン・ペルフリー（イェール大学医学部児童神経科学研究所・所長）

ピアニストで作曲家のマット・サベージは、2歳のころ、知的に早熟で（1歳半で文字が読めた）音楽が大好きな、愛らしい子供だった[1]。だが3歳になるころには、落ち着きを失い、他者と関係が結べなくなり、たいていの音に耐えられなくなった。音楽さえ例外ではなかった[2]。「とにかく静かにしててほしい、と思っていました」。その一方で、マットは次第に数字に心奪われ、高い能力を示すようになった。
マットは3歳のときに自閉症だと診断され、その直後から聴覚統合療法（AIT）を受け始めた。これは、管理された環境下で音の刺激（音楽という形で）を徐々に強めていき、音への過敏性を克服することを目指す訓練法だ。また、母親のダイアンも自らマットにピアノを弾いて聴かせた。ダイアンによれば、AITを開始して1日も経たないうちに、マットは8鍵の古いおもちゃのピアノを弾くことに興味を示したという。彼がピアノに好感を抱いていることに気づいたダイアンは、すぐさま本物のピアノを弾くよう誘導した。息子の才能を引き出すきっかけについて、彼女はこう振り返る。「わたしはただ、あの子についていっただけです。あの子が興味を持ったことには、わたしも関心を示すようにしました。そうやって彼と接点を持つようにしたんです」[3]
マットがピアノと出会う前から、彼女はこのやり方で息子の遊ぶ様子に向き合っていた。マットが積み木遊びに夢中になっていたときには、まず、彼の遊び方を注意深く観察した。しばらくしてから彼女自身も遊びに加わり、彼のやり方を真似て積み木を積み始めた。マットは最初こそ不機嫌になったものの、母親が自分のやり方の邪魔をしないとわかると、一緒に遊ぶ状況を受け入れるようになった。このようにして、ダイアンはマットに順応性を学ばせていたのだ。
ピアノとの出会いから1年後、マットはクラシックピアノを習い始めた。さらにその1年後、両親がマイルス・デイビスのアルバム『カインド・オブ・ブルー』を聴かせたところ、ジャズに転向することになった。「（カインド・オブ・ブルーを）気に入ったのは、曲が長くて、永遠に続くみたいだったからです。ビッグ・ナンバーが大好きなんです。当時はどちらかというと音楽よりも数学に夢中になっていましたけどね」。マットは練習はそれほど好きではなかったが、反復が何より好きだった。「即興演奏するときは、同じ一節、同じメロディを何度も繰り返し弾いていました」

初めてピアノの鍵盤に触れてから数年後には、大人のミュージシャンたちと肩を並べるまでになっていた。息子が8歳になると、ダイアンは自宅から1時間ほどのところにある、マサチューセッツ州のアクトン・ジャズカフェにたびたびマットを連れていった。彼女がその店を選んだのは、こぢんまりしているためマットに威圧感を与えず、他のミュージシャンと演奏する機会も得られるだろうと思ったからだ。

彼女はそこで、何人かの大人のミュージシャンに、マットにレッスンしてくれるよう打診した。すると、「あの子にレッスンはいらないよ。必要なのは練習だけだ。とにかくライブに出るといい」というアドバイスが返ってきた。「それで、あの子のためにライブ演奏の機会を用意して、一緒に演奏してくれる男性2人を見つける手助けをしたのです。3人は小さなグループを結成しました」。そのころのライブはささやかなものばかりだった（地元のユダヤ教礼拝堂での資金集めのイベントをしたこともある）。ほどなくして、ダイアンはマットの熱心さに気づく。ひとつのライブが終わるやいなや、次のライブはいつになるのかと聞いてきたのだ。

他のミュージシャンとともに演奏することに加え、本番に向けて曲を完璧に仕上げなければならないという状況は、マットが安全地帯から一歩踏み出すことに挑戦するきっかけにもなった。独特のこだわりのせいで、彼は最初から最後までノンストップで曲を演奏せずにはいられなかった。だが、曲への理解を深めるためには、部分的に何度も繰り返し練習する必要がある。そこで、ダイアンは報酬システムになぞらえて説明することにした。もし本番で演奏できるレベルになりたいのなら、たとえいやでもその方法で練習するしかないのだ、と。時が経つにつれ、この練習法がマットのフラストレーションに対する耐性を高めていった。マット自身は、他のミュージシャンとともに演奏するときは落ち着き払っていた。「僕は熱くなっているとか、夢中になっているとか、そういうふうには考えていませんでした。ただ、僕の心がその瞬間そこに存在して（音楽を演奏して）いたというだけのことです」

また、当時の本人は気づいていなかったが、音楽を演奏することで、マットは他者とかかわることを学んだ。赤の他人であるミュージシャンたちとともに夜ごとライブで即興演奏することが、家族と学校以外で初めて大人とかかわる経験になった。彼はよく知らない大人たちに囲まれた小さな子供にすぎなかったが、それでも、そこには音楽という共通言語があった。マットの卓越した才能は次第に評判となり、アクトン・ジャズカフェで一緒に演奏していたベーシストのジョン・ファンクハウザーとドラマーのスティーブ・シルバースタインとともに、レコード契約を結ぶまでになった。

９歳のとき、マットは初めてコンサート会場で演奏し、ツアーを開始した。このころ、彼は演奏以外のことにも意欲を見せ始めるようになる。ミュージシャンとしてのキャリアを積み上げることを強く意識しだしたのだ。だがそれは彼にとって容易なことではなかった。どんな９歳児でも大人に囲まれてそつなく立ち回れるとは考えにくいうえ、マットの場合、音楽の才能は天才的でも、社会的なサインを読み取る能力となるとそうはいかなかった。自閉症の子供や大人にとって、自閉症ではない人の脳の働きはミステリ以外の何ものでもない。たとえば、他の人は時に気持ちと裏腹なことを言うという事実に、自閉症の人は大いに戸惑う。標準的な神経機能を持ち合わせている人であればわけなく読み取れる社会的な機微（たとえば、自分の意見を控えるべきときがわかるなど）が、自閉症の人には摩訶不思議なものにしか思えない。このため、自閉症の人にとって社会的なかかわりを持つことはきわめて難しく、多大なストレスを伴う。

マットは音楽に関してはずば抜けた才能を持っていたので、彼に話しかける大人は、マットが世慣れているものと思い込んだ。「当時の僕のインタビューには、すごくおかしなものも混じっています。僕は幼くて、質問にまともに答えられないときがありましたから」。そのため、感情面では「ものすごい浮き沈みを経験しました。僕には特別な才能があると言われれば、それを真に受けて、尊大にも部屋のなかでいちばん才能があるのは自分だと思い上がるのです。もちろんそう信じることで、音楽面ではよい影響がありましたし、社会的にも助けられました。自信がついたんです」。だが、他人の感情やエゴをどう受けとめたらよいのか、わからなくなるときもあった。「かんしゃくを起こしたとき、母に『あなたって、とんだ乱暴者ね』と言われたことがきっかけで、自分が乱暴者のどうしようもない人間なんだと思い込んだときもありました」

マットの非凡な音楽の才能と飽くなき向上心が、社会的状況に立ち向かう動機になっていることは、まず間違いない。また、彼は頭がよく、ねばり強さも持ち合わせている。だが、他のどんなことよりも、自閉症の人の前に立ちはだかる数々の社会的障害を克服する原動力になっているのは、旺盛な自立心だ。「僕に自立する以外の選択肢はありません。ミュージシャンになっていなかったとしても、自立する道を模索していたでしょう。どうしても必要なことだから。家で家族と暮らすのではなく、自力で生計を立てるつもりなら、時には不快な状況にも身を置かないと」

ハイスクール時代は学校には通わずに自宅学習で過ごし、一般教育修了検定（ＧＥＤ）に合格したマットは、16歳のとき、家を離れて大学に入ることを決意した。そして、ボストンのバークレー音楽院に進学し、次いでマンハッタン音楽院の大学院に進んだ。マンハッタンを選んだのは、あえて混沌とした環境に身を置きたいと思ったためだ。「ニューヨークって、まったく予想がつかない場所なんです。毎日何があるかわかりません。いつもいろんなことが起こっていて、前もって計画するなんて至難の業です。バークレーとマンハッタン音楽院時代の都会暮らしで、僕はすごく臨機応変になれました。子供のころには、何年か公立学校にも通っていましたし。そういう経験のすべてが、僕が柔軟性を身につけるのに役立っています」

現在24歳になるマットだが、音楽のない人生の記憶はないという。彼にとっての音楽の魅力はどこにあるのだろう。「すべてがつながっているところですね。鍵盤に触れることが音を聞くことにつながっているし、それがそのまま音楽理論に結びつくでしょう」。彼には間違いなく、特定のことに驚異的な才能を見せる「サヴァン」的な音楽の才能がある。サヴァン症候群における自閉症の人の割合は突出しているのだ[4]。彼はまた、「やり抜く力」に分類される、数多くの特性に恵まれている。飽くなき向上心、尽きせぬ好奇心、厳格な労働倫理などがこれに該当する。さらに、自閉症を持つ彼にとって、反復すること（どんな分野でも成功を収めたいのなら必須条件だ）は無上の喜びだった。

それでも、マットは自分が自閉症であることに対して複雑な思いを抱いている。これほど多くを成し遂げてきたにもかかわらず、自分にもっと柔軟性があればいいのにと願ってやまない。だが、彼には自閉症ではない人生など想像もつかないし、自分の創造性から自閉症を切り離すこともできない。そして、たとえ自閉症をとりのぞくことが可能になっても、そうしようとは思わないという。「僕はこの人生以外のどんな人生も知りません。自閉症のミュージシャンとしての人生以外のどんなものも。これが僕の人生。今の僕を作り上げているものなんです」

自閉症スペクトラム障害とはどのようなものか

自閉症スペクトラム障害（ＡＳＤ）というのは包括的なくくりであり、患者間の個人差がきわめて大きい。ＡＳＤを抱える人は認知機能と言語の障害を抱える可能性があり、社会的交流が非常に困難になることもある。こだわり（身体的もしくは言語的な「常同行動」として現れる）もＡＳＤの特徴だ。この特徴は、決まったこと以外をするように言われると多大な苦痛を感じるような、極端に柔軟性のない行動様式として現れることが多い。他にも、自閉症の大人や子供は衝動性を示すことがあり、自傷行為に及ぶことすらある。だが、自閉症の人すべてに、これらの特徴が全部備わっているわけではない。自閉症のスペクトラム（連続体）の重度の端には、認知機能に深刻な障害を抱え（行動を自己統御する力がないか、重度の知的障害を抱えている、もしくはその両方）、自立して生きられる見込みのない子供たちがいる。反対の端には、マット・サベージのように、きわめて高機能な人々もいる。自閉症の複雑性、つまり、それによってもたらされる困難と才能を論じるにあたっては、このような両極端の存在を心にとどめておくことが重要だ。

ＡＳＤを抱える人は、以前は、次に挙げる4つの障害のうちのいずれかひとつに該当するとされていた——自閉性障害、アスペルガー障害、小児期崩壊性障害、特定不能の広汎性発達障害である。しかし、２０１３年に出版された最新のＤＳＭ－５ではこれらの区分が廃止され、低機能から高機能までさまざまなＡＳＤの人に適用することを意図した「自閉症スペクトラム障害」という単一の診断名が導入された。この変更は、特にアスペルガー症候群の人や、その親のあいだに論争を巻き起こした。

アスペルガー症候群とは、通常、自閉症スペクトラムにおいて高機能の端にいる人につけられる診断名だ。診断名の由来となっているオーストリアの小児科医、ハンス・アスペルガーは、患者のなかに、社会生活のなかでは戸惑いを覚える場面が多いものの、自分が夢中になったものには過剰なまでに没頭する子供たちがいることに気づいた。彼はそのような子供を「小さな教授」と呼んだ[5]。現在では正式な診断名ではないものの、「アスペルガー」という言葉は広く浸透しており、頭はよくても人付き合いが苦手な人（たとえば、触られるのをいやがる人、ときどき傍若無人な態度をとることがある人、目を見て人と話すことが難しい人）を指して使われる。「アスペルガー」という言葉は広く浸透しているので、実際に診断されたわけではなくとも、自分自身の性格や行動を説明するのにこの言葉を使う人も多い。

アメリカ疾病予防管理センター（ＣＤＣ）によると、現在ＡＳＤの子供は68人に１人の割合になっている[6]。前回報告された88人に1人という割合からくらべると大幅な増加である。わずか4年間での急増ぶりは多くの人に衝撃を与え、強い憂慮を招いている。これほど高い割合になったのは、発症率が上昇したためなのか、診断数が増えたためなのか、もしくは、その両方なのか、はっきりしない。

この気がかりなデータと併せて、ASDに新たな視点を与える数値がもうひとつ存在する。2014年以前は、ASDを抱える人のなかで平均以上の知能を有する人は3人に1人程度だと考えられていた。ところが、最近のCDCの統計データから、ASD全体の半数近くに平均以上の知能があるということが判明したのだ[7]。この増加の原因もよくわかっていないが、もしかしたら患者数全体の増加と関連があるかもしれない。つまり、現在自閉症のなかでもっとも高機能の集団を占めているのは、以前であれば自閉症と診断されなかった子供たちの可能性がある、ということだ。軽度の自閉症に対する意識が高まり、早期介入の重要性が認識されるようになった結果、高機能自閉症児の親の多くが子供に診断を受けさせるようになったのである。このため、平均以上の知能を有するASDの子供の割合が、発症率と連動して増加したのかもしれない。

研究者たちを悩ませている統計結果がもうひとつある。男児は女児の5倍もASDと診断されやすいという点だ[8]。他の数値には変動が見られても、これだけは昔から変わらない。現在、女児では189人に1人がASDだと診断されているが、男児では42人に1人である。この大きな差異は、なかなか答えの見つからない謎となっている。おそらくこの問題の答えが、自閉症の神経学的要因を明らかにする鍵となるに違いない。

自閉症の人は数学もしくは言語面での才能を示す傾向があるが、両方の才能に恵まれる人はごくわずかしかいない。この理由も、研究者たちは明らかにできずにいる。これはつまり、ある分野での才能が、別の分野の才能の犠牲の上に成り立っている可能性を示している。ある領域の欠損が他の領域の才能につながるというこの危ういバランスが、自閉症の人が他人の顔を見たり、識別したりといったことを苦手とする理由の核心部分にあるのかもしれない。バイオロジカル・サイキアトリー（生物学的精神医学）誌で発表されたスタンフォード大学のグループによる研究では、IQが同程度の自閉症の子供と定型発達の子供を比較し、ASDの子供には特に優れた数学的問題解決能力があることを明らかにしている[9]。さらにこの研究グループは、数学の問題に取り組んでいる自閉症の子供の脳内では、側頭葉から後頭葉にかけての腹側の皮質が、定型発達の子供にくらべて高い活性を示すということを突き止めた。おそらく偶然ではないが、これは通常、顔認知にかかわる脳領域である。

自閉症にはきわめて多岐にわたる症状があるが、スペクトラム全体に共通して見られ、互いに関連していると思われる、この障害特有の特徴がふたつある。ひとつは、平均的な人にくらべて、自閉症者は顔認知が苦手だということ。もうひとつは、「高度な体系化」を示す傾向にあるということだ。高度な体系化とは、たとえば、特定のことに魅了された自閉症児が、定型発達の子供ではとても覚えきれないような細かい点まで把握するようになることである。

ニューロサイコロジア誌に掲載された研究によると、アニメ「デジモン」のキャラクターを隅から隅まで知り尽くした自閉症の男児は、見覚えのある顔や物を見分けるよりも素早くキャラクターを識別できたという[10]。また、その男児が見覚えのある「顔」と「物」を見分ける速さは一定だった。つまり、物よりも顔に親しみを感じている兆候を示さなかったのだ。対照的に、定型発達の男児の場合、同じようなアニメのキャラクターに強い関心があっても、見覚えのある人の顔とアニメのキャラクターを識別する速さは変わらず、自閉症児とは異なり、物よりも、見覚えのある顔やアニメのキャラクターを素早く識別した。この相違の原因は神経学的なものだ。自閉症の場合、顔認知と社会的交流にかかわる脳領域である扁桃体と紡錘状回に活性異常が見られる。デジモンに強迫的な興味を示す自閉症の男児の場合、それらの領域はデジモンのキャラクターには反応を示しても、見覚えがあろうとなかろうと「顔」には反応しない。

誤解のないように加えておくと、これにはどんな形態の視力障害も影響していない。それどころか、バイオロジカル・サイキアトリー誌に掲載されたある研究によると、自閉症の症状がある人は、特に優れた視力を持つことが確認されている[11]。平均的な視力の人が2メートル先から確認できるものを、自閉症者は6メートル先から見つけられたのだ。これは、人間の2倍の視力を持つ猛禽類に匹敵する。モントリオール大学のグループによる研究では、ASDの人には「視覚による探索や識別を行ったり、埋没図形を発見しようとしたりする際に知覚能力の亢進」が認められるということがわかった[12]。さらに、自閉症者の脳内では、それらの活動にかかわる部位が、自閉症ではない人よりも明らかに高い活性を示していた。その一方で、この場合においても顔認知をつかさどる脳領域である前頭皮質は、あまり活性が見られなかった。

キングス・カレッジ・ロンドンの研究グループは、現在までに行われたさまざまな研究を精査した結果、自閉症の脳において、分類したり、高度な体系化を行ったりする能力（おそらく顔を認知する力と引き換えになっている）が際立っていることと、自閉症の人のなかに特異な才能が多く見られることとのあいだには、かなり高い確率で関連性があるという結論に達した［13］。「体系化を強固なものとするためには、細部まで抜かりなく注意を払う必要があり、細部に対する注意力が体系化を促すと考えられている。自閉症者の才能はさまざまな形で現れるが、共通するのは、刺激のなかに反復するパターンを見いだすのが得意だという点だ。我々はこれを『体系化』と呼び、『体系を分析したり構築したりしたいという衝動』と定義している。体系はなんらかのルールに基づいており、『体系化を行う』とは、その体系がどのように振る舞うのかを予測するために、体系全体を支配するルールを見つけ出そうとすることだ」

自閉症の人とそうでない人では情報処理の仕方が異なることを発見したキングス・カレッジの別のチームも、自閉症者では細部への注目が強まることを確認している［14］。イングランド地方とウェールズ地方在住の8歳の双子6426名のデータを収集したこのチームは、自閉症の子供は情報をグループ分けすることを好み、他との関係性を無視してグループ内の細部に注意を向けやすいことを発見した。自閉症の子供は、そうでない子にくらべてこの傾向が特に強い。たとえば、絶対音感がある自閉症の子供が大人になってもその能力を維持している場合、この能力は、メロディ全体のなかの個々の音に繰り返し注目することで獲得されたのではないかというのである。音の連なりから浮かび上がる意味に気づけないことがあるのと引き換えに、個々の音だけを反復することで、絶対音感を維持できるというわけだ。他にも、細部に注目する能力は、一般的な計算やカレンダー計算の速さ、素数の同定、完璧な遠近感の再現、事実をありのままに記憶する能力などの形で発揮されることもある。

言い換えると、決まったことに徹底して専念する傾向にある自閉症の人は、パターンにも敏感に反応を示し、そのパターンを理解し、記憶する能力が高いということだ。高度な体系化についての研究を行ったキングス・カレッジの研究グループは、体系化に必要な要素は柔軟性とは相いれず、硬直性につながりやすいと指摘している。「体系化へのこだわりからも、自閉症の非社会的特徴を説明できる。たとえば、興味範囲の狭さ、常同行動、変化を拒む／変わらないことを望むなどである。どれも、体系化を行うには、すべてを一定に保ち、一度にひとつのことを変えるにとどめておくと都合がいいということに端を発している。そうすれば、物事の因果関係をはっきりさせることができ、反復することで、まったく同じパターンや配列を確認できる」[15]。つまり、特異な能力や知識体系の習得を促す特質（反復と細部に対する鋭い注意力）は、自閉症者の脳内にごく自然に存在するということだ。

自閉症スペクトラム障害とともに生きるということ

「はじめに」で述べたように、脳の特異性に由来する才能は「逆U字曲線」で表すことができる。つまり、ある特定の脳の特異性が強みとして発揮されやすいのは、軽度から中程度の症状を有しているときであり、脳の特異性がないか、症状がきわめて重い場合には、あまり見られなくなる。A

SDの逆U字曲線上には、とりわけ広範にわたる能力や障害が存在する。自閉症のあらゆる症状にプラスの側面があると主張するのは、正確さと配慮に欠ける。ASDを抱える人のなかには、重度の認知障害など、負の側面だけに苦しむ人がいるということに疑問の余地はない。双極性障害や臨床的うつ病のような脳の特異性の例にもれず、個人の成果はその人の知能に大いに左右される。さらに、症状の程度や、ねばり強さのような目に見えない特質の数々もかかわってくる。子供時代に柔軟性のなさと、音への過敏性を示したマット・サベージは、今でも人付き合いが苦手だと語るが、彼の場合は、傑出した音楽の才能や知性が備わっていたことに加え、早期介入や家族からのあたたかい励ましが功を奏する結果となった。

ジョージ・ワシントン大学の助教授であり、子供のASDを専門とするグレッグ・ウォレスによれば、「以前は自閉症児は必然的にIQが低く、学習は困難だと考えられていました。ですが、現在では真実が明らかになっています。相手の顔を見ることができない、他人の気持ちが理解できない、こだわり行動を示す、一定の身体動作を繰り返す、手をひらひらさせるといった面には、自閉症の悪影響があると言えるでしょう。でも、これらはIQの低さには直結しません」[16]。さらに、たとえIQが低くても、「それはひとつの指標に過ぎず、それだけですべてが決まるわけではないのです」

マット・サベージは、もちろん例外的なケースだ。それでも、自閉症を抱えていても、充実した人生を送ることは可能で、すばらしい成果を出すこともできる。これは、きわめて現実的かつ妥当な主張だ。最新の統計でASDを抱える人の半数近くに平均以上の知能があることが判明し、AS

Ｄ人口自体も上昇傾向にある昨今、ＡＳＤの人に対して、勉強、仕事、人間関係など、人生のあらゆる側面にしっかり足を踏み入れるよう勧めない理由などない。ＡＳＤを抱える人にとっては、苦難に満ちた、複雑な道のりとなることもあるだろう。だが、その経験は、我々すべてによい影響を与えてくれるはずだ。

自閉症スペクトラム障害を抱えて生きることの難しさ

ディスレクシアやＡＤＤの子供の場合と同様に、学校という場でＡＳＤを抱える子供に立ちはだかる問題のひとつが、「すべてのことを、皆が同じようにできるようになるべきだ」という期待だ。だが、ＡＳＤの子供は能力に大きなばらつきがあることが多い。イェール大学医学部の児童神経科学研究所で所長を務めるケビン・ペルフリーによれば、「自閉症ではない知的障害児では、通常、全般的な能力の低下が見られるのですが、自閉症児では、奇妙な偏りを示すことが多々あります」。たとえば、「言語機能に障害がある場合もあれば、空間機能に障害を持つこともある。なぜこうなるのか、だれにも満足な説明はできません。自閉症スペクトラムの本質にかかわることなのでしょう」[17]。グレッグ・ウォレスはこの現象を「分散」と呼んでいる。ひとりのＡＳＤの子供のなかに、「ずば抜けた特質がいくつか集まっているかと思えば、その一方で、重い障害の数々が存在する」ということがあるのだ。

また、「自閉症児は、言語能力よりも数学的能力や空間能力を発揮することが多い」というイメージは今や過去のものとなった。ペルフリーは、「言語能力よりも、空間能力に優れている人」と同じくらい、「空間能力よりも、言語能力に秀でた人が多数存在する」と指摘する。「知能検査の結果を分析すると、能力が両極端に分散しており、真ん中が抜けているという傾向が浮かび上がります。でも、それぞれの領域内では均等にばらけています」。高い言語能力を示すＡＳＤの子供は、以前であれば、おそらくアスペルガー症候群と診断されていただろう。「そのような子供たちは、優れた言語能力を持ち合わせていても、社会的感覚が欠如しています。驚異的な語彙を駆使して、自分の興味の対象について語るでしょうが、相手が興味を抱いているかどうかには無頓着です。このように社会的能力の致命的な欠落があっても、言語的なＩＱが高いので、ある意味なんとかなっているのです」

このため、既存の知能検査はＡＳＤを抱える人の能力の指標としては、信頼できない。ただし、能力の多様性を配慮したうえで個々の子供の認知能力を評価しておくことは重要だ。その子にどんな能力があるのか、親に向けて説明をするときに、認知機能評価が役立つとペルフリーは言う。「たとえば、自閉症の子にずば抜けた記憶力があると判明することがよくあります。（それがわかれば）『お子さんにはこういう強みがありますから、そこに介入して強化するとよいでしょう』と伝えられるのです。できないことに注目してそこを伸ばそうとするのも、悪いことではありません。ですが、強みの存在を忘れてはなりません。自分の強みにぴったり合うものを探し出し、自分の生き方を見つけることで、充実した人生を送れるのです」

「充実した人生を送る」という言葉の意味するところは、当然、人によって異なる。自立する手段を得ることが充実した生の証しとなる人もいる。自閉症の10パーセントに相当する（マット・サベージのような）サヴァン的能力を持つ人の場合は、それよりもずっと多くの意味を持つだろう[18]。サヴァン的能力（年齢や経験に照らし合わせて、平均的もしくは標準的だとみなされる能力よりもはるかに高い能力）の出現率は、全人口における割合にくらべて、自閉症者のあいだで突出している（ＡＳＤでは10パーセントだが、全人口では1パーセントだ）。なぜこのようなことが起こるのかはわかっていないが、ＡＳＤを抱える人には独特の強みが備わっているのかもしれない。ペルフリーによれば、「サヴァンとは、たぐいまれな能力に恵まれているということです。（サヴァンの人は）ＩＱが高いというのもありますが、特に際だっているのは、興味の対象への集中ぶりと、練習に向ける意欲です」

別の言葉で言い換えれば、「こだわり」だ。こんな仮説もある。ＡＳＤを抱える人の脳には、「じつは、優れた可塑性が備わっています。こだわりやすい傾向の根底には、『ループ』（神経伝達の回路）を形成する能力があるのです。自閉症は多くの点で、（通常の）発達プロセスの延長線上にあります。ですから、自閉症を利点だとみなすのも、あながち的外れではありません。自閉症の子供は、長期にわたって並外れた可塑性を維持しますが、これにより、特殊化は妨げられます。おそらくこのことが、人類の順応力を高めるのに寄与してきたのではないでしょうか。自閉症を抱える子供の場合は、そのような傾向が少しばかり暴走しやすいのです」

自閉症の脳に、このようなこだわりと常同行動の傾向がある一方で、当の本人は喜びを感じているというのは見過ごせない点だ。ＡＳＤの子供の常同行動（おもちゃの線路を複雑なやり方で何度も並べる、永遠に続くかと思うくらい繰り返し同じ一節を演奏するなど）を目の当たりにすると、大人の多くは異常な思考によるものだと否定的にとらえがちだが、ＡＳＤの子供はたいてい、反復することで落ち着きを得て、夢中になっている。この喜びと安らぎの感情が、サヴァン的能力を伸ばすことにつながる可能性は大いにある。「やる気にあふれ、ドーパミンがニューロンのあいだを満たし、報酬中枢が共鳴するようになると、（脳の）可塑性がさらに増します。これが鍵なのです。何かを極めるためには1万時間の練習が必要だと説く多くの人は、そのことに気づいていません。自分が楽しめないことでも、1万時間やれば上達するでしょう。ですが、それでは極めることはできないのではないでしょうか。自閉症の子供の場合、ドーパミンの影響で、シナプスを形成して固定化する能力が、より円滑に働きます。興味の対象のことばかり考え、夢に見るほど没頭するのです。そこには1万時間以上の効果があるでしょう。何と言っても、好きという気持ちがあるのですから」

ＡＳＤの子供が何かを習得するのを促し、手助けするために、また、普通の学校でもうまくやっていけるようにするためには、大好きなことに没頭できる環境づくりが欠かせない。残念なことだが、最大限ではなく最低限の能力を伸ばすことしか考えていない学校もある。聡明な子供が特別支援学校に在籍していることもあるが、そのような環境は、隠れた才能を引き出す知的刺激には乏しい。高機能自閉症児の親は難しい決断を迫られることになる。いつもと違うことをするように促せば、子供は深刻な社会的困難に直面し、大きな不安を抱えるようになるかもしれない。けれど、自分の限界を超えられるよう、親として子供を励ましたいという思いもある。「正しい答え」があるわけではないし、答えはひとつとは限らない。最適な教育環境は時とともに変化する可能性がある。マット・サベージの場合、私立学校と公立学校を経験したあと、５年生からハイスクールの終わりまでは自宅学習の道を選び、一般教育修了検定に合格してから大学に進学する決意を固めている。

ＡＳＤを抱える子供のために適切な学習環境を探し出すのは、親にとって非常に大きな負担となる。何かを選択すれば、他の大切な何かを失ってしまうのではないかと不安になる。特別支援学校を選べば学習面で制約があるし、偏見を持たれるかもしれない。かたや、通常の学校では、子供が圧倒されてしまったり、周囲に合せるよう強要されたりする可能性がある。脳の特異性を持つ子供の親は、子供を応援することが自分のフルタイムの仕事だと思うようになるだろう。しかも、それは終わりの見えない仕事で、つねに警戒を怠ることができない。ＡＳＤでも高機能の場合は、介入の効果が非常に出やすいので、ふさわしい教育環境は時とともに変わっていくだろう。ＡＳＤの子供は柔軟性がないからこそ、柔軟な対応を提供することを目標にしなければならない。

自閉症を抱える子供や大人にとって、この世界は混乱に満ちた場所だ。ＡＳＤを抱える人は少数派なので、ＡＳＤでない人たちの考えた礼儀や社会規範に合わせることが当然とされ、その逆はない。ＩＱが高いＡＳＤの人でさえ、複雑きわまりない対人関係の理解に苦しみ、学校や職場で大変な思いをすることがある。

ＡＳＤを抱える子供は、どんな気分で日々を過ごしているのだろう。マット・サベージの説明が印象的だ。「子供のころ、うまくいかないことがあるたびにかんしゃくを起こしていました。ついさっきまで明るく元気いっぱいだったのに、次の瞬間には怒っているのです。がっかりしたり、苛立ったり、悲しくなったりするのではなく、ただ怒るだけです。その中間はありません。怒り以外の気持ちをどうやって感じたらいいのか、わからなかったのです。これはあらゆることに当てはまります。うれしい気持ちであろうと（他の気持ちであろうと）、何か感じているときは、それが永遠に続くすばらしいものであり、その感情がすべてだと思えてきます。（人の気持ちや機嫌は変わることがあり）柔軟性があるものだということ、他の人ははっきりしない態度をとったり、本心と違うことを言ったりするということに、（人間関係で）いちばん苦労しました」

24歳のマットは、これまでの人生を通じて、自閉症ではない人との付き合い方を学んできた。彼はまた、大学と、自ら選んだ喧騒にあふれた都会の両方で、毎日のように大勢の人とかかわることを余儀なくされている。苦手なことに挑戦している自分を誇らしく思ってはいるが、これは生易しいことではなく、犠牲も強いられる。「身体がへとへとになります」。時に、休息が必要なこともある。「（僕に話しかける）人ではなく、何か他のものに視線を移したくなることも、よくあります。窓の向こうの景色を眺めたくなったりとか。疲れると、社交のスキルだとか、他人のことなんて、まったく構っていられなくなります」

人の顔と口に出される名前を認識するのが不得手なせいで（書いてある名前を理解することは、さほど難しくない）、困ることもある。だが、そのことを悔しがるのではなく、できないこともあると開き直ることにした。「バークレーとマンハッタン音楽院に入学したてのころ、（よく）ありました。相手を困らせてしまうんです、ある友人に、まったく別の人と勘違いしてあいさつするとか。

釈明しなければならず、大変な思いをしました。相手の髪型が変わっていたこともあるし、声をかけた人よりも、他の人と長く時間を過ごしていたせいで間違えてしまったこともある。（今では）特に説明しなくてもいいと思っています。ただ、顔を見分けるのが苦手なんだと伝えます」

ＡＳＤを抱える人には、ある程度の社会不安はつきものだ。社会的なサインを見逃していやしないかと、いつもドキドキしながら暮らしているのである。このような用心深さは、マットにはプラスにもマイナスにも働く。彼は完璧主義者なうえに融通が利かないので、スケジュールを組む作業にストレスを感じやすい。大学、ＡＳＤを抱える子供のための学校で音楽を教える仕事、コンサート、スタジオ。すべてのスケジュールをうまく調整しているが、「やるべきことをすべて終わらせたか、しょっちゅう気にしています。そうでないと、心から安心できないのです」。彼の柔軟性のなさは完璧主義につながっているが、最近の社会で求められることの多いマルチタスク（一度に複数のことをこなすこと）が苦手な原因ともなっている。「ひとつのことに集中しきっているので、別のことをしようにも、自分が望むほど丁寧にはできません。何かをいい加減なままにしておくなんて、できません。いい加減な状態は、人の弱さの表れだと感じてしまうので」

マットは相変わらず、人間の予測不可能さに苦戦している。何かに誘ったときに相手の態度がはっきりしないと苛立ちを覚え、他の人は本心と異なることを言うときがあるという事実を受け止めきれないでいる。「ものすごく戸惑いました。特に、大学に入って最初の数年が大変でしたね。あまりにも大勢の人がいるし、その人たちが言わんとすることが理解できませんでした。大学入学初日の夕食の席で男子学生たちがセックスの話をしていたのですが、人付き合いの場面では、本当に思っていること以外の話もするのだとわかるまでにはずいぶん時間がかかりました。恋愛関係、デート、セックスだけでなく、人生や仕事の展望といった話題のときにも。話し手の意図をくみ取るのは、とても難しいです」

仕事、社交の両方の面で、周囲の世界に対する自分の感情的反応を調整し続けるマットの姿勢は、切実であり、心に訴えるものがある。彼は柔軟さを身につけつつも、信頼の置ける仲間を探している。「僕の知り合いのミュージシャンたちはまだ若くて発展途上で、将来の見通しが立っていません。僕と一緒に仕事をしたいと思ってくれる、信頼できる仲間を見つけないと」。マットの未来にとって何よりも明るい要素は、「人生には仕事や音楽よりも大切なものがある」と、本人がわかっている点だ。「物心ついてからずっと演奏してきました。僕の周囲にいる驚くべき才能を持ったミュージシャンの多くは、ハイスクール入学後に音楽を始めていて、音楽のない人生も知っているんです。僕はそういう人生を知らない。いろいろな意味で、音楽から離れたい、音楽だけに特化した心なんていらないと思うことがよくあります。友人と連れ立って、街を見てまわりたいのです」

自閉症スペクトラム障害への「対応策」を準備する

高い知能と才能に恵まれたＡＳＤの人に対する早期介入の効用について考えるとなると、マット・サベージの例は示唆に富んでいる。いまだに、自閉症児に対して決定的な効果をもたらす精神療法があるわけではない。マットの場合は、聴覚統合療法を受けたことが、特にプラスに働いた。

もちろん、もっともわかりやすく劇的な効果が出たのは彼の演奏家としての人生にと言えるだろうが、彼がひとりの人間として達成したことは、音楽面での成功をしのぐほど驚異的なものだ。彼の並外れた自己認識は、20代前半の若者のもの、ましてや、特定の脳の特異性を抱える人のものとは思えない。

ASDを抱える人の親や近親者が頭を悩ませる問題のひとつに、本人に、どこまで限界への挑戦をさせたらいいのかということがある。ASDを抱える人の融通の利かなさと社会への適合のしづらさを考えると、柔軟な態度や他者とのかかわりを奨励することが役に立つのか、それともダメージを残すだけなのか。どんな子供に対しても、親の役目は、関与と放任、監視と自立促進とのあいだの絶妙なバランスの上に成り立っている。ASDを抱える子供の親であれば、このバランスはさらに複雑さを増す。我が子の特異性を認め、守りたいという気持ちがある一方で、広い世界に出ていけるようにしっかり準備させなければという責任感もあるからだ。

ダイアン・サベージも息子のマットに課題を与えたが、無理のない範囲を心がけた。マットをよく観察して、好みの積み木の遊び方を把握してからかかわりを持つように心がけ、マットが他のミュージシャンと演奏できる場所を探したときは、最初の一歩として、小規模で威圧感を与えない場所を選んだ。曲を練習するとき、マットが短い部分を繰り返し練習するのではなく、一曲を通して弾くことにこだわったときも、彼女は慎重にプレッシャーをかけた。ダイアンは、そのやり方が特別だとは認識していなかったと振り返る。親としてとるべき態度をとっただけだ、と。彼女はただ、ベストと思える方法で我が子と向き合っただけなのだ。

実際には、ダイアンはマットの限界を徐々に押し広げていたのだが、マット自身は両親からプレッシャーをかけられたとは感じていないという。この点は注目に値する。マットは10歳から自宅学習で学び、16歳のときに自分で大学進学を決めた。天性の計画性を持つ彼だが、ボストンのバークレー音楽大学に進学するまでは、自分で生活を組み立て、スケジュール管理をしたことはなかった。しかし、体系化すればうまくやれるとわかっていたので、コンピュータのカレンダー・プログラムを使い、現在でも活用している。大学卒業後は、ニューヨークにある大学院への進学というさらなる課題を定めて挑んだ。彼の挑戦の日々は、今でも続いている。ただし、静かな時間と休養をとることも忘れてはいない。

グレッグ・ウォレスによれば、高機能自閉症の人は社会的なかかわりが持てないわけではないという。「彼らは悪戦苦闘しつつも、大変な努力を重ねています。たとえば、私はきわめて聡明なASDの患者と接する機会が多いのですが、話がはずんで盛り上がってくると、『この人は饒舌で頭も切れる。私なんかよりずっと賢いに違いない』と思います」。しかし、そんな患者もあとになってこんなふうに告白してくるのだという。ウォレスとの長い会話を終えて、「家に帰ったあとは、一晩中だれとも話す気になれませんでした。自分だけの空間と静けさが必要だったのです」。ウォレスはこう語る。こうした患者は頭も切れ、流暢に話せるので、「人当たりがよくて、肩に力が入っていない印象を受けますが、それは涙ぐましい努力の結果であって、（他の人と同じように）くつろいでいるわけではないのです」

人との約束をキャンセルされて落ち込んだとき、マットは運動することで満たされない気持ちを解消している。「運動は好きじゃありません。でも、僕を強くしてくれます。運動することでストレスが減るわけではありませんが、気持ちをそらして、新たなストレスに僕が対応できるよう整えてくれます」。彼は、睡眠とプライベート空間の確保にも気を配っている。また、順応性を身につけたいとも思っているが、ある程度のところで妥協するようにしている。今では、「僕は、こうなってないと駄目なんです」と人に伝えられるようになってきた。

マットはまた、自分自身のことや、前進するために必要なもの、望みどおりの人生を実現するために必要なことについて、非常に深い部分で理解している。11歳から17歳まで師事したピアノ教師のチャーリー・バナコスからも、大きな影響を受けた。「地に足をつけるにはどうしたらいいか、流されないようにするにはどうしたらいいかなど、人生の教訓をみっちり教えてもらいました」とマットは語る。バナコスが紹介してくれたイソップ童話の教えの数々は、今もマットの心に残っている。マットのお気に入りは『狐と葡萄』だ。「手に入らないものを悪しざまに言うことはたやすい、という教訓を得られる物語です。当時の僕にはさっぱりわからなかったのですが、これぞ真実ですね。すべてをこなそうとしても、不可能です。自分のやるべきことに取り組んで、あらゆる困難に立ち向かわないと」。マットから自閉症児の親へのアドバイスは、「長い目で見てほしいということです。低年齢の子供には難しいこともあるでしょう。でも、それは社会のなかで大人として暮らすためにいずれ必要となることかもしれません」

大学院での勉強のかたわら、マットはマンハッタンにあるマッカートン・スクールで、自閉症の子供たちに音楽を教えている。子供たちは、マットが同じ年ごろだったときほど高機能ではないが、マットは自分と彼らのあいだの共通点に気づいた。それは、音楽には、子供たちの性質（柔軟性に欠けるところと、何かを特定の順序で繰り返したくなる気持ち）に響くものがあるという点だ。これは、ＡＳＤを抱える人によい効果をもたらすものへのこだわりを育む好例と言えるだろう。

ケビン・ペルフリーは次のように説明する。「電車の運行スケジュールやコンピュータのアルゴリズム、チェスのやり方だとか、絵を描いたりといったことで脳の容量が満杯になってしまったら、あとには何も残らない（と多くの人が信じている）ことでしょう。それは、事実とはかけ離れています。神経科学で裏付けられてもいません。人間が持てる専門分野の数には限りがないのです。だから、私は親御さんにお伝えしています。『お子さんの強みをほめてあげてください。そして、お子さんがその力を伸ばす機会を探してください。それで脳の容量が奪われることにはなりませんので、ご心配なさらずに』と」

ビデオゲームに熱中したり、何度も同じ映画を観たりといった行動が、社会的なかかわりを妨げるのではないかと心配する親は大勢いる。だが、そのこだわりが、つながりを作るきっかけとなることもある。最初、マットはジャズの一節を繰り返し弾くことに魅了され、永遠に続くかのような反復が気に入っていた。その後、音楽を習得したことで、同じ音楽という言葉を話す人たちがいる世界に入っていけるようになった。そこから、音楽以外の世界が広がった。もちろんマットは例外的ではあるが、同じことが、さらに重度のＡＳＤを抱える子供にもあてはまる可能性がある。作家でジャーナリストのロン・サスキンドの回想録『ディズニー・セラピー――自閉症の我が子が教えてくれたこと』（邦訳：有澤真庭訳、ビジネス社、２０１６）には、サスキンドが、自閉症で言葉を発しない息子のオーウェンと、オーウェンが大好きなディズニー映画とそのキャラクターを介してつながれるようになった経緯が綴られている[19]。

オーウェンが6歳のとき、サスキンドは映画『アラジン』に出てくるオウムのイアーゴのパペットを使って息子と会話しようと試みた。サスキンドはイアーゴの声音を真似て、オーウェンに尋ねた。「お前でいるのってどんな気持ち⁉」。オーウェンは返事をした。「僕はハッピーじゃない。友だちがいない。みんなの言ってることが、わからないんだ」。この会話が、家族とオーウェンにとってのターニングポイントとなった。時が経つにつれ、大好きなアニメのキャラクターの声でなら、オーウェンが普段は伝えられない感情を表現できるということに、サスキンドと妻は気づいた。ディズニーキャラクターの力を借りた一家の取り組みを、サスキンドは「こだわりセラピー」と呼んでいる。

人間の顔よりもアニメのキャラクターの顔に惹きつけられる自閉症児は多い。それに、ディズニー映画のわかりやすさは、特に言葉の問題を抱える子供にとって、話し言葉を理解する最初のきっかけとなる可能性がある。ウォルト・ディズニーはもともと、音声がなくても理解できる映画をつくるよう、アニメーターたちに指示を出していたという。さらに、映画を繰り返し再生したり、フレームごとに見ることすら可能となっている現代では、オーウェン・サスキンドのような子供が、お気に入りのシーンを何度も観て、意味を理解して感情を内面化するという、よい結果がもたらされている。

ケビン・ペルフリーによれば、「そういった映画は、（アニメ作品に魅了された子供が）世の中を渡っていく手助けをします。その子は、物事を観たことのある映画と結びつけて考えるようになります。それは好ましいことであり、その子なりの戦略なのです。私の役目は、当人がその戦略を使いこなし、それまで自己流でやってきたことの手助けをすることなのですが、少し違った、より順応性のあるやり方になるよう働きかけます」。たとえば、こんなことを本人に気づかせる。「会う人すべてにディズニー映画のことを話さなくてもいい、ということです。でも、もし相手もディズニーが好きだとわかれば、話題にすればいい。またとない機会ですからね。私はそういう機会を、社会的サインを理解する学習の機会として活用しています。相手が腕時計に目をやらなかったかとか、『次の約束があるから』と言っていなかったかを尋ねます。もしそういうサインに気づいたら、他の映画の話を持ち出さずに、そこでさよならを告げるべきなのだと教えます」

また、親は弱みに対処することばかりに気をとられがちだとペルフリーは指摘する。「『ちゃんと人の目を見なさい。社会とかかわりなさい』と強く迫っても効果は望めません。そのようなやり方は、自閉症のシステムとはかみ合わないのです。ですが、もしシステムに食い込み、乗っ取ることができたら、うまく社会とのかかわりを教えられるかもしれません」。彼は社会的スキルを身につけさせることの重要性を過小評価しているわけではないものの、運動を引き合いに出して、こう説明する。

「目を覚ましている時間の80パーセントを身体のトレーニングに費やせば、身体は故障してしまいますし、運動の効果もなくなります。自閉症を抱える子供の場合、目を覚ましている時間の20パーセントを（明らかになっている）弱みに対応することに費やして、残りの80パーセントは、その子の強みを存分に発揮できるよう助けてやるのが、理想的なバランスだと思います。とはいえ、これだけですべてうまくいくと言っているわけではありません。時にはうまくいかないことだってあります。ですが、自閉症という特性がこれまで生き残ってきた理由を考えてみる必要があります。なぜ進化の過程をくぐり抜けられたのか。神経発達障害という観点から見ると、脳の脆弱性を増し、ダメージを受けやすくする要素ではありますが、その特性こそが、人間をきわめて聡明で、思いやりのある、柔軟な存在にしてくれているのです。これがなければ、我々はサメのように残酷で、あらゆることをあらかじめプログラムされたかのような存在になってしまうでしょう。自閉症を抱える人に、サメのような人はいません」

自閉症スペクトラム障害の脳がもたらす才能

能力と障害の複雑な相互作用はもちろん、おおまかな脳の働きについてさえほとんど解明されていないため、自閉症の人がサヴァン全体に占める割合がなぜこれほどまでに突出して高いのか、決定的な答えを導くことは不可能だ。グレッグ・ウォレスもこう認めている。「まだ結論に達してはいません。神経画像研究もあまり進んでいません。自閉症は（比較的）まれだからということもありますし、多くの人は治療のほうに興味があるため、こういった研究には資金が集まりづらいという理由もあるでしょう。問題や困難のほうが、注目を集めやすいのです」

これまでに揃っている証拠は満足できるほどの量ではないが、結論について考え始めるには事足りる。ウォレスは、自閉症とサヴァン的能力が交差する点をはっきり確認できるとしている。「ASDを抱える人は、非常に狭い範囲の物事に関心を持ちます。これには脳の基盤がかかわっています」。数々の研究で示唆されているように、この脳基盤は、ある特定の弱みと関連している。つまり、顔認知だ。定型発達の脳を持つ人は、「顔認知のエキスパートです。なぜなら、毎日絶え間なく、顔を認識したり、表情を見分けたりといったことを練習しているからです。互いの顔を見て、目を合わせて、話しているのですから」

ASDを抱える一部の人が顔認知を苦手としていることと、ASDを抱える多くの人が優れたパターン認識を示すということは、偶然の産物ではなさそうだ。「どうやら（顔認知にかかわる）側頭葉下面という領域が、専門的なノウハウ（を発展させる）領域と隣接しているらしいのです」。これにより、自閉症の人の場合、「通常は顔を認識するノウハウ（をつかさどる）領域が侵害されているという説明ができる可能性があります」とウォレスは指摘する。これにより、自閉症の人が顔認知には苦労しても、他のパターン認識となると異彩を放つようになるというのだ。一部の自閉症の人が、複雑なパターンのなかに秩序を見いだすことは、他の人が顔を見分けるのと同じくらいに自然な営みなのだ。「自閉症の人は、森全体よりも、そのなかの木を見分けることを得意としています。森を認識できないということではありません。森のなかの木に気づきやすくなるバイアスを持っているのです。そして、それが特定の能力を伸ばす基盤となります」

かつてASDを抱えるサヴァンは、技能的には優れているが、創造性に欠けるとされることが多かった。『天才の島々――自閉的、後天的、突発的なサヴァンのビューティフル・マインド（*Islands of Genius: The Beautiful Mind of the Autistic, Acquired, and Sudden Savant*)』（未邦訳）を記したサヴァン症候群の専門家である臨床医のダロルド・トレッファートも、サヴァンの研究に着手した当初は、集団としてのサヴァンは「感情的にはむしろ起伏が少なく、それほど創造的ではない」[20]と考えていた。だが、時が経つにつれ、彼はサヴァンの創造性の高さを示す有力な証拠を目の当たりにするようになる。「サヴァンを長期間追跡してわかったことは、彼らも変化するということです。反復から即興へ、そこから創造へという一連の流れの存在を、現在では多くのサヴァンの事例で確認しています」。この変化は、マット・サベージの物語にも見られる。彼はまず、ジャズの曲の反復性のとりこになり、即興演奏を行うようになり、やがては自分で曲を作るまでになった。

「独学のアーティスト」を自称するエスター・ブロコウは、サヴァンレベルのパターン認識能力を持ち合わせており、その能力を生かして創造性を発揮している[21]。「子供のころ、ナショナル・ギャラリーで（印象派の絵画を）見ました。絵のすぐそばに立てるように、背中の後ろで手を組んで、至近距離からじっと。画家はどうやって描いたのか、理解したかったのです。細かい筆の運びがわかりました。ひとつひとつの筆の運びが重要なのです。絵を間近で観察するのは、遠くから眺めるのと同じぐらいおもしろいものですよ。すべてにパターンがあります」

ブロコウは、2004年に44歳で初めてASDだと診断されたが、ずっと前から社会のなかでの生きづらさを感じていた。「社会的には、わたしは扱いづらい人間でした。しゃべる声も笑う声も大きくて」。また、彼女は「無表情だ」と言われ続けた。「人は、わたしを見ると『笑ってよ』と言うんです。社会生活に微笑みが必要だなんて、気づいていませんでした。笑いたければ笑いますし、仕事のために笑わなければならないときもあるというのはわかっていましたけれど。わたしの話し方は（ASDとよく結びつけられるように）抑揚がなく、歩くときはいつもうつむいていました。わたしを自閉症のカテゴリーに押し込める、ささいな兆候はたくさんあったのです。けれど、わたしは自閉症とは何か、まったくわかっていませんでした」

ブロコウは学校では優秀だった。「勉強はしませんでしたが、成績はよかったのです。よく冗談で、『勉強なんてあなたたちがするもので、わたしがするものじゃないの』と言っていました。勉強しなくても、AやBの成績がとれるのに、なぜ勉強しないといけないのでしょう」。得意科目は数学だったが、他人の期待に添うことは苦手だった。「数学のクラスでは、やっかいなことになりました。わたしが努力した形跡を見せないので、反感を買ってしまったのです。わたしの問題は、相手がわたしの話していること、わたしの話そうとしていることをわかっていると思い込み、2、3歩先へ飛んでしまうことでした」

大学卒業後は職を転々としたが、そのうちのひとつが、屋根を葺く仕事だった。「屋根を思い浮かべてください。パターンがあるのがわかるでしょう」。屋根葺きの仕事には惹かれるものを感じたが、それはダラスの熱い太陽が照りつける下で行わなければならない、肉体的に過酷な仕事だった。営業販売に従事していたこともある。社会的不適応を抱える人に向いているとは思えない職種だ。ブロコウによれば、いちばん難しかったのは社会的なやりとりではなく、正直にならずにいられないことだったという。「サヴァンを突き動かしているのは、情熱、興味、愛です。だから、わたしが信用していないものや、関心のないものを売らせようとしてもうまくいきません」。自分が販売する商品を信頼しているときにかぎって、彼女はきわめて有能な販売員になった。

30代で体調を崩したとき、ブロコウはずば抜けた数学の才能を活かして、株式投資の短期トレードを学んだ。そして、いっさいトレーニングを受けていないにもかかわらず、すぐさま成功を収めた。「オンラインでしょっちゅうやりとりしている、20年来の知り合いのトレーダーたちは、わたしにマーケットの動向は聞いてきません。マーケットが特定の状態になるのはいつなのか、と聞いてきます。（他のトレーダーは）どうやって特定の状態を予測するのか、知りたがります。カギはパターンよ、とわたしは言い続けています。普通の人は株価指標を読みますが、わたしが読むのはパターンです。わたしが『ABCDEFG、ABCDEFG、ABCDEFG、ABCDEFG、』と言ったとします。その後で、わたしが『A』と言えば、あなたは『BCDEFG』と続けられるでしょう。わたしにしてみれば、それと同じです。それぐらいわけもないことなのです。ですが、それがわかってもらえません。他の人たちには、それほど簡単なことではないようです」

もちろん、ブロコウも時にはマーケットを読み誤ることがあるが、そのようなことが起こるのはパターンが破綻するときだ。「マーケットの動きが、そうなるべきものとは正反対になることがあります。そうなると、だれもが間違えてしまうのです。株価の乱高下は予測不可能なんです」

多くの自閉症者とは異なり、ブロコウは話しやすく、人とやりとりしても疲れを見せない。株式トレーダーの仕事を通じて、他のトレーダーたちと言葉と分析を介するオンライン上の関係を築いている。相手は会ったことのない人ばかりだが、その人たちと話したり、交流したり、投資の記録をくらべたりすることに、彼女は満足感を覚えている。ダイアン・サベージも息子のマットについて同じように述べていたが、このような社会的な関係を気軽に築けるのは、ブロコウの没頭している分野が話題の中心になっているからだ。

ブロコウは、つねに視覚優位の傾向があったが、絵を描くことに本格的に取り組みだしたのは、娘のイザベルが生まれてからだ。最初の1枚は、「5ドルの初心者向けセットと、安物のカンバス」を使って描いた、赤ん坊の娘の寝姿だ。作品を完成させて、少し離れたところからその絵を眺めた彼女と夫は、同じことを口にした。「芸術のことはよくわからないけど、この絵は好きだな」。それ以降、彼女の絵画は広く称賛と注目を集めている。

絵筆の動きひとつひとつに魅了されているというブロコウの描いた絵は、印象派を彷彿させる。彼女は自分の絵を写真撮影したものを４００パーセントに拡大して、筆づかいのパターンを調べてみたという。「ひとつの筆づかいに、複数の色が含まれています。わたしが注目したいのは、ひと筆の動きです。自分の作品について語るとなったら、色のパターンとして説明します。わたしのこれまでの作品を見れば、そのなかに色のパターンが存在することに気づくでしょう」

ブロコウの娘は4歳のときにＡＳＤと診断されたが、その娘にも視覚的な才能があり、今はアニメに魅了されている。「娘はあらゆるアニメ番組を知り尽くしています。自分で『イジー』というキャラクターを作ったりして、すごくおもしろい子なんです。優れたユーモアのセンスがあって。才能に恵まれています」。娘が自分のキャラクターではなく、他のキャラクターを模倣して描いているとき、ブロコウはきちんと指摘するようにしている。「娘が自分のキャラクターでないものを描いたら、そこに『MGM』とか『ワーナーブラザーズ』とか、そのキャラクターの作者の名を書かせます。彼女自身のアイデアから生まれたものであれば、自分の名前をサインできます。幼いうちから、自分で何か創作したときはほめるようにして、違いを教えたのです」。こうしてブロコウは、ダロルド・トレッファートが述べたサヴァンの各段階（反復から即興へ、そこから創造へ）を娘が歩む手助けをしている。

ＡＳＤの脳がもたらす才能について論じるとき、サヴァン的能力だけに注目が集まりがちだが、ＡＳＤを抱える人の大半はサヴァンではない。他の脳の特異性と同じで、重症になると、自閉症の症状が生まれ持った才能を圧倒してしまうようだ。だが、症状が比較的軽く、サヴァンではない場合であっても、ＡＳＤを抱える人ならだれでもサヴァン的能力につながる脳の特異性を有しており、同様の強みがさまざまなレベルで発現しうる。

ニューヨーク・タイムズ・マガジン誌に掲載された、ジャーナリストのギャレス・クックによる「自閉症の利点」という記事では、トーキル・ゾンネという人物が紹介されている。ゾンネは、デンマーク最大手の電気通信企業の技術責任者の職を辞し、「スペシャリスタナ」（デンマーク語で「専門家」を意味する）という会社を立ち上げた。この会社はいわば、ＡＳＤを抱える人向けの、技術分野に特化した職業紹介所だ[22]。事業を起こすヒントになったのは、ＡＳＤと診断された息子のラースだ。クックはこう説明する。「父親の目から見てラースの特徴だと思ったのは、障害ではなく、普通とは異なる彼のスキルだった。そして、強い集中力や、物事に丁寧に取り組む姿勢などは、ゾンネが従業員に求めるものと一致していた」

データ入力やソフトウェアの検証のような作業（どちらも反復作業が必要となり、一貫性と正確さを求められることから、定型発達の人にとっては非常に困難な作業）は、ＡＳＤを抱える多くの人の得意分野にぴったり当てはまるのだ。ゾンネの持論は、「自閉症者はただ就職するだけでなく、その仕事をいちばんうまくこなせる存在になれる」ということだ。

自閉症スペクトラム障害の人が活躍するために

１歳半という低年齢で自閉症を診断することはできるが、一般的には、もっと大きくなってから診断が下されることが多い。一部のケースでは、もっと大きくならないと、はっきりした自閉症の症状が現れないことが、診断が遅れる原因となる。ロン・サスキンドの息子のオーウェンが、最初は定型発達をしているように思われたのに、途中で言葉を失ってしまったのもこの例だ。だが、親の抵抗によって診断が遅れる場合もある。よちよち歩きの幼児が自閉症スペクトラム障害だと診断されれば、親は、終身刑の宣告を受けたかのように感じるだろう。それでも、早期介入のプラス効果は、いくら強調しても足りないぐらいだ。

マット・サベージは、高機能自閉症者に対する早期介入の効果を示す好例と言える。だが、認知の遅れのような、より重い症状を持つ子供の場合でも（そして、おそらく、特にそのような子供の場合にこそ）介入は効果を発揮する。脳には可塑性があるので、言語能力と社会的能力を伸ばすことを目指した双方向型の療育を行えば、自閉症児が周囲の世界を理解しやすくなり、自分が必要とすることを伝えられるようになる手助けができる。自閉症が治癒することはないが、適切な支援と励ましがあれば、結果は大きく違ってくる。

ダイアン・サベージの例を参考にして自分の子供を注意深く観察すれば、本人がどんな活動に興味を持っているのか、また、その活動のどんな点をおもしろいと思っているのか見極めることができる。それは、色、手触り、動き、音などの刺激かもしれない。おもちゃや道具の使い方に注目してみるのもいい。そうすれば、子供が興味を持っていることを中心にして、コミュニケーションを取る方法が見えてくるだろう。これが、マットが幼いころにダイアンが実践していたことだ。マットが初めて積み木遊びに興味を示したとき、ダイアンは彼の遊び方を観察して、真似た。息子が夢中になっていることをじっくり観察する彼女のやり方が、やがて彼を音楽のキャリアへと導く機会を生み出したのである。

キングス・カレッジ・ロンドンの研究者によれば、「自閉症児であれアスペルガー症候群の大人であれ、その教師の役割を果たす人は、自閉症スペクトラム症状を持つ人を評価する際にも、彼らが高度な系統化を好むという点を考慮しなければならない。『定型発達』の人を念頭に置いて作成されたIQテスト、作文、試験問題に、自閉症スペクトラム症状を持つ人が取り組むと、0点になるかもしれない。実際は自閉症者の知識が他の大部分の人よりも優れており、より深く、幅広いものであったとしても、である。時間がかかるのは、彼らが膨大な量の情報を処理しているからかもしれない」[23]。ASDを抱える人に何かを極める機会を提供するのは、親、教育者、雇用者の責務だ。それが、マット・サベージのようにシンガポール首相の前でピアノを弾くことでも、アプリを検証するやりがいのある仕事を見つけることでも、自立して生活する手段を得ることでも、まわりの人に自分の考えや感情を伝えることでも、何にしろ、最大限の機会を与えるべきだ。自閉症の子供や大人が自分の強み、得意なことを見つけられるように手を貸せば、生きるために必要な枠組みを提供できる。そうすれば、社会のあらゆる人に恩恵をもたらすことになるだろう。

サヴァン症候群の専門家、ダロルド・トレッファートは、どれだけ症状が重くても、それぞれの自閉症者の内部には、「損なわれていない領域」が存在すると信じている。「そして、我々の仕事は、その領域を見つけ出し、励まし、育て、強化することです」。そして彼は、最低限の言語能力しか持たない自閉症者の意思伝達がテクノロジーの発達により可能となり、これからますます多くのサヴァン的能力が発見されるようになると考えている。現状では、知能と潜在能力の判定は、言語能力に基づいて行われることが多いが、自閉症者の場合、その関連性は脆弱であり、信頼できない。「もしも才能のきらめきが隠れている場所を発見したら、その後は、その才能を大切に育み、強化しなさい。そうすれば、その並外れた能力について、さらに多くのことが解明されるでしょう」

そのためには、「想定の範囲」を飛び出さなければならない。ASDを抱える人にとっての日々の課題である。マット・サベージは、ジャズクラブに初めて足を踏み入れたときからずっとそうしているし、おそらく、その前からもそうだっただろう。そこから始まった彼の旅は奇跡以外の何ものでもないように見える。だが、じつは違う。それは、途轍もない努力の賜物なのだ。独創的な考え方を持つ大人へと成長し、目覚ましい活躍をしているマットは、考え方や感じ方はひとつではないということを強く意識している。「考え方は人それぞれです。僕も考え方を変えてみたいと思うのですが、これまでに大変な努力をしてきたので、今はこのやり方にすっかり慣れてしまって。ときどき、どれだけ自分が一生懸命取り組んできたのか、忘れそうになることがあります」

人間は順応性のある生き物であり、臨床医や研究者は、私たちの脳の可能性と可変性について解明しようとしのぎを削っている。マット・サベージは、多くの自閉症児と同じように、柔軟性に欠けるこだわりの強い子供だったころ、ジェットコースターのことで頭がいっぱいになったことがある。ジェットコースターについての文章を嬉々として読み、あらゆる関連情報を頭に叩き込むことを自らの使命とした。特に、大きなコースターに魅了された。「12歳ぐらいのとき、ついに小さなコースターに乗ってみたんです。でもその結果、疲れ果ててしまいました。強烈な体験でした」。巨大でクレイジーなコースターが大好きなのに、自分には過激すぎて無理だと思った。だが、最近になって変化が見られた。フロリダに旅行したとき、勇気を振りしぼって、大型コースターに乗ってみたのだ。「『インクレディブル・ハルク』という乗り物でした。ゆっくり上がるのではなくて、頂上まで一気に押し上げられ、頂上で逆さまになると、下まで急降下するんです。それから6回も逆さまになるんですよ。とんでもなくクレイジーでした」

今ではもう、ジェットコースターがこわくない。「突然、スリルのある乗り物を楽しめるようになって、今では熱烈なファンです。ありとあらゆることから自由になれる気がします。物質界、恐怖、重力から解放されるのです。動きのなめらかさにも惹かれます。新しいコースターは、巨大だし、何度も逆さまになるのに、古い木製のコースターよりもずっとなめらかにコントロールされているのです」。なんとも感慨深い言葉だ。解放されること、そしてコントロールのなめらかさ。両者は、スペクトラムの両極端に位置する。マットはこのふたつはもちろん、そのあいだに存在するすべてを自分のものにしている。

第8章 脳の特異性の未来

「これは正常で、あれは異常だというように、はっきり分けられるものではありません」
――トーマス・インセル（アメリカ国立精神衛生研究所・前所長、「ヒト・コネクトームプロジェクト」元責任者）

脳地図の解明を目指す、オバマ大統領による脳研究構想「ヒト・コネクトームプロジェクト」の陣頭指揮に当たるアメリカ国立精神衛生研究所の前所長が、精神科医で神経科学者のトーマス・インセルだ[1]。プロジェクトに携わる研究者たちは、現在、21歳から35歳までの健康な1200人の脳画像を集めている最中だが、そのなかには300組の双子が含まれる。これは、脳内の構造的および機能的な配線を調べるためのものであり、インセルの言葉を借りれば、「安静時の脳と、与えられた活動に従事している脳はどんな様子なのか」を明らかにするものだ。

このプロジェクトの現在までの目立った成果は、健康な脳のあいだにも多様性が存在することを明らかにしたことにある。心臓や腎臓の細胞は、一定の、簡単に決定される機能を果たしていて、人によってそれが異なることはないが、健康な人間の脳は判で押したような均一さとはほど遠い。

特定の機能が脳の特定部位に由来するものだと、必ずしもうまく当てはめることができないうえ、別々の人間の脳が同じように機能していると言うことすらできない。これが意味するところはこうだ——医学はこれまで当然のこととして脳の病気に注目してきたが（たとえば、うつ病や統合失調症の脳における構造的、化学的な問題の解明と治療法の確立に重点が置かれてきた）、正常な脳機能とはどんなものなのかについての理解がほとんど欠けたまま医療行為を行ってきた。これは、健康な心臓とはどんなものか、それがわかっていないのに心臓病の評価を行うようなものだ。

インセルと、彼がヒト・コネクトームプロジェクトを監督していた当時に率いた研究チームは、生物学と経験とのあいだの、繊細で謎に満ちた相互関係をようやく解明し始めたばかりだ。「わかっていることは、経験が脳内の接続を生み出すということです。それが可塑性と呼ばれるものです。ピアノやバイオリン、新しい言葉を習うと、脳画像で確認できるぐらいに脳の配線が根本的に変化するのはこのためです。あらゆる人が生まれつき持っている、その配線にかかわる何かが当人を特定の経験へと導くのかについては、まだよくわかっていません」

インセルの息子は、この相互作用を示す好例だ。現在では成人しているが、彼の息子は幼いころにディスレクシアの診断を受けている。重度のディスレクシアだったために、7歳から始まる特別支援学校に通わなければならなかったほどだった。特別支援学校の教師たちは、次のことに理解があった。「その子たちが、一日8時間、BとDを区別できるようになろうと頑張っても、一日が終わるころにはまだ理解できるようにはならないのです。脳がその違いを処理できませんから。それは生まれつきの特性だということでしょう。どれだけBとDを区別するのに時間を費やしても、できるようにはなりません。それは、目の見えない人を本の前に連れてきて、読みなさいと言うのと同じです。その人には本が見えませんし、それができるような脳の配線にはなっていません」

その一方で、「息子が軽々とこなせることも、少なからずありました。じつは、周囲のだれよりも得意なこともあったのです。彼には優れた聴覚記憶が備わっていました。他人が読み上げたものを聞き取って覚え、暗唱できたので、ごまかしが利き、私たちは長いあいだ彼がディスレクシアだとは気づきませんでした。授業で、だれかが先に読み上げる前に、自分で読み始めなければならなくなって、ようやく問題が発覚したのです。これは、BとDが区別できなくなる脳内配線を持っている人には、耳で聴いた詩や音楽を覚えやすくなる配線が同時に備わっているということでしょうか?」。脳は心臓のようには機能しないので、特定の細胞群や経路を指して、「ほら、そこが文字認知と聴覚の感受性をつなぐ部分だ」と説明することはできない。だが、インセルの息子や、本書で経験を語ってくれた多くの人の場合、インセルの問いへの答えは、「おそらくそのとおり」ということになるだろう。

創造性と逆U字型曲線

脳の特異性を持つ人のなかには欠点が利点につながる人がいるという事実を受け入れると、才能を活用できる人とそうでない人がいるのはなぜなのか、という疑問が出てくる。臨床医や研究者が「逆U字型曲線」と呼ぶ曲線上の末端部で苦しむ重度の人は、脳の特異性がもたらすどんな才能も活用できないということは、研究や経験的な証拠、本書で提示された数々の事例からも明らかだ。だが、対話療法であれ、認知行動療法であれ、投薬治療であれ、なんらかの治療を受けて脳が順調に機能していれば、並外れた創造性を発揮できる。その人の内側では、拡散的思考が創造的思考に姿を変え、その結果、質的アウトプットと量的アウトプットがともに増大する。

２０１５年にフロンティアズ・イン・サイコロジー誌に掲載された論文では、レックス・ヤングとメキシコ大学の研究チームが２４６名を対象に拡散的思考と創造的思考についての検査を行った[2]。この研究における拡散的思考とは、日常的に使うものやイメージに対して、多くの使用法や意味を思いつけることだと研究チームは定義している。拡散的思考の度合いが高まるほど、創造性とつながりやすくなることを研究チームは発見した。そして、これは「機会均等ルール」を裏付けるものだと主張する。つまり、アイデアがたくさん湧いてくるほど（「高度な観念的アウトプット」としても知られている）、創造的になりやすい。それは、逆U字型曲線上では、脳の特異性の働きによって独創的であるだけでなく、実用的でもある多くのアイデアを思いつける人を指す。

フロンティアズ・イン・サイコロジー誌に掲載された別の論文で、カリフォルニア大学ロサンゼルス校のロバート・ビルダーとケンドラ・クヌーセンが逆U字型曲線現象について論じているが、そのなかで創造性がもっとも高まるのは、健康度が高い場合や、重い症状に苦しんでいる場合ではないことが確認された[3]。ある程度の症状があるときに、もっとも創造性が高まることが多いのだ。これは、うつ病や双極性障害など、診断によってさまざまな脳の特異性を指摘されていても、同時に適切な治療を受けていて、集中的思考と拡散的思考とのあいだを行き来できるほどの柔軟性を持ち合わせている人に当てはまる。
ジャーナル・オブ・サイキアトリック・リサーチ（精神医学研究）誌に発表されたスウェーデンの研究グループによる44年間の長期的研究のなかに、そのような柔軟性の例が提示されている。作家であることは、「統合失調症、双極性障害、単極性うつ病、不安障害、薬物乱用、自殺率の増加と顕著な関連が見られる」と明らかにされた[4]。脳の特異性を抱える作家たちが、出版に値する作品を生み出せるほど高い機能を維持しているということは明白だ。また、同じ研究グループは、科学と芸術の分野で活躍する人のなかに、一等親血縁者が精神疾患を診断されている割合が高くなっていることも発見している[5]。このことから、これらの脳の特異性と、創造性につながる動因や能力との遺伝的な関連が浮かび上がる。つまり、小説、楽曲、ビジネスのアイデア、科学理論を生み出すような創造性には、整理された思考と乱雑な思考とのあいだを素早く行き来する能力が欠かせないということだ。ビルダーとクヌーセンはこれを、創造的な脳は「混沌《カオス》との境界」でバランスを取る必要があると表現している[6]。

この創造性と脳の特異性とのあいだの遺伝的つながりが、我々を長年悩ませ続ける疑問の核心部分にかかわってくる。その疑問とは、きわめて破壊的なものとなりうるにもかかわらず、なぜ精神疾患は進化の過程で淘汰されなかったのか、さらに重要なこととして、なぜこれほどまでに蔓延し続けているのか、ということだ。入手可能なアメリカ国立精神衛生研究所の最新統計によれば、アメリカの成人の18・6パーセントが、診断可能な精神疾患を抱えている[7]。精神疾患につきまとう偏見と、治療を受けることへのためらいを考慮すれば、実際の数字はさらに高いものになるだろう。いずれにせよ、脳の特異性を診断される人は、社会全体にどれだけそういう動きがあったとしても、決して社会の片隅に追いやられてよい存在ではない。

なぜ人類という種において脳の特異性が広く見られるのか、という疑問に対する仮説が、アトランティック誌に掲載されたデビッド・ドブスの「成功の科学」に提示されている[8]。記事のなかでドブスは、人間の行動を「タンポポ型とラン型」に分けて考えた児童精神科医のトム・ボイスの研究を要約している。ボイスの研究では、人間は神経学的見地からふたつのタイプに分かれる。どんな環境でもたくましく育つ「タンポポ型」と、必要な条件がそれよりもずっと狭くなる「ラン型」だ。ラン型は成長過程で問題を抱えやすいが、ひとたび力をつければ美しく咲き誇り、並外れた成果を残す。本書に出てきた数々の事例を思い出してほしい。たとえばマット・サベージは、適切な聴覚訓練と音楽との出会いを与えられ、天才的なミュージシャンとして成長することができた。このような早期介入がなければ、マットは音に耐えられないままだったかもしれない。

タンポポ型とラン型のどちらか一方だけでは、人類は生き残ることができない。ドブスは次のように説明する。「ふたつの異なるタイプの気質から生まれる行動の多様性が……刻々と変化する環境において、賢く、強い種として広まり優勢になるために必要な条件をもたらす。人口における多数派のタンポポは、基礎的な安定性を提供する。一方で、少数派のランは、ある環境ではうまく育たないかもしれないが、適合する場所では優れた能力を発揮する。そして、たとえ子供時代が問題だらけだったとしても、その結果として身についた、日常生活を送るうえでは問題になることがある過剰な反応（新しいことに目移りする傾向、落ち着きのなさ、リスクを冒しやすくなること、攻撃性が高まること）が、特定の困難な状況においては利点となることもある。そのような状況とは、部族間の争いや近代的な戦争、さまざまな形の社会的衝突、新しい環境への移住などだ。安定したタンポポと、変わりやすいランが一緒になって、片方だけでは生み出せない適応性をもたらしてくれる。このふたつが共存することで、そうでなければ到達しえない、個人的・集団的成果への道が切り拓かれるのだ」

脳の特異性の治療のこれから

サイエンス誌に掲載された「脳の障害？　精密に」という記事のなかで、トーマス・インセルとブルース・カスバートは、「精神障害と薬物乱用障害は、あらゆる医学的原因による障害のせいで多くの歳月が失われる、主要な原因に君臨し続けている」と述べている。このような生産性の損失は途方もなく大きい。人生が被る被害は甚大だ。「世界保健機関（ＷＨＯ）は、全世界で年間80万人以上の自殺者が出ているとしているが、その大半は精神疾患が背景にある」[9]

当然ながら、我々精神科医には精神疾患の診断と治療をよりよいものにする義務がある。ヒト・コネクトームプロジェクトでのインセルのかつての同僚たちが、そのための効果的手法を探っている。最初の段階として、精神疾患を表す用語に変化が見られる。インセルとカスバートも述べるように、「かつてはただ『心の病』だと考えられていた症状が、脳の障害だと認識され始めている。もしくは、より正確に神経系、認知体系、行動系の攪乱に起因する症状だとみなされるようになってきた」。つまり、脳と脳機能に由来する行動が、より生物学な側面から理解されるようになってきた。

脳の特異性から生じる行動や経験を正確に説明しきれない現状をインセルは心配し、そのような状況が変わることを望んでいる。「絶望感や恐怖感に襲われ、現代では『うつ病』のレッテルが貼られる症状を抱えてやって来る人がいれば、その人の脳内で何が起こっているのか、生物学的にはどうなっているのか、認知の面ではどうかといった観点から、その症状がその人にとってどんな意味を持つのかを問えるようにしたい。ひとくちに『症状がある』と言っても、そこには数多くの異なった形態が存在する。そして、症状ごとに必要とされる治療法も異なる。なにしろ、うつ病の診断基準を満たす人のことを考えてみるだけでも、投薬でよくなる人もいれば、精神療法が効果的な人、電気ショック療法で改善する人もいるということを我々は心得ているのだ」

目下のところ、「だれが、どんなことに反応を示すのか知る方法はない。このため、心臓病学で行われているような別のテクニックを使って、症状を精査できるようになることを願っている。病歴を丁寧に聞き取り、精度の高い理学的診断を下す。そのうえで、症状の原因になる可能性の高いものを洗い出す臨床検査やそれに類するものを行う。そこで初めて治療方針が決定される」

インセルとカスバートによれば、脳の特異性の治療で将来的に鍵となるのは「精密さ」だ。健康な脳のあいだに見られる多様性の働きについての理解が深まれば、脳の特異性の原因を突き止めることが可能になる。そこから導き出される治療法は、脳深部刺激療法という、最先端で耳慣れないものから、認知行動療法まで幅広い。今後、このような理解が急速に進むことになるだろう。現状では、健康な脳のあいだに見られる自然な多様性については、ほとんど解明されていない。だが、今ではどこを調べればよいのか把握できていて、経済的および知的資源がこの事業に集まりつつあるので、以前よりも速いペースで前進しつつある。

チャイルド・マインド・インスティテュートの創立者で、組織を率いるハロルド・コプレウィッツは、子供の脳機能を調べる研究に着手しているが、これは成人の脳画像を集めるヒト・コネクトームプロジェクトよりもさらに大がかりなものだ[10]。MRIと、ほんの10年前には存在すらしなかった他のテクノロジーを使うこの研究の最終目標は、5歳から21歳までの子供や若者1万人の安静時の脳の様子を観察し、「接続のパターン」を探ることだ。ヒト・コネクトームプロジェクトと、チャイルド・マインド・インスティテュートの研究の大きな差異は、コプレウィッツがおもに脳の特異性を診断された子供や若者を調査対象としていることだ。各被験者は脳波検査（EEG）と機能的磁気共鳴画像（fMRI）に加え、有資格の医師による心理テスト、ストレステスト、栄養状態と遺伝歴について評価を受ける。この研究の成果は、精神疾患と学習障害を抱える子供の成長途上の脳に関するデータの最大の貯蔵庫となるだろう。

数多くの脳画像を集めたことで、コプレウィッツと彼のチームは、以前であれば不可能であった結論に到達できるようになった。たとえば、「集団としてのADHD（注意欠陥・多動性障害）の子供たちに、ADD（注意欠陥障害）の子供の集団とは異なる、特定の接続パターンが見られることがわかりました」。コプレウィッツの願いは、膨大な量のサンプルを収集することで、診断は同じなのに微妙な差が出る場合や、反対に、症状は同じなのに診断が異なる場合における接続のパターンの違いを将来的に見つけられるようにすることだ。そうなると、たとえば、社会不安を併発するＡＤＨＤの子供と、他者とのかかわりがストレスとなる自閉症スペクトラム障害の子供にどんな違いがあるのかが、明らかになるかもしれない。すでにこのチームによって、治療歴があると、ディスレクシアの脳が文字を読む様子が異なることが確認された。「ディスレクシアの子供が読んでいるところを観察すると、脳の左側があまり活性を示さないことがわかりました。その後、多感覚的アプローチで治療を行うと、脳の両側の活性が高まります」。これは、通常は第２言語で読むときの脳の動きだ。「私たちと同じように読めるようになったわけではありません。脳の別の部位を使うように教えることができた、ということなのです」

コプレウィッツとその研究チームによるさらなる発見は、時間とともに明らかになるだろうが、目下のところ彼が確信しているのは、脳の特異性を持つ人のあいだで、高い能力を発揮する人とそうでない人とを分ける要因がふたつあるということだ。それは、ＩＱと環境だ。このふたつのうち、環境のほうが重要だと彼は考えている。「私はこのことにエピジェネティクス（訳注：後天的に決定される遺伝子の仕組み）の要素があることを好ましく思っていますし、それがディスレクシアとそうでない人との違いを生むのだと思います。たしかに、ＩＱの影響も無視できませんが、（著名な画家の）チャック・クロースの手にクレヨンとパステルをとらせたのは、環境のなせるわざです。彼がディスレクシアを抱え、不十分な環境で育ったにもかかわらず」

脳の特異性を持つ人が活躍するには

トーマス・インセルも述べたように、ヒト・コネクトームプロジェクトの注目すべき成果は、人間の脳には限りない多様性があると明らかにしたことだ。「我々はより立体的なアプローチをとるようになっていて、特定の機能や思考の領域において、同じ次元のなかに人々がどのように分布しているのかを理解しようとしています。これは正常で、あれは異常だというように、はっきり分けられるものではありません」

おそらくは「脳の特異性」という言葉そのものが過剰なのだろう。あらゆる人の脳機能は異なっており、各種の創造性につながるものが多種多様になるのは当然のことだ。その創造性のきらめきを見落とさずに育てられるかどうかは、本人、医師、研究者、親、そして社会全体にかかっている。精神的に健康だとされていようと、脳の特異性を診断されていようと、自己肯定感を持つには、自分には何かを生み出す力があると感じられるようになることが重要だ。弱点を見つけて対処するのと同じくらい、強みを探し出して励ますことが大切になる。それも、特に脳の可塑性が高い子供時代に。

他の子供と同じ速さで読めないことに目を向けるのではなく、飛び抜けてうまくできる可能性のあるものを探すよう周囲が心がけたら、ディスレクシアを抱える子供の経験がどれだけ違ったものになるか、想像してみてほしい。もしその子が、伸ばすことができる強みを中心として自己を確立できれば、どれだけ学習障害が不名誉なことでなくなるか、想像してみてほしい。学校では、早い段階で教師が子供の傍らに座り、「ほら、これはあなたには難しいのです。あなたがこれをうまくこなせる方法を見つけられるように、私たちが手助けしましょう。でも一方で、あなたはこんなにすばらしい強みを持っています。この強みを伸ばす方法はたくさんありますよ」と伝えることができるはずだ。だが往々にして、親は破滅的だと思える診断に打ちのめされ、うまく型にはまれない子供はみじめな気持ちでいっぱいになっている。

ペンシルバニア大学ポジティブ心理学センター内にある想像力研究所で科学ディレクターを務めるスコット・バリー・カウフマンは、子供を教育する画一的アプローチには特に批判的な立場をとっている[11]。「標準的な教育法など不要ではないかと思うのです。そこから多くの価値が生み出されるとは思えません。つまり、我々は何を目指すのかということです。優秀な生徒と能力の高い学習者がほしいのか？　それともクリエーターなのか？　クリエーターについては後回しになっているのではないでしょうか。私は、自ら関心のあるテーマを設定して調べる『プロジェクト学習』の信奉者です。そこで、我が子が学校のシステムから取り残されていると親が感じたら、『この子が自分の好きなことに関連したプロジェクトを行うことはできますか？』と質問するように勧めています。そして、もし学校側の回答が『ノー』であれば、『この子が意義あるプロジェクトに取り組めるように、助言者かこの分野にかかわる人をつけてもらうことはできますか？』と聞いてみればよいのです」

実際にカウフマンは、そうした生徒と助言者のマッチングを行う「フューチャー・プロジェクト」という団体と提携している。「私にとって、これは大きな前進なのです」と、彼は語気を強める。

カウフマンが思い描くのは、まんべんなくできるようになるべきだという考え方（現在のテスト偏重の教育環境で生徒たちに求められている）ではなく、専門知識を伸ばすことのほうが重視されるようになることだ。「特定分野の知識を集中的・徹底的に学ぶようにすれば、当然、専門知識が身につきます。そのことが創造的成果につながるのです。というのも、つねに問題について考えるようになるからです。細部にこだわるようになり、集中力を発揮します。そして、そのような強い集中は、優れたクリエーターに見られる特徴なのです」

スコット・バリー・カウフマンが思い描くビジョンは、脳科学に根ざしているとはいえ、まだ希望的観測でしかない。現在の教育システムは効果的などころか、子供たちの時間の大半を役立たないことに費やさせることに力を入れている。このために、ディスレクシアの子供が、ディスレクシアではない子供と同じようにスラスラ読めるよう訓練させられている。自閉症スペクトラム障害の子供は、本人が不快で退屈だと感じる科目や状況に取り組むよう強いられている。なにも、すべての有能な子供が広い世界に出て能力を発揮することを望まないというわけではない。だが、だからといって、全員が同じように能力を発揮すべきだということにはならないはずだ。このような同調圧力が、脳の特異性を持つ子供にとって、学校時代が耐え切れないものになる元凶となっている。

かかわってくれる専門家や理解ある教育関係者の協力が得られれば、子供たちは初等、中等教育でのつらい日々をなんとか乗り越えて、好きなことに集中できるようになった途端に本領を発揮するだろう。だが、そうではない子供や若者（家庭からの支援が得られず、おそらく正確な診断も下されていないであろう人たち）にとって、成功は、乗り越えられない壁の向こう側にあるものだ。

このような状況は、我々すべてにとっての損失だと言える。
だが、そのような壁ができてしまうことを回避する方法がある。

最初にやること

・評価と診断を受ける……早期介入は症状の克服や改善に非常に効果的。
・強みを伸ばすように働きかける……強みについて子供と話し合い、どうやったらそれを伸ばせるのか考える。
・弱点を無理に訓練しようとしない……80対20のアプローチを行う。80パーセントの時間は強みを伸ばすことに費やし、20パーセントの時間で弱みに対処する。
・遊びの時間を多くとるようにして、子供が情熱を抱くことに没頭できる機会を多く与える。
・教師の助けを借りる……教師と子供の強みについて話し合い、子供がその強みを発揮し、伸ばしていけるように協力を要請する。

自分自身でできること

・強みを発揮できる特定の分野を見つけるために、神経心理学的検査を受けることを検討する。
・セルフケアと治療の適切な組み合わせを見つけ、それに専念する……運動や適切な栄養に注意することから、対話療法や処方薬まで。
・強みを活かせる職業選択を念頭に置き、キャリアカウンセラーに相談してチャンスを見極める手助けをしてもらう。

社会全体ができること

・脳の特異性を抱える人には、はかり知れない可能性があることを評価する。私たちのまわりにそのような例は事欠かない。
・苦しんでいる人をはずかしめるのはやめる。日々の会話では、「狂っている」とか「頭がおかしい」という言葉を使わないこと。
・脳疾患のことも他の病気同様オープンに話す。
・学校ではテストよりも、創造性と専門知識が奨励され、重視されるようにする。
・雇用機会や職場において、強みを追求することを後押しする。
・脳疾患への理解を深めるために、研究資金を使う（その蔓延と影響にふさわしい金額を）。

23年にわたり患者の治療に当たる私自身の経験、過去数百年間の天才たちについての詳細な分析、医学と最先端の神経科学の分野における専門家である同僚たちとの議論から、精神疾患に苦しむ人の脳には、目をみはるようなすばらしい成果を生み出す、何か特別なものが備わっていると、私は確信するに至った。これは、生涯のうちに最低ひとつは精神疾患を経験する可能性のある、アメリカ人口の50パーセント近くにのぼる人々にとって、前向きになれる、励まされるようなメッセージではないだろうか[12]。本書で紹介した多くの事例が示しているように、高機能な脳とは、整った脳のことではない。かなりの聡明さと創造性が開花するのは、「少しばかり乱雑な」と形容される脳においてである。

乱雑な脳のなかに独特の強みを見つける能力を持ち合わせているかどうかが、達成できる人と、自分の特異性にたじろいでしまう人の分岐点になる。周囲の社会が、たじろがせる原因となる場合もある。精神疾患につきまとう偏見には、深いダメージをもたらす破壊力がある。精神疾患を抱える人は、才能や強みではなく、できないことや弱みの観点から手厳しく判断されることが多い。ところが、これらの才能や強みゆえに、脳の特異性は遺伝子構造と密接な関係を持つことになる。そのような特異性は進化の面で利点となるものだ。

心の健康に問題を抱えることについて、現在では完全に否定的なイメージが持たれている。その結果、多くの親が子供に評価と治療を受けさせることを渋り、その遅れが子供の経験する弱みを大きくするだけでなく、強みの発見を妨げることにつながる。同様のことは大人にも当てはまる。心の健康に問題を抱えていると認めることへの抵抗感のせいで、それに伴う苦痛を軽減する治療を受けるのが遅れ、脳の配線の副産物である独特の能力も影をひそめてしまう。

あなたや家族、あたの子供にとって、このことはどんな意味を持つだろうか？　高い能力を発揮できる人は、早期治療を受けたことで、病勢が強みを圧倒することを防げている。精神疾患や学習障害の兆候や症状を知っておこう。問題が大きくなって自分や子供の能力が阻害され始めたら、専門家の評価を受け、治療計画に従うようにしよう。

イェール大学医学部の児童神経科学研究所所長であるケビン・ペルフリーも勧めるように、我々や子供たちの時間の大半は、特定の強みを見つけ、それに取り組み、発展させることに費やされるべきだ[13]。うまくできないことに対処する時間は、それよりずっと少なくていい。ペルフリーは時間を8対2の割合で分けることを提唱している。このような時間分配に落ち着く前に、ケース・バイ・ケースで精神医学的な治療（投薬や心理療法）が必要となる場合もある。症状をある程度管理することができるようになれば、作業療法や、実行機能のような一連の特定技能を習得する訓練も有効となるかもしれない。自分自身や子供の情熱に火をつけ、強みが引き出されるようなことに接する機会を多く作ろう。

天体物理学者で作家のニール・ドグラース・タイソンは、さまざまなレベルの能力や関心を持つ子供や大人に科学の楽しさを教えている。彼が私に語ってくれたところによると、彼の両親が子供のころに、芸術、音楽、ダンス、科学など幅広い領域や分野、つまり彼の興味をかきたて、才能を引き出す、ありとあらゆることに触れさせてくれたことが、非常に大きな意味を持っていたという[14]。なかにはあまり気乗りしないイベントもあったが、そのような機会に触れたことをきっかけに、彼は天文学が好きになり、創造的に考えられるようになった。このように幅広い分野と出会う機会を設けることは、あらゆる子供にとって大切だというのが、彼の持論だ。だが、私に言わせれば、それは脳の特異性を持つ子供にはとりわけ重要なのだ。

病に苦しんでいるのが、あなたであれ、あなたの子供であれ、勘違いしないでほしいのは、治療によって強みが駄目になることはないという点だ。それどころか、治療を受けることによって強みを最大限に活用できるようになる。有害な症状が能力の発揮を妨げることなしに強みを活用できるのだ。仮にフィンセント・ファン・ゴッホが治療を受けていたとしても、彼は非凡な画家であり続けただろうし、苦悩もはるかに少なくなって、もっと長生きできたはずだ。だが、彼の脳が独特の配線を持っていなければ、あのようにすばらしい、星がきらめく夜空に我々は出会うことができなかった。人類学者のエミリー・マーチンと法学者のエリン・サックスは、それぞれ双極性障害と統合失調症を治療するための慎重に処方された薬の力を借りなければ、その才能を存分に発揮することはままならなかっただろう。さらに、両者は投薬治療を受けていても、自分たちの脳がもたらす経験の豊かさと、拡散的思考の恩恵にあずかることができている。

私たちのあいだの違いを受容し、理解することは、前進することを意味する。診断を受けていてもいなくても、親、医師、教師、子供、あらゆる人にとって、この道をそのままたどっていくことも、背を向けることも、どちらも選択可能だ。このまま進めば、家族やコミュニティにどんな負担がかかるのか、私たちにはよくわかっている。賢明な方法は、脳の特異性を抱える人が日常生活のなかで見せる、はっとさせられるような情熱、創造性、ねばり強さ、決意を持って邁進し、道を切り拓くことではないだろうか。

本書に登場する多くの人が進んで伝えてくれた、苦難を経験しながらも可能性を見いだす数々の物語は、私自身にも大きな影響を与えた。とりわけ印象的だったのは、才能のきらめきを見つけ、それを伸ばしていく能力を大人以上に備えている子供たちの姿だ。私がインタビューした子供はひとり残らず、自分の「障害」を手放したくないと答えた。才能のきらめきと障害が一体になっていると、直感的に理解しているのだ。子供たちの内省力の高さと、困難な経験と自分の強みに意味を見いだそうとするひたむきな姿に、私も元気づけられた。

私が研究対象とし、インタビューを行った天才たちが一貫してすばらしい存在であることと、彼らが実生活で経験する困難との大きな落差が、私には衝撃的だった。その困難は、症状からだけ生じるものではなく、特異性を持っているがゆえに他人から拒絶されているように感じることが大きくかかわっている。その結果、天才たちは孤立して孤独感を味わうようになり、愛にあふれた真実の人間関係と満足感を人生において得ることが往々にしてかなわない。その芸術、音楽、科学的発見により、私たちの世界はより豊かなものになっているというのに、他者から受容されることで感じられるあたたかみと安らぎが欠如しているがゆえに、天才たちの住まう世界は荒涼としたものとなっている。理解に欠けた社会は数多の天才たちを排斥してきた。そして、彼らの才能のきらめきが、歴史的な革新を生み出してきたにもかかわらず、この社会全体による拒絶のために、天才たちの心は傷つき、みじめな思いを抱えなくてはならない。苦悩する芸術家像を作り上げるのは、病だけでなく、我々の病や特異性への反応も関係しているのだ。

私の願いは、脳の特異性そのものと、苦しみだけでなく独特の強みをも生み出す脳の配線についての理解が深まることで、そのような配線を備えた人たちの真価を認め、受け入れられるようになることだ。あらゆる脳に、あらゆる人生に可能性が秘められている。決められた型にはまらないからといって、その可能性を押しつぶしてしまうことは、個人レベルで残酷であるだけでなく、社会レベルでも損失になる。苦しみを生み出す特異性を治療し、管理する知識を備えたうえで、その特異性に由来する可能性を発掘する方法に精通していれば、多くの人の天才的な生産活動を増大させるだけでなく、おびただしい数の人の生活の質の向上に寄与することになるのだ。

本書のために何年も費やした私の旅は、私生活と医師としての仕事のなかで得られた疑問や観察が出発点となっている。天才的な才能はどこから来るのか、ということに興味を持つようになったのはずっと昔のことで、あらゆることに疑問を抱かずにはいられない弟とともに育ったことがきっかけだ。幼い弟の飽くなき好奇心と、答えを見つけたいという執念に触れて、いったい彼の心のなかはどうなっているのか、私は不思議でたまらなかった。なぜ弟はいつも「どうして?」と言うのか。なぜあれほどまでに、疑問に思ったことへの答えを得ることにこだわるのか。なぜ自分のおもちゃをバラバラにして、どうやって動くか調べるのだろうか。壊れてもう使えなくなってしまうのに。

どうして私たちの心は似ているのに、違いもあるのだろうか。理解することにかける彼の情熱は、いつも少しだけ常軌を逸しているようだった。私はその様子に魅了され、それは今でも変わらない。子供のとき、一緒に夜空を見上げると、そのとき眺めている星の光が、じつは、その時点では消滅しているかもしれない星から何百万年も前に放たれたものであるというのは、いったいどういうことなのかと、弟は不思議がっていた。彼は答えの追求を決してあきらめはしなかった。そして2011年、弟は宇宙の膨張加速とダークエネルギーの研究により、41歳でノーベル物理学賞を受賞し、若くして同賞を受賞した者のひとりに名を連ねることになった。

天才とともに育った私は、脳の特異性を持つ人を研究し、助けることでキャリアを積み上げてきた。長年診療を続けるなかで、症状にひどく苦しみながらも、特異性のなかから力を引きだし、特別な才能のきらめきを開花させる、大勢のすばらしい人の治療に当たってきた。私も弟のように好奇心に突き動かされてきた。たぐいまれな能力と障害との共存を、これまでにたびたび目の当たりにしてきた。我々は脳の謎を解明するスタート地点に立ったばかりだ。執念深く「どうして」と問いかけ続けることによってのみ、弱みのなかに隠された強みの源泉を発見できるのだ。

謝辞

本書は、著者エージェントのトリーナ・キーティングの尽力なくしては日の目を見ることはなかった。我々の歴史を作り上げる天才級の創造的な営みは「特異性」なしには存在しえなかったことを彼女は理解してくれただけでなく、本書をよりよいものにするために必要な注意深さと強度を私のなかに養ってくれた。トリーナの心と脳に対する好奇心と情熱的な関心、さらにはこのプロジェクトと私に向けてくれた協力的な熱意に深く感謝する。

ピータネル・バン・アースデイルにも厚くお礼申し上げる。彼女の驚異的な才能と専門知識、それにプロ意識なくして、私は本書を書き上げることができなかった。頭脳明晰で創意に富んでいるだけでなく、他者の世界に共感的に入り込み、執筆作業に夢中にさせるたぐいまれな能力を持った、じつにすばらしい人物だ。私がまだ本書の完成に確信が持てなかった段階からこのプロジェクトに信頼を寄せてくれたこと、そして彼女の完璧な言語運用能力に感謝の意を表する。

ホイットニー・フリックと、フラットアイアン・ブックスの彼女の同僚にも大変お世話になった。実感のないままに目まぐるしく変化する世界にあって、彼女は思慮深く、スマートに私を導いてくれた。最初期から私の目指すところを理解し、本書と、本書が「特異性」のためにつらい思いをしている人にもたらすものを信じ、節目節目で本書がさらによいものとなるよう奔走し、つねに変わらぬ励ましを与えてくれたことは、感謝に堪えない。ホイットニー、あなたはほんとうに特別な編集者だ。

本書は、苦難の物語を私に語ってくれた多くの人の勇敢さと意欲の賜物だ。アンドリュー・ソロモン、エミリー・マーチン、エドワード・ハロウェル、エリン・サックス、ベリル・ベナセラフ、ビル・リキテンスタイン、チャック・ナイス、ダン・ハリス、デビッド・アダム、エスター・ブロコウ、エバン・ライト、キャロル・グライダー、マリオ・リヴィオ、アン・ライス、デビッド・セダリス、スティーブン・スタンレー、マット・サベージの各氏にお礼を申し上げる。ドム、エバン、イーサン、スカイラー、シドニー、それぞれの親にも感謝している。あなた方の勇気、あたたかさ、才能のきらめきが、私にインスピレーションをもたらしてくれた。

精力的な研究により、脳、心の病、学び方の特異性への理解に革命をもたらし、その理解をもとに、特異性を抱える人の治療、教育、能力開発を行う方法を一変させた、多数の神経科学者、臨床医、教育関係者、専門家には、ひとかたならぬお世話になった。私のために時間をさき、すでにわかっていること、これから追求すべきことを明確にする作業をともに行っていただき、ありがたく思っている。ハロルド・コプレウィッツ博士、ディアナ・バーチ博士、グレッグ・ウォレス博士、トーマス・セドラック博士、ウィリアム・デヘイブン氏、ビル・カニンガム氏、バーバラ・ミルロッド博士、ジェームズ・カウフマン博士、ザック・ハムブリック博士、レックス・ヤング博士、トーマス・インセル博士、ケビン・ペルフリー博士、スコット・バリー・カウフマン博士、ナシア・

ガミー博士、サリー・シェイウィッツ博士とベネット・シェイウィッツ博士夫妻、マシュー・クルーガー博士、マイケル・ミルハム博士、ジム・コクシス博士、ジョン・ウォークアップ博士、ディーン・サイモントン博士、ダロルド・トレッファート博士、デビッド・シルバースウェイグ博士、ニール・ドグラース・タイソン博士にお礼申し上げる。

私を支え、「サイコバイオグラフィー」シリーズの展開を可能にしてくれたヘンリー・ティムスと「92nd Street Y」の優秀なスタッフにも感謝したい。このトークシリーズを私は心から楽しんだのみならず、本書執筆のひとつのきっかけにもなった。また、私の活動拠点であり、優秀な同僚が集まるワイル・コーネル・メディカルセンターに感謝する。ニューヨーク精神分析研究所にも謝意を表する。同研究所において私は、脳と心が一体のものであるということを深く理解した。また、精神疾患の治療に当たる同僚たちの、高く評価されるべき仕事に尊敬の念を抱いている。

弟のアダム・リースと義理の妹のナンシー・リースにも感謝を伝えたい。何年ものあいだ、私がこのプロジェクトについてとりとめもなく話すのに耳を傾け、いつも積極的に思いついたことを伝えてくれ、私をすばらしいアイデアへと導いてくれた。

尽きせぬ愛、感謝、お礼を、だれよりも夫と3人のすばらしい娘たちに捧げたい。私の支え、応援団、相談相手、大きな決断では頼りになる存在でいてくれること、そしてとりわけ、私に日々の喜びを与えてくれることに。

注

はじめに

1 ノア（イーサンの父）へのインタビュー、2014年10月17日。ノアの発言の引用はすべてこのインタビューによる。
2 イーサンへのインタビュー、2014年10月14日。イーサンの発言の引用はすべてこのインタビューによる。
3 *Oxford Dictionaries, s.v.* “Genius,” http://www.oxforddictionaries.com/us/definition/american_english/genius
4 エリン・コナーへのインタビュー、2015年9月8日。アメリカ精神医学会コーポレート・コミュニケーション／広報部門スペシャリスト。
5 Allen J. Frances, “DSM 5 Is Guide Not Bible—Ignore Its Ten Worst Changes,” *DSM5 in Distress*, December 2, 2012, https://www.psychologytoday.com/blog/dsm5-in-distress/201212/dsm-5-is-guide-not-bible-ignore-its-ten-worst-changes
6 Thomas Insel, “Transforming Diagnosis,” *NIMH Director's Blog*, April 29, 2013, http://www.nimh.nih.gov/about/director/2013/transforming-diagnosis.shtml
7 Matt Shipman, “Study Shows Mentally Ill More Likely to Be Victims, Not Perpetrators, of Violence,” *NC State News*, February 25, 2014, https://news.ncsu.edu/2014/02/wms-desmarais-violence2014/
8 Taylor Knopf, “CDC: ‘Nearly 50% of U.S. Adults Will Develop at Least One Mental Illness,’” CNS News, June 13, 2013, http:// cnsnews.com/news/article/cdc-nearly-50-us-adults-will-develop-least-one-mental-illness
9 Scott Barry Kaufman, “The Real Link Between the Psychopathology Spectrum and the Creativity Spectrum,” *Beautiful Minds*, September 15, 2015, http://blogs.scientificamerican.com/beautiful-minds/the-real-link-between-psychopathology-and-creativity/
10 “Any Anxiety Disorder Among Children,” National Institute of Mental Health, http://www.nimh.nih.gov/health/statistics/prevalence/any-anxiety-disorder-among-children.shtml
11 Christopher Lehmann-Haupt, “Books of the Times: Odd Angles on Alcoholism and American Writers,” *The New York Times*, November 7, 1988, http://www.nytimes.com/1988/11/07/books/books-of-the-times-odd-angles-on-alcoholism-and-american-writers.html
12 Dean Keith Simonton, “The Mad-Genius Paradox: Can Creative People Be More

Mentally Healthy but Highly Creative People More Mentally Ill?" *Perspectives on Psychological Science* 9, no. 5 (2014): 470-80, doi:10.1177/1745691614543973
13 Nancy C. Andreasen, "Secrets of the Creative Brain," *The Atlantic*, July/August 2014, 62-75, http://www.theatlantic.com/magazine/archive/2014/07/secrets-of-the-creative-brain/372299/
14 Darya L. Zabelina, David Condon, and Mark Beeman, "Do Dimensional Psychopathology Measures Relate to Creative Achievement or Divergent Thinking?" *Frontiers in Psychology* 5 (20 14): 1029, doi:10.3389/fpsyg.2014.01029
15 スコット・バリー・カウフマンへのインタビュー、2014年6月23日。
16 Anna Abraham, "Is There an Inverted-U Relationship Between Creativity and Psychopathology?" *Frontiers in Psychology* 5 (2014): 750, doi:10.3389/fpsyg.2014.00750
17 レックス・ヤングへのインタビュー、2014年6月25日／Rex E. Jung and Richard J. Haler, "Creativity and Intelligence: Brain Networks That Link and Differentiate the Expression of Genius," in *Neuroscience of Creativity*, ed. Oshin Vartanian, Adam S. Bristol, and James C. Kaufman (Cambridge, MA: MIT Press, 2013), 233-54.
18 レックス・ヤングへのインタビュー、2014年6月25日。

第１章　学び方の特異性

1 エリカ（スカイラーの母）へのインタビュー、2014年11月14日。エリカの発言の引用はすべてこのインタビューによる。
2 Mélina Huc-Chabrolle et al., "Psychocognitive and Psychiatric Disorders Associated With Developmental Dyslexia: A Clinical and Scientific Issue," abstract, *Encephale* 26, no. 2 (April 2010): 172-197, doi:10.1016/j.encep.2009.02.005.
3 同上。
4 スカイラーへのインタビュー、2014年12月12日。スカイラーの発言の引用はすべてこのインタビューによる。
5 "John Irving, Author," The Yale Center for Dyslexia and Creativity, http://dyslexia.yale.edu/Irving.html
6 マシュー・クルーガーとの文章でのやりとり、2015年8月10日。
7 サリー・シェイウィッツへのインタビュー、2014年10月16日。
8 "Home," Rudolf Berlin Center, http://rudolfberlin-eng.org
9 W. Pringle Morgan, "A Case of Congenital Word Blindness," *British Medical Journal*, November 7, 1896, http://www.ncbi.nlm.nih.gov/pmc/articles/PMC2510936/

pdf/brmedj08820-0014.pdf

10 Sally Shaywitz et al., "Functional Disruption in the Organization of the Brain for Reading in Dyslexia," *Proceedings of the National Academies of Sciences,* 95, no. 5 (March 1998): 2636-41.

11 Sally Shaywitz, "Dyslexia," *Scientific American* 275, no. 5 (November 1996): 98-104.

12 Emilio Ferrer, et al., "Uncoupling of Reading and IQ Over Time: Empirical Evidence for a Definition of Dyslexia," *Psychological Science* 21, no. 1 (2010): 93-101, doi:10.1177/0956797609354084.

13 シェイウィッツへのインタビュー、2014年10月16日。

14 クルーガーとの文章でのやりとり、2015年8月10日。

15 Matthew Schneps, L. Todd Rose, and Kurt W. Fischer, "Visual Learning and the Brain: Implications for Dyslexia," *Mind, Brain, and Education* 1, no. 3 (2007): 128-39; Gadi Geiger et al., "Wide and Diffuse Perceptual Modes Characterize Dyslexics in Vision and Audition," *Perception* 37, no. 11 (2008): 1745-64; Gadi Geiger and Jerome Lettvin, "Peripheral Vision in Persons with Dyslexia," abstract, *The New England Journal of Medicine* 316 (1987): 1238-43, doi:10.1056/NEJM198705143162003.

16 シェイウィッツへのインタビュー、2014年10月16日。

17 Geiger et al., "Wide and Diffuse Perceptual Modes."

18 Annie Murphy Paul, "The Upside of Dyslexia," *The New York Times*, February 2, 2012, http://www.nytimes.com/2012/02/05/opinion/sunday/the-upside-of-dyslexia.html

19 Ulrika Wolff and Ingvar Lundberg, "The Prevalence of Dyslexia Among Art Students," *Dyslexia: An International Journal of Research and Practice* 8, no. 1 (Jan/Mar 2002): 34-42. doi:10.1002/dys.211.

20 ベリル・ベナセラフへのインタビュー、2014年3月7日。

21 キャロル・グライダーへのインタビュー、2014年3月13日。

22 シドニー（匿名）へのインタビュー、2014年10月20日。シドニーの発言の引用はすべてこのインタビューによる。

23 Barbara Fisher, Rhiannon Allen, and Gary Kose, "The Relationship Between Anxiety and Problem-Solving Skills in Children With and Without Learning Disabilities," *Journal of Learning Disabilities* 29, no. 4 (July 1996): 439-46.

24 Brent Bowers, "Study Shows Stronger Links Between Entrepreneurs and Dyslexia," *The New York Times,* November 5, 2007, http://www.nytimes.com/2007/12/05/business/worldbusiness/05iht-dyslexia.4.8602036.html

25 "Signs of Dyslexia," The Yale Center for Dyslexia and Creativity, http://dyslexia.yale.edu/EDU_signs.html

26 Julie Logan, "Dyslexic Entrepreneurs: The Incidence, Their Coping Strategies, and Their Business Skills," Dyslexia: *An International Journal of Research and Practice* 15 no. 4 (November 2009): 328-48. doi:10.1002/dys.388.
27 "John Irving, Author," The Yale Center for Dyslexia and Creativity, http://dyslexia.yale.edu/Irving.html
28 エバンへのインタビュー、2014年11月24日。
29 ロバート・カニンガムへのインタビュー、2014年9月17日。カニンガムの発言の引用はすべてこのインタビューによる。
30 ウィリアム・デヘイブンへのインタビュー、2014年9月18日。

第2章　注意力散漫

1 スティーブン・スタンレーへのインタビュー、2014年2月5日。スタンレーの発言の引用はすべてこのインタビューによる。
2 "Attention-Deficit/Hyperactivity Disorder (ADHD): Data & Statistics," Centers for Disease Control and Prevention, http://www.cdc.gov/ncbddd/adhd/data.html
3 Edward M. Hallowell, M.D., and John J. Ratey, M.D., *Driven to Distraction: Recognizing and Coping with Attention Deficit Disorder from Childhood through Adulthood*, rev. ed. (New York: Anchor, 1994), xiv.（邦訳：『へんてこな贈り物：誤解されやすいあなたに――注意欠陥・多動性障害とのつきあい方』司馬理英子訳、インターメディカル、1998）
4 マイケル・P・ミルハムへのインタビュー、2013年10月4日。
5 Harry Kimball, "Hyperfocus: The Flip Side of ADHD?" Child Mind Institute, September 23, 2013, http://www.childmind.org/en/posts/articles/2013-9-23-hyperfocus-flip-side-adhd/
6 Francisco X. Castellanos and Erika Proal, "Large-scale Brain Systems in ADHD: Beyond the Prefrontal-striatal Model," abstract, *Trends in Cognitive Science* 16 (January 2012), doi:10.1016/j.tics.2011.11.007.
7 Caterina Gawrilow et al., "Multitasking in Adults with *ADHD," abstract, ADHD, Attention Deficit, and Hyperactivity Disorders* 3 (September 2011), doi:10.1007/s12402-011-0056-0 ／ Kimball, "Hyperfocus: The Flip Side of ADHD?" ／ミルハムへのインタビュー／ Castellanos and Proal, "Large-Scale Brain Systems in ADHD."
8 Lenard Adler et al., "Managing ADHD in Children, Adolescents, and Adults with Comorbid Anxiety in Primary Care," *The Primary Care Companion to the Journal of Clinical Psychiatry* 9, no. 2 (2007): 129-38.

9 Klaus W. Lange et al., "The History of Attention Deficit Hyperactivity Disorder," abstract, ADHD, *Attention Deficit, and Hyperactivity Disorders* 2, no. 4 (December 2010), doi:10.1007/s12402-010-0045-8.

10 Edward M. Hallowell, M.D., and John J. Ratey, M.D., *Driven to Distraction: Recognizing and Coping with Attention Deficit Disorder from Childhood through Adulthood*, rev. ed. (New York: Anchor, 1994), xi.（邦訳：『へんてこな贈り物』）

11 "FDA Permits Marketing of First Brain Wave Test to Help Assess Children and Teens for ADHD," Food and Drug Administration news release, July 15, 2013, http://www.fda.gov/NewsEvents/Newsroom/PressAnnouncements/ucm360811.htm

12 Elizabeth R. Sowell et al., "Cortical Abnormalities in Children and Adolescents with Attention-Deficit Hyperactivity Disorder," *The Lancet* 362, no. 9397 (November 22, 2003): 1699-1707, doi:10.1016/S0140-6736(03)14842-8.

13 Darya Zabelina et al., "Do Dimensional Psychopathy Measures Relate to Creative Achievement or Divergent Thinking?" *Frontiers in Psychology* 5, no. 1029 (2014), doi:10.3389/fpsyg.2014.01029.

14 Anna Abraham et al., "Creative Thinking in Adolescents with Attention Deficit Hyperactivity Disorder (ADHD)," abstract *Child Neuropsychology* 12, no. 2 (2006). doi:10.1080/09297040500320691.

15 Bonnie Cramond, "Attention-Deficit Hyperactivity Disorder and Creativity—What Is the Connection?" *The Journal of Creative Behavior* 28, no. 3 (September 1994): 193-210, doi:10.1002/j.2162-6057.1994.tb01191.x

16 Holly White and Priti Shah, "Training Attention-Switching Ability in Adults with ADHD," abstract, *Journal of Attention Disorders* 10, no. 1 (August 2006): 44-54.

17 Kimball, "Hyperfocus: The Flip Side of ADHD?"

18 同上。

19 Carl C. Gaither and Alma E. Cavazos-Gaither, *Physically Speaking: A Dictionary of Quotations on Physics and Astronomy* (New York: Taylor & Francis, 1997), 310.

20 Denis Brian, *Einstein: A Life* (New York: Wiley, 1996), 12.（邦訳：『アインシュタイン——天才が歩んだ愛すべき人生』鈴木主税訳、三田出版会、1998）

21 Richard Boada et al., "Understanding the Comorbidity Between Dyslexia and Attention-Deficit/Hyperactivity Disorder," *Topics in Language Disorders* 32, no. 3 (2012): 264-84, doi:10.1097/TLD.0b013e31826203ac ／ Erik G. Willcutt and Bruce F. Pennington, "Psychiatric Comorbidity in Children and Adolescents with Reading Disability," abstract, *The Journal of Child Psychology and Psychiatry* 41, no. 8

(November 2000): 1039-48, doi:10.1111/1469-7610.00691.
22 イーサンへのインタビュー、2014年10月14日。イーサンの発言の引用はすべてこのインタビューによる。
23 Walter Isaacson, *Einstein: His Life and Universe* (New York: Simon and Schuster, 2008), 12.（邦訳:『アインシュタイン　その生涯と宇宙』二間瀬敏史監訳、武田ランダムハウスジャパン、2011）
24 同上。
25 ノアへのインタビュー、2014年10月17日。
26 エドワード・ハロウェルへのインタビュー、2014年10月22日。ハロウェルの発言の引用はすべてこのインタビューによる。
27 ロバート・カニンガムへのインタビュー、2014年9月17日。カニンガムの発言の引用はすべてこのインタビューによる。
28 マリオ・リヴィオへのインタビュー2014年10月14日。リヴィオの発言の引用はすべてこのインタビューによる。
29 ドムへのインタビュー、2014年10月7日。ドムの発言の引用はすべてこのインタビューによる。
30 "Daydreaming Boosts Creativity, Study Says," PsychologicalScience.org, October 23, 2012, http://www.psychologicalscience.org/index.php/news/daydreaming-boosts-creativity-study-suggests.html
31 Scott Barry Kaufman, "Mind Wandering: A New Personal Intelligence Perspective," *Beautiful Minds*, September 25, 2013, http://blogs.scientificamerican.com/beautiful-minds/mind-wandering-a-new-personal-intelligence-perspective/
32 Scott Barry Kaufman and Jerome L. Singer, "The Origins of Positive-Constructive Daydreaming," *Guest Blog*, December 22, 2011, http://blogs.scientificamerican.com/guest-blog/the-origins-of-positive-constructive-daydreaming/ ／ Jessica Lahey, "Teach Kids to Daydream," *The Atlantic,* October 16, 2013, http://www.theatlantic.com/education/archive/2013/10/teach-kids-to-daydream/280615/

第3章　不安

1 デビッド・セダリスへのインタビュー、2014年2月11日。特に表記のない場合、セダリスの発言の引用はすべてこのインタビューによる。
2 David Sedaris, *Naked* (New York: Little, Brown and Company, 1997), 8-9（邦訳：『すっぱだか』倉骨彰訳、草思社、2003）
3 Lena Dunham interview, "*Girls* Season 2: Behind the Episode #8," YouTube video, March 4, 2013, https://www.youtube.com/watch?v=XgWXnPx-_I（ダナムの発

言の引用はすべてこのインタビューによる）

4 Katie A. McLaughlin, Evelyn Behar, and T. D. Borkovec, "Family History of Psychological Problems in Generalized Anxiety Disorder," abstract, *Journal of Clinical Psychology* 64, no. 7 (July 2008), 905-18 ／ Gayatri Patel and Tonya Fancher, "Generalized Anxiety Disorder," *Annals of Internal Medicine* 159, no. 11 (2013), ITC6-1, doi:10.7326/0003-4819-159-11-201312030-01006.

5 "How Common Is PTSD?" *U.S. Department of Veterans Affairs*, accessed February 6, 2015, http://www.ptsd.va.gov/public/PTSD-overview/basics/how-common-is-ptsd.asp

6 Carolyn Sartor et al., "Common Heritable Contributions to Low-Risk Trauma, High-Risk Trauma, Posttraumatic Stress Disorder, and Major Depression," abstract, *Archives of General Psychiatry* 69, no. 3 (March 2012), 293-99. doi:10.1001/archgenpsychiatry.2011.1385.

7 J. David Bremner, Steven Southwick, D. Johnson, Dennis Charney, and Rachel Yehuda, "Childhood Physical Abuse and Combat-Related Posttraumatic Stress Disorder in Vietnam Veterans," abstract, *American Journal of Psychiatry* 150, no. 2 (February 1998), 235-39.

8 Tomohiro Nakao, Kayo Okada, and Shigenobu Kanba, "Neurobiological Model of Obsessive-Compulsive Disorder: Evidence from Recent Neuropsychological and Neuroimaging Findings," *Psychiatry and Clinical Neurosciences* 68 (2014): 587-605, doi:10.1111/pcn.12195.

9 "Any Anxiety Disorder Among Adults," National Institute of Mental Health, http://www.nimh.nih.gov/health/statistics/prevalence/any-anxiety-disorder-among-adults.shtml

10 Brendan Bradley et al., "Attentional Bias for Emotional Faces in Generalized Anxiety Disorder," *British Journal of Clinical Psychology* 38, no. 3 (1999): 267-78, doi:10.1348/014466599162845.

11 Jeremy D. Coplan et al., "The Relationship Between Intelligence and Anxiety: An Association With Subcortical White Matter Metabolism," *Frontiers in Evolutionary Neuroscience* 3, no. 8 (February 2012), doi:10.3389/fnevo.2011.00008.

12 同上。

13 同上。

14 バーバラ・ミルロッドへのインタビュー、2014年10月22日。ミルロッドの発言の引用はすべてこのインタビューによる。

15 Judy Lin, "Extroverts Promise, but Neurotics Deliver As Team Players," *UCLA Today*, May 2, 2013, http://newsroom.ucla.edu/stories/extroverts-v-

neurotics-245761

16　シドニー（匿名）へのインタビュー、2014 年 10 月 20 日。シドニーの発言の引用はすべてこのインタビューによる。

17　Lucia Margari et al., “Neuropsychopathological Comorbidities in Learning Disorders,” *BMC Neurology* 13, no. 198 (December 2013), doi:10.116/1471-2377-13-198.

18　ジョン・ウォークアップへのインタビュー、2015 年 2 月 6 日。ウォークアップの発言の引用はすべてこのインタビューによる。

19　同上。

20　デビッド・アダムへのインタビュー、2015 年 2 月 5 日。アダムの発言の引用はすべてこのインタビューによる。

21　ダン・ハリスへのインタビュー、2015 年 2 月 6 日。ハリスの発言の引用はすべてこのインタビューによる。

22　リサ（匿名）へのインタビュー、2014 年 11 月 10 日。リサの発言の引用はすべてこのインタビューによる。

23　デビッド・コーンへのインタビュー、2014 年 3 月 3 日。以降のダーウィンに関する情報はこのインタビューによる。

24　同上。

25　同上。

26　Rebecca Stewart and D. L. Chambless, “Cognitive-Behavioral Therapy for Adult Anxiety Disorders in Clinical Practice: A Meta-analysis of Effectiveness Studies,” *Journal of Consulting and Clinical Psychology* 77 (2009): 595-606.

27　A. M. de Souza Moura et al., “Effects of Aerobic Exercise on Anxiety Disorders,” *CNS and Neurological Disorders—Drug Targets* 14, no. 9 (November 2015): 1184-93, doi:10.2174/1871527315666151111121259; Kaushadh Jayakody, Shalmini Gunadasa, and Christian Hosker, “Exercise for Anxiety Disorders: Systematic Review,” abstract, *British Journal of Sports Medicine* 48, no. 3 (February 2014): 187-96, doi:10.1136/bjsports-2012-091287.

28　Nick Errington-Evans, “Acupuncture for Anxiety,” *CNS Neuroscience Therapy* 18, no. 4 (April 2012): 277-84, doi:10.1111/j.1755-5949.2011.00254.x.

29　Scott Stossel, *My Age of Anxiety* (New York: Knopf, 2014), 320.

第４章　憂うつ

1　アンドリュー・ソロモンへのインタビュー、2014 年 3 月 31 日。ソロモンの発言の引用はすべてこのインタビューによる。

2 Dietmar Winkler, Edda Priek, and Siegfried Kaspar, "Anger Attacks in Depression—Evidence for a Male Depressive Syndrome," *Psychotherapy and Psychosomatics* 74 (2005), 303-07, doi:10.1159/000086321.

3 "Major Depression Among Adults," National Institute of Mental Health, http://www.nimh.nih.gov/health/statistics/prevalence/major-depression-among-adults.shtml

4 "Depression," National Institute of Mental Health, http://www.nimh.nih.gov/health/topics/depression/index.shtml

5 Tiffany Szu-Ting Fu et al., "Confidence Judgment in Depression and Dysphoria: The Depressive Realism vs. Negativity Hypothesis," *Journal of Behavior Theory and Experimental Psychiatry* 43, no. 2 (June 2012): 699-704, doi:10.1016/j.jbtep.2011.09.014.

6 Joshua Wolf Shenk, *Lincoln's Melancholy: How Depression Challenged a President and Fueled His Greatness* (New York: Houghton Mifflin, 2005).（邦訳：『リンカーン——うつ病を糧に偉大さを鍛え上げた大統領』越智道雄訳、明石書店、2013）

7 バーバラ・ゴールドスミスへのインタビュー、2014年9月29日。『マリー・キュリー——フラスコの中の闇と光』（邦訳：竹内喜訳、WAVE出版、2007）の著者。

8 ナシア・ガミーへのインタビュー、2015年2月27日。ガミーの発言の引用はすべてこのインタビューによる。

9 Erin C. Tully et al., "Quadratic Associations Between Empathy and Depression as Moderated by Emotion Dysregulation," *Journal of Psychology* 7 (January 2015): 1-25.

10 Erdem Pulcu et al., "Enhanced Subgenual Cingulate Response to Altruistic Decisions in Remitted Major Depressive Disorder," abstract, *NeuroImage: Clinical* 4 (April 2014): 701-10. doi:10.1016/j.nicl.2014.04.010.

11 Connie M. Strong et al., "Temperament-Creativity Relationships in Mood Disorder Patients, Healthy Controls and Highly Creative Individuals," *Journal of Affective Disorders* 100, no. 1-3 (June 2007): 41-48.

12 エバン・ライトへのインタビュー、2014年2月13日。ライトの発言の引用はすべてこのインタビューによる。

13 Centers for Disease Control and Prevention, "Current Depression Among Adults—United States, 2006 and 2008," *Morbidity and Mortality Weekly Report* 53, no. 38 (October 1, 2010), 1229-35.

14 Mary Whooley et al., "Depressive Symptoms, Unemployment, and Loss of Income," *Archives of Internal Medicine* 162, no 22 (2002): 2614-20, doi:10.1001/

archinte.162.22.2614.

15 Walter F. Stewart, "Cost of Lost Productive Work Time Among US Workers With Depression," *Journal of the American Medical Association* 289, no. 23 (June 2003): 3135-44.

16 同上。

17 Robert Leahy, "The Cost of Depression," *The Huffington Post*, October 30, 2010, http://www.huffingtonpost.com/robert-leahy-phd/the-cost-of-depression_b_770805.html

18 ドムへのインタビュー、2014年10月7日。ドムの発言からの引用はすべてこのインタビューによる。

19 "Exercise and Depression," Harvard Health Publications, http://www.health.harvard.edu/mind-and-mood/exercise-and-depression-report-excerpt.

20 同上。

21 同上。

22 同上。

23 アン・ライスとの文章によるやりとり、2014年6月4日。

24 Adam Jacques, "Anne Rice: The *Interview with the Vampire* Novelist on Her Daughter's Death, Living Through Her Own Funeral, and the Dangers of Oxford," *Independent* (U.K.), November 2, 2014, http://www.independent.co.uk/news/people/profiles/anne-rice-the-interview-with-the-vampire-novelist-on-her-daughters-death-living-through-her-own-9829902.html

25 アン・ライスとの文章によるやりとり、2014年6月4日。

26 ジェームズ・コクシスへのインタビュー、2014年12月5日。コクシスの発言の引用はすべてこのインタビューによる。

第5章　気分の浮き沈み

1 エミリー・マーチンへのインタビュー、2014年4月24日。特に表記のない場合、マーチンの発言の引用はすべてこのインタビューによる。

2 同上。

3 Emily Martin, *Bipolar Expeditions: Mania and Depression in American Culture* (Princeton, NJ: Princeton University Press, 2009),. xv.

4 マーチンへのインタビュー。

5 同上。

6 同上。

7 American Psychiatric Association, "Resources and Files," *DSM-5*, accessed

February 6, 2016, http://www.psychiatry.org/psychiatrists/practice/dsm/dsm-5

8 James McCabe et al., "Excellent School Performance at Age 16 and Risk of Adult Bipolar Disorder: National Cohort Study," *British Journal of Psychiatry* 196, no. 2 (February 2010): 109-15, doi:10.1192/bjp.bp.J08.060368.

9 Stacey McCraw et al., "Self-Reported Creativity in Bipolar Disorder: Prevalence, Types and Associated Outcomes in Mania Versus Hypomania," *Journal of Affective Disorders* 151, no. 3 (December 2013): 831-36, doi:10.1016/j.jad.2013.07.016.

10 Jane Collingwood, "The Link Between Bipolar Disorder and Creativity," *PsychCentral*, March 28, 2010, http://psychcentral.com/lib/the-link-between-bipolar-disorder-and-creativity/

11 Vabren Watts, "Siblings of Bipolar Patients May Have 'Reproductive Advantages,'" *Psychiatric News*, September 15, 2014, http://psychnews.psychiatryonline.org/doi/10.1176/appi.pn.2014.9b5, doi:10.1176/appi.pn.2014.9b5.

12 Christopher Ramey and Evangelia Chrysikou, "'Not in Their Right Mind': The Relation of Psychopathology to the Quantity and Quality of Creative Thought," *Frontiers in Psychology* 8, no. 835 (2014), doi:10.3389/fpsyg.2014.00835.

13 同上。

14 ディーン・サイモントンへのインタビュー、2015年3月12日。

15 Margina Ruiter and Sheri L. Johnson, "Mania Risk and Creativity: A Multi-Method Study of the Role of Motivation," *Journal of Affective Disorder* 170 (January 2015): 52-58, doi:10.1016/j.jad.2014.08.049.

16 ナシア・ガミーへのインタビュー、2015年2月27日。

17 Kay Redfield Jamison, *Touched with Fire: Manic-Depressive Illness and the Artistic Temperament* (New York: Free Press, 1996), 2.

18 ビル・リキテンスタインへのインタビュー、2014年3月15日。リキテンスタインの発言の引用はすべてこのインタビューによる。

19 チャック・ナイスへのインタビュー、2014年3月20日。ナイスの発言の引用はすべてこのインタビューによる/National Institute of Mental Health, "Bipolar Disorder in Adults," http://www.nimh.nih.gov/health/publications/bipolar-disorder-in-adults/index.shtml

20 Jamison, *Touched with Fire*, 73, 105.

21 Gail Saltz and Susan Beegel, "On Hemingway: Psychobiography," presentation, 92nd Street Y, New York, October 15, 2012, http://92yondemand.org/hemingway-psychobiography-dr-gail-saltz-susan-f-beegel

22 同上。

第６章　拡散的思考

1　エリン・サックスへのインタビュー、2015 年 1 月 8 日。特に表記のない場合、サックスの発言の引用はすべてこのインタビューによる。

2　Elyn Saks, *The Center Cannot Hold: My journey Through Madness* (New York: Hyperion, 2007), 35.

3　同上（136）。

4　Andrea Thompson, "Hearing Voices: Some People Like It," *Livescience*, September 15, 2006, http://www.livescience.com/7177-hearing-voices-people.html

5　トーマス・セドラックへのインタビュー、2015 年 4 月 21 日。セドラックの発言の引用はすべてこのインタビューによる。

6　National Institute of Mental Health, "Schizophrenia," http://www.nimh.nih.gov/health/publications/schizophrenia/index.shtml

7　同上。

8　Erica Goode, "John F. Nash Jr., Math Genius Defined by a '*Beautiful Mind*,' Dies at 86," *The New York Times*, May 25, 2015, http://www.nytimes.com/2015/05/25/science/john-nash-a-beautiful-mind-subject-and-nobel-winner-dies-at-86.html

9　Barnaby Nelson and David Rawlings, "Relating Schizotypy and Personality to the Phenomenology of Creativity," *Schizophrenia Bulletin* 36, no. 2 (2010): 388-99, doi:10.1093/schbul/sbn098.

10　Scott Barry Kaufman and Elliot S. Paul, "Creativity and Schizophrenia Spectrum Disorders Across the Arts and Sciences," *Frontiers in Psychology* 5, no. 1145 (November 2014), doi:10.3389/fpsyg.2014.01145.

11　Dean Keith Simonton, "The Mad-Genius Paradox: Can Creative People Be More Mentally Healthy but Highly Creative People More Mentally Ill?" *Perspectives on Psychological Science* 9, no. 5 (September 2014): 470-80／ディーン・キース・サイモントンへのインタビュー、2015 年 3 月 12 日。

12　Margaret Dykes and Andrew McGhie, "A Comparative Study of Attentional Strategies of Schizophrenic and Highly Creative Normal Subjects," *The British Journal of Psychiatry* 128, no. 1 (January 1976): 50-56, doi:10.1192/bjp.128.1.50.

13　Andreas Fink et al., "Creativity and Schizotypy from the Neuroscience Perspective," *Cognitive, Affective, and Behavioral Neuroscience* 14, no. 1 (March 2014): 378-87, doi:10.3758/s13415-013-0210-6.

14　Annukka K. Lindell, "On the Interrelation Between Reduced Lateralization, Schizotypy, and Creativity," *Frontiers in Psychology* 5, no. 813 (2014), doi:10.3389/fpsyg/2014.00813.

15 Haeme R. P. Park, "Neural Correlates of Creative Thinking and Schizotypy," *Neuropsychologia* 73 (July 2015): 94-107, doi:10.1016/j.neuropsychologia.2015.05.007.
16 ディアナ・バーチへのインタビュー、2015年3月22日。

第7章　関係性を持ちにくい

1 マット・サベージのマネージャーであるサラ・マクマレンへのインタビュー、2014年2月17日／Steve Silberman, "The Key to Genius," *Wired*, December 2003, http://www.wired.com/2003/12/genius-2/
2 マット・サベージへのインタビュー、2014年2月19日。マットの発言の引用はすべてこのインタビューによる。
3 ダイアン・サベージへのインタビュー、2016年1月18日。ダイアンの発言の引用はすべてこのインタビューによる。
4 ダロルド・トレッファートへのインタビュー、2015年4月7日。
5 Lawrence Osborne, "The Little Professor Syndrome," *The New York Times Magazine*, June 18, 2000, http://www.nytimes.com/library/magazine/home/20000618mag-asperger.html
6 "Autism Spectrum Disorder (ASD)," Centers for Disease Control and Prevention, http://www.cdc.gov/ncbddd/autism/data.html
7 同上。
8 同上。
9 Teresa Iuculano et al., "Brain Organization Underlying Superior Mathematical Abilities in Children with Autism," *Biological Psychiatry* 75, no. 3 (February 2014): 223-30, doi:10.1016/j.biopsych.2013.06.018.
10 David J. Gerlotti et al., "FMRI Activation of the Fusiform Gyrus and Amygdala to Cartoon Characters but Not to Faces in a Boy with Autism," *Neuropsychologia* 43, no. 3 (February 2005): 373-85, doi:10.1016/j.neuropsychologia.2004.06.015.
11 Emma Ashwin et al., "Eagle-Eyed Visual Acuity: An Experimental Investigation of Enhanced Perception in Autism," *Biological Psychiatry* 65, no. 1 (January 2009): 17-21, doi:10.1016/j.biopsych.2008.06.012.
12 Fabienne Samson et al., "Enhanced Visual Functioning in Autism: An ALE Metaanalysis," *Human Brain Mapping* 33, no. 7 (July 2012): 1553-81, doi:10.1002/hbm.21307.
13 Simon Baron-Cohen et al., "Talent in Autism: Hyper-Systemizing, Hyper-Attention to Detail and Sensory Hypersensitivity," *Philosophical Transactions B* 364, no. 1522 (May 2009), doi:10.1098/rstb.2008.0337.

14 Francesca Happé and Pedro Vital, "What Aspects of Autism Predispose to Talent?" *Philosophical Transactions of the Royal Society B* 364 (2009): 1369-75, doi:10.1098/rstb.2008.0032.

15 Simon Baron-Cohen et al., "Talent in Autism: Hyper-Systemizing, Hyper-Attention to Detail and Sensory Hypersensitivity," *Philosophical Transactions B* 364, no. 1522 (May 2009), doi:10.1098/rstb.2008.0337. 1378.

16 グレッグ・ウォレスへのインタビュー、2015年3月15日。ウォレスの発言の引用はすべてこのインタビューによる。

17 ケビン・ペルフリーへのインタビュー、2015年3月27日。ペルフリーの発言の引用はすべてこのインタビューによる。

18 Darold Treffert, "The Savant Syndrome: An Extraordinary Condition. A Synopsis: Past, Present, Future," *Philosophical Transactions of the Royal Society of London B* 364, no. 2 (May 2009), http://www.ncbi.nlm.nih.gov/pmc/articles/PMC2677584/, doi:10.1098/rstb.2008.0326.

19 Ron Suskind, "Reaching My Autistic Son Through Disney," *The New York Times Magazine*, March 9, 2014, http://www.nytimes.com/2014/03/09/magazine/reaching-my-autistic-son-through-disney.html

20 トレッファートへのインタビュー。

21 エスター・ブロコウへのインタビュー、2015年4月6日。ブロコウの発言の引用はすべてこのインタビューによる。

22 Gareth Cook, "The Autism Advantage," *The New York Times Magazine*, December 2, 2012, http://www.nytimes.com/2012/12/02/magazine/the-autism-advantage.html.

23 Baron-Cohen et al., "Talent in Autism." 1380

第8章　脳の特異性の未来

1 トーマス・インセルへのインタビュー、2015年3月15日。インセルの発言の引用はすべてこのインタビューによる。

2 Rex E. Jung et al., "Quantity Yields Quality When It Comes to Creativity: A Brain and Behavioral Test of the Equal-Odds Rule," abstract, *Frontiers in Psychology* 6, no. 864 (June 2015), doi:10.3389/fpsyg.2015.00864.

3 Robert Bilder and Kendra Knudsen, "Creative Cognition and Systems Biology on the Edge of Chaos," *Frontiers in Psychology* 5, no. 1104 (September 2014), doi:10.3389/fpsyg.2014.01104.1

4 Simon Kyaga et al., "Mental Illness, Suicide, and Creativity: 40-year Prospective

Total Population Study," abstract, *Journal of Psychiatric Research* 47, no. 1 (January 2013): 83-90, doi:10.1016/j.jpsychires.2012.09.010.83

5 同上。

6 Bilder and Knudsen, 1.

7 "Any Mental Illness (AMI) Among U.S. Adults," National Institute of Mental Health, http://www.nimh.nih.gov/health/statistics/prevalence/any-mental-illness-ami-among-us-adults.shtml

8 David Dobbs, "The Science of Success," *The Atlantic*, December 2009, http://www.theatlantic.com/magazine/archive/2009/12/the-science-of-success/307761/

9 Thomas R. Insel and Bruce N. Cuthbert, "Brain Disorders? Precisely," *Science* 348, no. 6243 (May 1, 2015): 499-500, doi:10.1126/science.aab2358. page 499.

10 ハロルド・コプレウィッツへのインタビュー、2015 年 3 月 15 日。

11 スコット・バリー・カウフマンへのインタビュー、2014 年 6 月 23 日。

12 "Mental Illness Surveillance Among Adults," Centers for Disease Control and Prevention, http://www.cdc.gov/mentalhealthsurveillance/documents/MentalIllnessSurveillance_FactSheet.pdf

13 ケビン・ペルフリーへのインタビュー、2015 年 3 月 27 日。

14 ニール・ドグラース・タイソンへのインタビュー、2014 年 8 月 19 日。

■著者紹介

ゲイル・サルツ（Gail Saltz, M.D.）

ワイル・コーネル医科大学ニューヨーク・プレスビテリアン病院精神科臨床准教授。精神科医、コラムニスト、ベストセラー作家、テレビ・コメンテーター、雑誌寄稿者。パレード、レッドブック、ウーマンズデイ、ニューヨーク・タイムズ等の各紙誌に寄稿するほかに、「オプラ・ウィンフリー・ショー」「デイトライン」「FOXニュース」「アンダーソン・クーパー」「トゥデイ」「グッドモーニング・アメリカ」などテレビ出演も多数。2011年にノーベル物理学賞を受賞した天体物理学者のアダム・リースを弟に持つ。家族とともにニューヨーク在住。

■訳者紹介

竹内要江（たけうち・としえ）

1979年、愛知県生まれ。東京大学大学院総合文化研究科超域文化科学専攻比較文学比較文化コース修士課程修了。高校教員を経て、翻訳を手がける。訳書に『ベスト・アメリカン・短編ミステリ2012』（共訳、DHC）、『Animal Cafés 動物カフェ』（竹内とし江名義、IBCパブリッシング）がある。

■翻訳協力：株式会社リベル、齋藤竹生

2018年 1 月 3 日 初版第 1 刷発行

フェニックスシリーズ㊅

脳《のう》の配《はい》線《せん》と才《さい》能《のう》の偏《かたよ》り

——個人の潜在能力を掘り起こす

著　者　ゲイル・サルツ
訳　者　竹内要江
発行者　後藤康徳
発行所　パンローリング株式会社
〒 160-0023　東京都新宿区西新宿 7-9-18　6階
TEL 03-5386-7391　FAX 03-5386-7393
http://www.panrolling.com/
E-mail　info@panrolling.com
装　丁　パンローリング装丁室
印刷·製本　株式会社シナノ

ISBN978-4-7759-4189-8
落丁・乱丁本はお取り替えします。

好評発売中

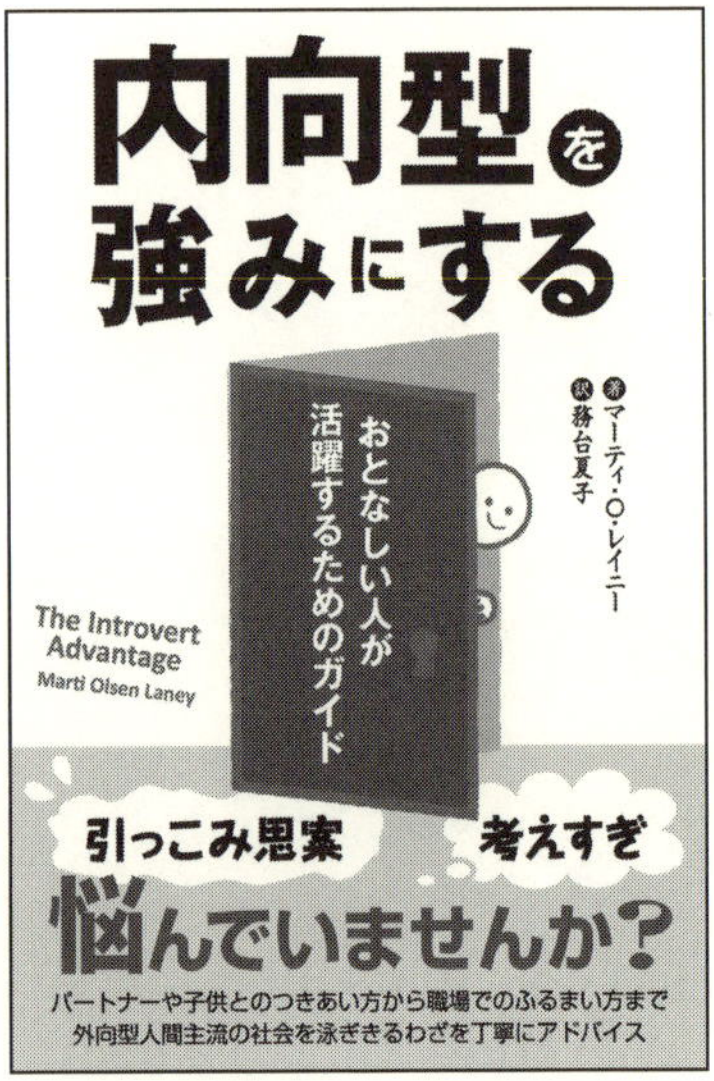

内向型を強みにする

おとなしい人が活躍するためのガイド

マーティ・O・レイニー【著】
ISBN 9784775941157　304ページ
定価：本体 1,300円＋税

つきあい下手、考えすぎ、疲れやすい——内向的なあなたが長所をいかして堂々と楽しく生きるコツ

「外向型」と「内向型」。このちがいと自分の特性がわかれば、今までのように自分を責めたり、別の人間になろうと思うことなく、ありのままで生きられるだろう。具体的なアドバイスを通して、「内向型」の人がラクに楽しく生きることに大いに役立つはずだ。

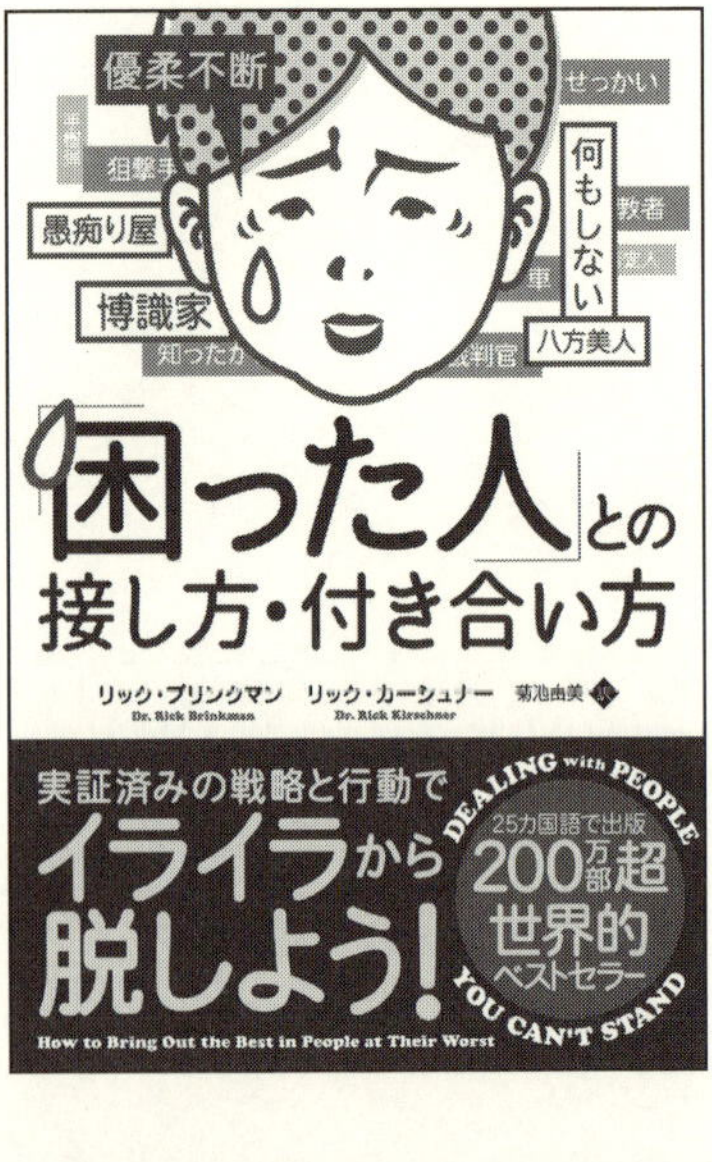

「困った人」との接し方・付き合い方

リック・ブリンクマン, リック・カーシュナー【著】
ISBN 9784775941836　496ページ
定価：本体 1,600円＋税

実証済みの戦略と行動でイライラから脱しよう！

本書は、効果的なコミュニケーションとはどういう要素でできているのかをつきとめ、それらをうまく組み合わせるお手伝いをします。そして、典型的な困った人を13タイプに分け、具体的な対処法・人間関係をよくするノウハウを伝授します。ぜひ、紹介した戦略を実践してください。あなたを困らせる人の対処に間違いなく成功するでしょう。